德国口腔技术精要
Zahntechnik

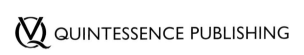

QUINTESSENCE PUBLISHING

Berlin | Chicago | Tokyo
Barcelona | London | Milan | Mexico City | Moscow | Paris | Prague | Seoul | Warsaw
Beijing | Istanbul | Sao Paulo | Zagreb

德国口腔
技术精要
Zahntechnik

（德）阿诺德·霍曼（Arnold Hohmann） 主编　　沈国芳　黄远亮　主审

（德）沃纳·希尔斯彻（Werner Hielscher）　　　　　　　吴　宁　主译

北方联合出版传媒（集团）股份有限公司

辽宁科学技术出版社

沈阳

图文编辑

张　浩　刘玉卿　张　明　王　菲

This is translation edition of Zahntechnik, Lernfeldhefte 1-10

By Arnold Hohmann and Werner Hielscher

© 2012 Quintessenz Verlags GmbH

All Rights Reserved.

©2021，辽宁科学技术出版社。

著作权合同登记号：06-2020第158号。

图书在版编目（CIP）数据

德国口腔技术精要 / （德）阿诺德·霍曼（Arnold Hohmann），（德）沃纳·希尔斯彻（Werner Hielscher）主编；吴宁主译. —沈阳：辽宁科学技术出版社，2021.7

（2022.1重印）

ISBN 978-7-5591-2086-1

Ⅰ. ①德…　Ⅱ. ①阿…　②沃…　③吴…　Ⅲ. ①口腔科学－工艺学－介绍－德国　Ⅳ. ①R783.2

中国版本图书馆CIP数据核字（2021）第103972号

出版发行：辽宁科学技术出版社
　　　　　（地址：沈阳市和平区十一纬路25号　邮编：110003）
印 刷 者：凸版艺彩（东莞）印刷有限公司
经 销 者：各地新华书店
幅面尺寸：210mm×285mm
印　　张：13.5
插　　页：4
字　　数：270千字
出版时间：2021年7月第1版
印刷时间：2022年1月第2次印刷
策划编辑：陈　刚
责任编辑：苏　阳　殷　欣　金　烁
封面设计：袁　舒
版式设计：袁　舒
责任校对：李　霞

书　　号：ISBN 978-7-5591-2086-1
定　　价：198.00元

投稿热线：024-23280336
邮购热线：024-23280336
E-mail:cyclonechen@126.com
http://www.lnkj.com.cn

主审简介
REVIEWERS

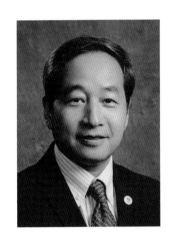

沈国芳

医学博士，二级教授，博士生导师，上海健康医学院党委委员、副校长。兼任上海交通大学医学院附属第九人民医院口腔颌面学科带头人，中华口腔医学会副会长、口腔颌面外科专业委员会候任主任、计算机专业委员会副主任委员，国务院学位委员会第七届学科评议组成员，国际口腔颌面外科医师协会理事，国际颅颌面坚固内固定协会国际教员。《中国口腔颌面外科杂志》《口腔颌面外科杂志》《Oral Surgery Oral Medicine Oral Pathology Oral Radiology Endodontics》《Biomaterials, Plastic and Aesthetic Research》等专业杂志学术编委。主持国家科技部重点专项、"863"重点项目子项目、国家自然科学基金项目（5项）、"十一五"国家支撑项目子项目、上海市科委启明星及启明星追踪项目、上海市教委曙光计划、上海市科委及教委重点项目等国家及省部级课题30余项。在国内外杂志上发表论文295篇，主编专著2部及主译1部。曾获得全国医药卫生系统先进个人、上海市卫生系统先进工作者、上海市领军人才、上海市优秀学科带头人等荣誉称号。

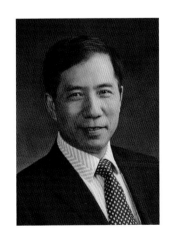

黄远亮

同济大学教授、博士生导师，上海市口腔种植修复重点专科主任。现任瑞尔集团专家技术委员会副主席，瑞尔集团种植专业委员会轮值主席，瑞泰口腔江浙沪区域总院长，上海瑞泰口腔医院院长。曾留学于美国加州大学牙学院（UCSF），现为泛太平洋口腔种植协会（PPIS）委员，国际牙科研究协会（IADR）会员，中华口腔医学会口腔种植专业委员会常委，中华口腔医学会口腔颌面外科专业委员会顾问，中国整形美容协会理事，上海市口腔医学会副会长，上海市口腔医学会口腔种植专业委员会副主任委员，上海生物医学工程学会理事。长期致力于口腔种植和颅颌面种植外科与修复的基础和临床研究，拥有以黄远亮名字命名的上海市口腔种植创新劳模工作室。先后获得上海市医学科技三等奖、上海市医务工会职工科技创新新人奖及全国劳模称号。

主译简介
TRANSLATOR

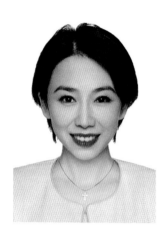

吴宁

俄罗斯（原乌克兰）克里米亚国立医学院口腔医学硕士学位，德国莱比锡大学口腔医学博士学位，上海健康医学院特聘教授，上海健康医学院医学技术学院口腔医学技术专业学科带头人，德国艾伦口腔教育学院院长，德国Steinbach-Hallenberg口腔种植与口腔激光中心负责人，德国口腔种植协会（DGI）会员，德国口腔颌面外科协会（DGZMK）会员，德国牙周病学学会（DG PARO）会员，中华口腔医学会会员，2019年亚太种植学术大会主任委员，上海口腔技术专业教学委员会副主任委员。长期致力于各种口腔激光治疗、口腔骨增量中不同骨替代产品的应用和研发，以及中德之间的口腔医学教育与培训。精通德语、俄语、英语和医用拉丁语，先后发表外语专业文章40余篇。2010年曾获德国法兰克福牙医论坛课题奖，2006年获俄罗斯（原乌克兰）克里米亚国立医学院优秀毕业生奖。

审译者名单
REVIEWERS and TRANSLATORS

主审（按姓氏笔画排序）：
沈国芳　上海健康医学院
黄远亮　瑞尔集团

主译：
吴　宁　上海健康医学院

译者（按姓氏笔画排序）：
Lukas Owtscharenko　纳德善健康
刘万懿　德国科隆大学口腔医学院
江雁飞　德国路德维希港罗萨口腔诊所
许志斌　德国马德堡大学附属医院口腔颌面外科
李　倩　德国埃森口腔诊所
周　璟　上海健康医学院
黄　喆　德国法兰克福歌德大学卡洛琳牙医学院研究生教育处
章久丰　德国柏林夏里特医学院
董　晛　上海健康医学院
廖　艺　德国科隆大学口腔医学院

审校团队（按姓氏笔画排序）：
王金伟　上海健康医学院
杨志平　茵伯特（上海）医疗技术有限公司
陈晓萍　上海汇龙医疗器械有限公司
尚　书　上海健康医学院
徐晓东　上海健康医学院

中文版序一
FOREWORD

　　当代口腔医学界，临床诊疗目标越精准，对技术的依赖性越强。近20年来，口腔医学及口腔医学技术行业处于数字化转型的"高速"发展时代，新的材料、设备、工艺流程如雨后春笋般蓬勃发展，这些革新、创新正重塑着口腔诊疗路径和模式，给医患双方带来更智慧、更便捷、更人性化的体验。因此，我们有理由认为，在未来的20年，口腔医学技术将会前所未有地参与到口腔临床诊疗的各个方面，口腔医生、技师的合作模式将有望从"医嘱的遵从"转变为"各司其职、各有所长"的平等合作，医生和技师的配合交流会越发紧密。

　　我国口腔医学技术从业者中从来都不缺少能工巧匠，缺的是将知识、技能融会贯通的"大师级"工匠。谁能迎着行业发展的洪流，抓住个人职业发展的最好机遇，除了技能、经验的沉淀，更大程度上取决于终身学习、不断更新自我的能力。是的，口腔医学技术从业者已然同口腔医生一样，成为一个需要终身学习的职业。

　　纵览全球行业发展和教育现状，各国都有较为完善的口腔医学技术教育体系，值得一提的是，德国的口腔技术教育体系，依靠德国强大口腔制造业，扎实的产教融通"双元制"培养模式，德国口腔医学技术行业不仅具备严格的执业资格考试制度，更有一套初级技师继续深造、晋升的体系，值得我国借鉴学习。这本《德国口腔技术精要》德文原版是由享誉全球的口腔领域出版公司——精萃出版集团（International Quintessence Publishing Group）出品，针对德国口腔技师执业资格考试的指导手册，原版一套共13册，言辞精练，但权威性强且兼具理论和实践指导意义。

　　由德文原版引进翻译成中文版过程绝非易事，特别是德国的口腔技术理论、实践体系高度融合，以实际操作为导向创设各章节内容，与国内的学科知识体系截然不同。本书也许部分内容表述不够完美，但倾注了以吴宁博士为核心的中德两国翻译团队成员的大量心血。在内容的广度上，除了涉及口腔修复学、口腔种植学、口腔正畸学等临床专科，还涉及解剖学、化学、物理（力学、光学）、环境科学、管理学、计算机辅助设计和制造（CAD/CAM）等基础知识；在内容的深度上，无论是附着体义齿的组成、数字化义齿的成型原理，还是颌位关系的记录，都具有相当的深度，一些内容是首次出现在国内同类著作中。

　　在此，我郑重向所有口腔医学技术专业学习者、从业者和教育工作者推荐本书，对于口腔临床医学生和与工艺技术密切配合的口腔修复科、口腔种植科、口腔正畸科、口腔颌面外科医生来说，本书有助于加深对技术领域的理解，促进医技交流，具有很好的参考价值。

沈国芳

2021年5月

中文版序二
FOREWORD

  《德国口腔技术精要》译著终于问世了。这套德国教材《Zahntechnik》共13册，涵盖了口腔医学技术专业的13个学习领域，包含口腔技工、技师所有基础知识，特别适用于学生备考。内容紧扣德国口腔技师资格考试大纲、图文并茂、全面详尽，是德国口腔医学技术专业学生的主流教材。全书翻译为中文后，压缩了排版，合并成一本，共13章，彩色印刷。

  主译吴宁是德国莱比锡大学毕业的口腔医学博士，有着18年欧洲留学和工作背景，精通德语、俄语、英语和医用拉丁语。在德国，除了从事口腔临床工作外，也一直担任口腔新技术的研发和培训教育。人才引进回国后，作为上海健康医学院医学技术学院口腔医学技术专业学科带头人，她孜孜不倦地聚焦中德口腔医学教育培训，引荐德国专家授课，将德国先进的模块化课程引进中国，并带领既懂德语，又懂口腔专业的团队成员用了1年多的时间，翻译了这套德国教材。

  口腔修复工艺学是现代口腔医学的重要组成部分。基于口腔临床医学、口腔生物力学、口腔材料学、解剖生理学、心理学、精密铸造与加工、模具、材料成形技术、口腔色彩学和雕塑学，尤其是现代数字化技术的引入，使得口腔修复工艺制作技术得到了长足的进步与发展。《德国口腔技术精要》正是涵盖了上述的内容，除此之外，本书通过13个章节的介绍，展示了口腔修复工艺的基础知识、技术要领，同时还拓展了口腔临床正畸学、下颌运动生理学和病理学以及CAD/CAM数字化技术等广度与深度的学习内容。每一章节的主题目标明确、内容详尽、图表清晰、流程规范。为适应快速发展的数字化技术，该专著的亮点还在于由浅入深地介绍了口腔修复工艺学中计算机集成制造（CIM）的最新概念，其中包含了CAE、CAD/CAM、CAP、CAQ和CAO的逻辑流程。无论是口腔技术学院的学生、口腔技师、临床口腔修复医生、一线的口腔全科医生，还是口腔修复义齿加工中心的技术管理者或培训学院的老师，如果潜心阅读这本专著，一定能从中受益，更有助于加强技工所与口腔修复临床的密切联系，进一步提升现代口腔修复工艺制作技术水平、增强医技合作的效能。此外，本书对定制式义齿加工所和中心及企业的培训也具有十分有益的参考价值。

  目前，我国口腔修复工艺学专著不多，尤其缺乏全面反映现代国际口腔修复工艺学的专著。德国口腔修复技术与工艺因其规范、严谨、认真，堪称世界一流。记得多年前访问德国Dr.Kirsch教授的医院，由于技工团队就在医院的同一层楼面，针对种植修复义齿患者的会诊邀约与方案决策非常及时快捷，医技合作的友好与时效性给我留下了深刻的记忆。随着我国口腔修复工艺学高等教育的兴起与发展，国际间的线上与线下融合交流、数字化技术的进步以及医技结合模式的演变，相信口腔修复工艺技术有潜在的巨大市场和口腔医学临床发展的强劲势头，一定会在更高标准上需求更多既有传统口腔修复工艺技能，又有现代数字化修复工艺软件设计和实操技术的口腔技师团队。本专著的面世无疑为我国口腔修复工艺学的发展及技师人才的培养提供了丰富的理论支持和技术指导。

2021年5月

前言
PREFACE

　　有位学者曾经说过，5G时代下的"人才"应该是"不被人工智能（AI）所取代的"。我一直在思考，在口腔数字化崛起的今天，我们为人师者该如何培养面向未来的口腔医学技术人才？是像过去一样日复一日、年复一年，低着头、坐在布满粉尘的技工加工厂里做流水线上的工人吗？答案肯定"绝对不是"！也许有人会说，天天做一样的事情，熟能生巧，可以成为一名熟练工。但是数字化的到来，我们不可能和机器比精准了，因为机器做得比熟练工精准；更不能和机器比勤奋了，因为机器可以24小时不关机，但熟练工仍旧需要休息。所以我经常对学生们讲"你们要做既能在椅旁协助医生，又能服务于口腔产业链上、中、下游，而且可以驾驭口腔数字化的复合型人才"！

　　记得10年前，我在欧洲看到数字化的口腔技师，简直不敢相信：他们可以帮助口腔医生做口扫取模，可以协助口腔医生设计和制作种植导板，可以用电子比色板为患者选择修复体的颜色。工作室里，他们坐在计算机旁，用软件去设计修复体，并操控机器在氧化锆块上切削，工作台上更是干干净净。10年过去了，我们更要为中国培养这样的口腔技师。

　　2018年9月，我应上海健康医学院首届校长黄钢教授邀请，回国支援口腔医学技术专业的本科建设。本专业已经有30余年办学历史，培养了众多行业精英，但也有一些优秀毕业生选择放弃口腔技师的职业，究其原因不外乎工作环境差或薪资收入不理想。时至今日，口腔数字化的到来，已经颠覆了传统的工作模式，所以培养5G时代下的口腔技术人才刻不容缓。

　　培养新型人才，我们需要创新教材，更需要有国际元素。记得2019年年底，德国德雷斯顿口腔技术协会的专家推荐给我一套德国原版教材《Zahntechnik》，涵盖了口腔医学技术专业的13个学习领域，是目前德国口腔医学技术专业学生的主流教材。虽然"口腔医学技术"在德国是"双元制"的职业化教育，在我国是大学的学历教育，有些不匹配，但是当我拿到这套教材时还是兴奋不已，起码可以借鉴学习。上海健康医学院沈国芳副校长和医学技术学院的刘敏娟书记多次鼓励我完成本书的翻译。同时，我们也得到上海交通大学医学院附属第九人民医院傅远飞副教授、焦婷教授和上海交通大学医学院附属第六人民医院邹德荣教授的支持，这3位口腔医学专家对本书的翻译提供了宝贵建议。

　　经过1年多的努力，这本《德国口腔技术精要》马上就要出版了。在此，我要感谢我的译者和审校团队：感谢上海健康医学院医学技术学院口腔医学技术专业团队的辛勤付出；感谢远在德国却心系中国口腔教育的同行、挚友们。是他们和我并肩奋战，一遍遍地修改、润色，一起完成了本书的翻译工作。同时衷心感谢茵伯特（上海）医疗技术有限公司给予我们的支持！特别感谢本书的两位主审沈国芳教授和黄远亮教授，感谢两位老师在我回国期间对我工作上的指导和帮助！

　　由于我们的专业水平有限，时间紧迫，难免有疏漏之处，真心希望得到全国同行们的批评指正。

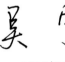

2021年5月

目录
CONTENTS

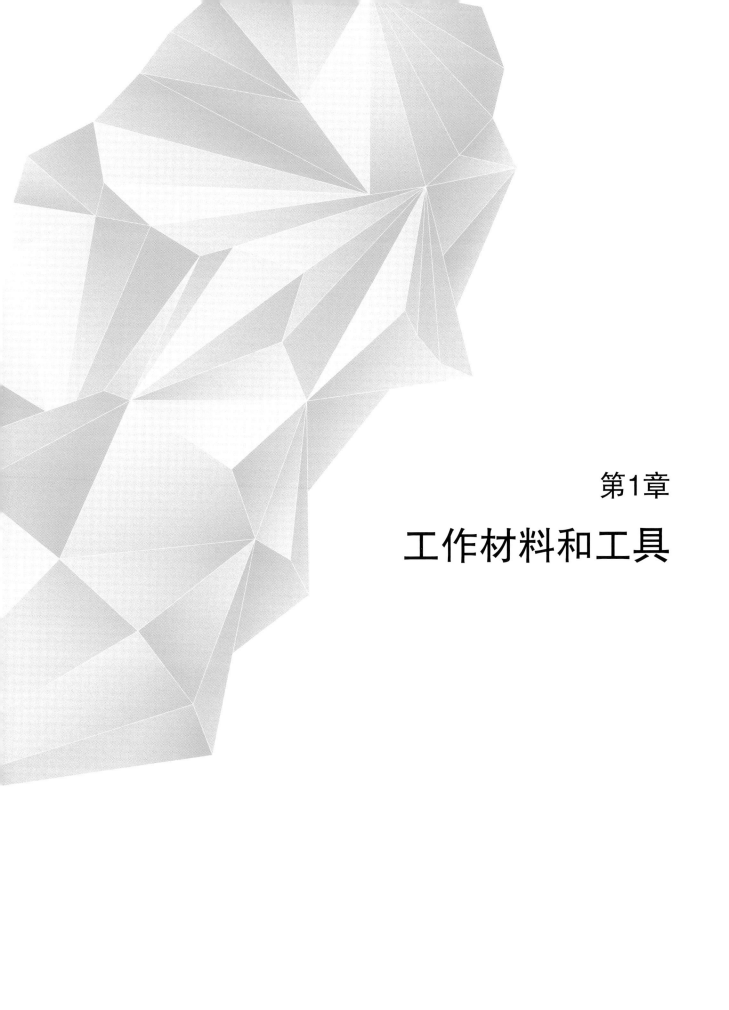

第1章

工作材料和工具

牙医与技师合作模式

牙科临床治疗　　　　　　　　　　　　　　牙科技术工作流程

1. 病史检查诊断　　　– 保存牙科治疗
2. 外科治疗　　　　　– 牙周治疗
– 修复前治疗　　　　3. 制取研究模型印模
　　例如咬合导板治疗

4. 研究模型制作
– 一体式工作模型
5. 修复计划
– 基于技术标准的设计建议
– 补充其他临床准备工作的说明

6. 其他临床准备　　　　态）使用成品托盘
– 牙槽骨修整　　　　– 功能性印模（黏膜
– 牙体预备　　　　　　动态）使用个体化
7. 制取工作模型印模　　托盘
– 精确印模（黏膜静

8. 工作模型制作　　　9. 咬合记录
– 一体式工作模型　　– 手动记录
– 可卸代型模型　　　– 用于口内咬合记录

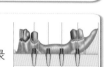

10. 颌位关系（咬合记录）
– 手工咬合记录
– 口内咬合记录
– 检查咬合记录
11. 面弓与上𬨎架
12. 确定牙齿颜色：比色

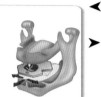

试戴品制备　　　　　　　– 真空条件下
13. 调节𬨎架装置　　　　17. 铸造金属的熔铸工艺和
– 模型上𬨎架　　　　　　　焊接
14. 在蜡基托上排列人工牙　18. 支架制作/详细说明
– 用于全口义齿
– 用于局部义齿
15. 冠、桥蜡型
– 制作熔模
16. 铸件包埋
– 精密铸造

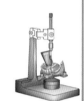

19. 患者试戴　　　　　颜色
– 功能检查　　　　　– 美学/牙齿位置
– 静态咬合和动态　　– 贴合性
　咬合　　　　　　　– 记录调改说明
– 检查牙齿形状/

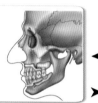

20. 完成　　　　　　　– 陶瓷加工
– 饰面瓷堆塑　　　　　精加工
– 义齿基托制作　　　– 金属成形
– 塑料加工　　　　　– 研磨抛光

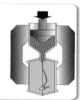

整合完成的工作　　　– 义齿保养说明
– 综合功能测试　　　– 义齿调改
– 咀嚼功能　　　　　– 复诊随访
– 固位功能　　　　　– 返工重做

创建和评估工作文件

制定目标：

能意识到牙科产品的质量取决于工作模型的质量。根据不同的印模制作相应的工作模型，并能正确应用不同的模型材料。从工作过程中每个人的责任感出发，应遵守健康防护、职业安全和环境保护的规定。从创建工作文件的示例中认识到，质量保证是保持高水平牙科技术工作的先决条件之一，理解质量保证的基本原则之一是义齿等专业制作的文件记录。

知晓测试印模和模型材料最重要的程序，并且可以根据材料特性进行比较和评估。还可以使用耗材数据来估计和控制耗材的存储、处理和加工，注意合理使用材料和能源。通过学习解剖、材料和义齿基本知识，能评估完成模型的质量，识别操作错误、纠正错误并在后续工作中避免错误。

内容：

- 口腔的形态和解剖学
- 牙齿类型和牙列图
- 专业交流，包括通过传输电子工作文件
- 能根据印模材料和模型材料的特性，特别是硬度和强度测试方法、体积特性、塑性和弹性以及溶解特性，进行选择和评估
- 基本印模

- 印模材料
- 准备印模
- 创建时间表
- 模型材料
- 模型制作
- 印模材料与模型材料之间的相互作用
- 模型分析与评估
- 模型复制

- 健康保护，特别是职业卫生、卫生计划
- 职业安全，特别是事故预防规定，急救措施
- 环境保护，特别是回收和处置
- 质量保证基础，质量标准，错误分析，存档记录

面部形态

泪阜（Caruncula lacrimalis）
眉（Supercilium）
上眼睑（Palpebra superior）
下眼睑（Palpebra inferior）
鼻翼（Ala nasi）
鼻颊沟（Sulcus nasolabialis）
口角（Angulus oris）
口裂（Rima oris）
上唇珠（Tuberculum labii superioris）
颏（Mentum）

额（Frons）
鼻根（Radix nasi）
鼻背（Dorsum nasi）
睑下沟（Sulcus infrapalpebralis）
颊（Bucca）
鼻尖（Apex nasi）
人中（Philtrum）
上唇（Labium superius）
下唇（Labium inferius）
颏唇沟（Sulcus mentolabialis）

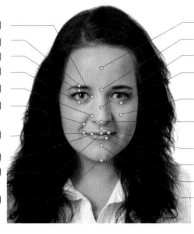

腭咽部形态

口腔前庭（Vestibulum oris）
上颊系带（Frenulum buccae superioris）
前庭沟（Fornix vestibuli）
颊（Bucca）
"啊"线（软硬腭交界线）（AH-Linie）
腭小凹（Foveolae palatinae）
悬雍垂（Uvula）
扁桃体（Tonsilla palatina）
咽峡（Isthmus faucium）
舌（Lingula）

上唇（Labium superius）
上唇系带（Frenulum labii superioris）
腭皱襞（Plicae palatinae）
硬腭（Palatum durum）
翼下颌皱襞（Raphe pterygomandibularis）
软腭（Palatum molle）
舌腭弓（Arcus palatoglossus）
咽腭弓（Arcus palatopharyngeus）

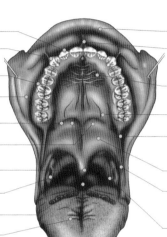

检查单颗牙齿

拉丁/希腊语：
牙齿=Dens/Odous
牙齿复数=Dentes/Odontes
牙科的=Dental

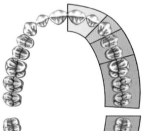

切牙=Dentes incisivi
– 前牙=Dentes anteriores

尖牙=Dentes canini
=Dens caninus
=Dens angulus

前磨牙=Dentes praemolares
– 双尖牙=Dentes bicuspidati
bi=双；cuspis=尖
– 小磨牙=Dens buccalis minoris

磨牙=Dentes molares
– 大磨牙=Dentes buccales majores
多尖牙=Dentes multicuspidati
第三磨牙=智齿（Dens serotinus）

人类牙列有4个象限，每个象限占1/4牙量：2颗切牙，1颗尖牙，2颗前磨牙，3颗磨牙

12颗前牙
– 8颗切牙
– 4颗尖牙
20颗后牙
– 8颗前磨牙
– 12颗磨牙

临时牙列

功能有限的牙齿
乳牙牙列；20颗乳牙
萌出、使用第一副牙列
5个月到3岁

恒牙牙列

– 32颗牙齿组成
– 换牙期从6岁开始到12岁结束

解剖牙冠
（Corona anatomica）

– 牙釉质覆盖的牙齿部位
– 青少年时临床牙颈部由牙龈覆盖
– 老年时牙龈萎缩，牙颈部暴露

临床牙冠
（Corona clinica）

– 口内可见的牙齿部位
– 临床牙根

咬合面（Facies okklusalis）
牙冠（Corona dentis）
牙颈部（Collum/Cervix dentis）
牙根（Radix dentis）
根尖部（Apex dentis）
根尖孔（Foramen apicis dentis）

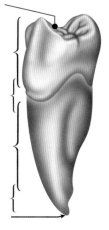

牙齿方位

vestibulär = 口腔前庭侧
bukkal = 颊侧
labial = 唇侧
oral = 口腔内
lingual = 舌侧
palatinal = 腭侧
okklusal = 殆侧
mastikal = 咀嚼侧

inzisal = 切侧
approximal = 邻面
mesial = 近中
distal = 远中
coronal = 冠方
apikal = 根尖方
gingival = 牙龈侧
zervikal = 颈部

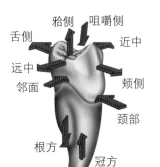

殆侧　咀嚼侧
舌侧　近中
远中　颊侧
邻面　颈部
根方　冠方

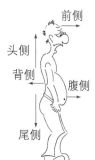

前侧
头侧
背侧　腹侧
尾侧

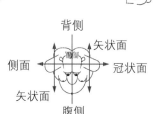

背侧
矢状面
侧面　冠状面
矢状面
腹侧

牙齿排列方向与体位

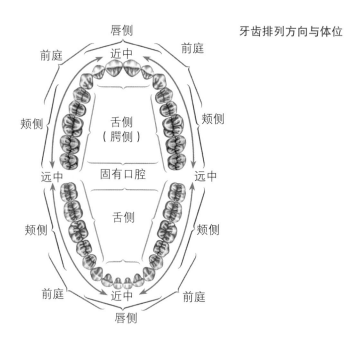

唇侧
前庭　近中　前庭
前庭　颊侧　颊侧　前庭
舌侧（腭侧）
远中　固有口腔　远中
舌侧
颊侧　颊侧
前庭　近中　前庭
唇侧

身体方位的指向

ante = 前部
anterior = 前侧
basal = 颅底侧
caudal = 向下（cauda：尾部）
cranial = 向上（cranium：颅部）
dorsal = 向后（dorsum：背部）
frontal = 向前（frons：额头）

Lateral = 侧方（latus：侧方）
marginal = 到边缘（margo：边缘）
posterior = 向后（post：后面）
sagittal = 矢状面（sagitta：箭头）
transversal = 冠状面
ventral = 腹侧（venter：腹部）

FDI牙列图

国际化的双数字牙位码
– 牙列分为4个象限：
1. 右上
2. 左上
3. 左下
4. 右下

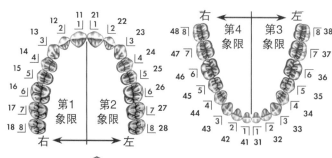

第1象限　第2象限
右　左

右　左
第4象限　第3象限

上颌表面形态特征

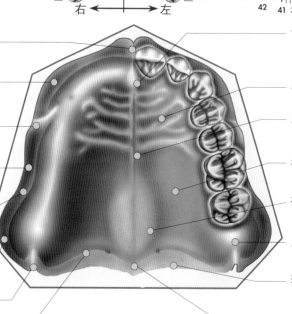

上唇系带
（Frenulum labii superioris）

口腔前庭
（Vestibulum oris）

上颊系带
（Frenulum buccae superioris）

前庭沟
（Fornix vestibuli）

颧牙槽嵴
（Crista infrazygomatica）

上颌结节–颊–间隙

翼下颌皱襞
（Raphe pterygomandibularis）

"啊"线（软硬腭交界线）
（AH-Linie）

切牙乳头
（Papilla incisiva）

腭皱襞
（Plicae palatinae）

腭中缝
（Raphe palati）

硬腭
（Palatum durum）

硬腭突
（Torus palatinus）

上颌结节
（Tuber maxillae）

软腭
（Palatum molle）

鼻后棘点
（Spina nasalis posterior）

下颌表面形态特征

翼下颌皱襞
（Raphe pterygomandibularis）

磨牙后垫
（Tuberculum alveolare mandibulae）

外斜线
（Linea obliqua）

下颊系带
（Frenulum buccae inferioris）

前庭沟
（Fornix vestibuli）

下唇系带
（Frenulum labii inferioris）

舌侧区
（Regio paralingualis）

下颌舌骨线
（Linea mylohyoidea）

舌下区
（Regio sublingualis）

舌系带
（Frenulum linguae）

口腔前庭
（Vestibulum oris）

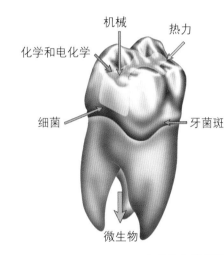

牙科材料与口腔微生态环境的物质交换：
1. 细菌的作用
2. 唾液的湿润作用
3. 温度变化
4. 咀嚼运动
5. 口腔清洁
6. 与食物、药物和牙菌斑的作用
7. 电化学作用

机械
热力
化学和电化学
细菌
牙菌斑
微生物

牙科材料性能有
- 物理性质
    - 硬度，强度
    - 挠曲强度
    - 耐磨性
    - 延展性
    - 颜色稳定性
- 牙菌斑作用及化学性质
    - 抗腐蚀性
- 抗老化性
- 生物相容性
- 可消毒性
- 热学性能
    - 导热性
    - 热膨胀性
- 可加工性
- 经济性

牙科印模
- 模型制作的前提条件
- 通常包括整个上下颌
- 也有一些是部分印模
印模是一个反向过程
1. 步骤（牙医）
- 口腔的阴模

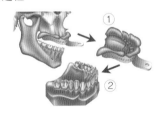

- 牙科用印模托盘
- 分类
- 成品托盘
    - 由金属或塑料制成
    - 有印模材料固位设计
    - 全口有咬合与部分咬合
    - 半个性化无牙颌托盘，上有系带凹槽
- 手工制作托盘
    - 在预模型上制成
    - 塑料，热凝或自凝
    - 牙列缺损=>个性化托盘
    - 无牙颌=>功能性托盘
- 个性化托盘要求
    - 刚性，坚硬，细腻，轻便
    - 能固位印模材料
    - 光滑的边缘，结实，方便的手柄
2. 步骤（牙科技师）
- 用模型材料灌注印模
- 模型材料硬化后，去掉印模

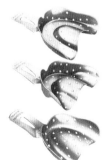

印模方法
黏膜压力式
黏膜静态印模
- 黏膜静止态，大张口
- 达到组织的静息张力与印模材料的稠度之间的平衡
- 反映功能静态、解剖形态
- 属于解剖式印模
- 用于参考模型、研究模型、个体化托盘制作的初模型
    - 用于牙冠和桥修复体的精密印模
单次印模

二次印模
- 首次印模用硬的材料
- 在预备好的牙齿龈沟中放置排龈线
- 使用稀薄的流质印模材料修整印模

一次同时印模
- 同时采用稀薄的、流动的和较硬的基础印模材料取印模

黏膜动态印模
– 无牙颌功能性印模
– 在永久性功能性黏膜运动的情况下
    – 患者的主动运动
    – 医生的被动活动
– 为了取得黏膜在肌肉不同运动情形下的印模
– 复制运动空间
    – 义齿的黏膜面展现肌肉附着点、系带以及到颌骨的过渡区
    – 印模材料不会限制黏膜运动
– 取印模
    – 在咬合运动时
    – 在吞咽运动时
    – 在发音时
– 可以同时取上下颌印模

黏膜动力印模
– 包括4步
1. 初印模（静态黏膜）
2. 初模型制作
3. 个性化托盘制作
4. 最终功能印模

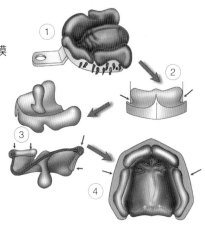

牙科印模材料
印模材料分类
– 热变形可复性材料
    – 在40~60℃可塑形
    – 在口腔温度下变硬
    – 坚硬
    – 硬，但是有弹性
    – 可重复使用
    – 不卫生，因为难以彻底灭菌

– 化学不可复性材料
    – 双成分
    – 在双组分混合后可塑形
    – 发生化学反应
    – 坚硬（石膏、塑料及其他）
    – 硬而有弹性（藻酸盐、硅橡胶）

印模材料要求
1. 在取印模时
    – 可塑性延展
    – 组织相容性，无毒
    – 香或无味、不过敏
    – 可在体温下处理
2. 在灌注模型时
    – 对模型材料不发生化学反应
3. 取好印模后
    – 可储存
    – 体积和形态稳定

4. 物理特性
    – 细节呈现
    – 表面精度至25μm
    – 尺寸精度
    – 凝固收缩率低
    – 凝固膨胀率低
    – 热收缩率低
    – 硬度特性
    – 从印模对象上取下时可以弹性变形
    – 倒凹处的抗撕裂
    – 灌注时尺寸稳定

印模材料	组成	处理	特点	使用
类别：化学性，不可逆的非弹性印模材料				
印模石膏	90%的熟石膏；10%的添加剂，例如： – 催化剂 – 调味料（薄荷油） – 染料粉红色，硬化剂，填料	与水混合需要精确的混合比例	– 流动性好 – 凝固膨胀 – 高印模精度 – 取下时容易损坏	– 无牙颌；常用 – 模型复制 – 咬合印模固定
丁香油氧化锌膏	液体：60%丁香油/丁香酚 粉末：85%氧化锌及着色剂，填料和增塑剂	以指定的混合比例混合两种糊	– 良好的细节呈现 – 没有回缩性 – 无弹性=>不弯曲	– 功能印模 – 过时的
类别：化学性，不可逆的弹性印模材料				
海藻酸盐	– 15%溶于水。藻酸盐（藻酸钠或藻酸钾；聚脲醛酸） – 5%非水溶性盐 – 2%缓释剂，70%~80%填料 – 色素，香料	精确混合比例： – 粉末和水 – 关于离子交换 – 硫酸钙+藻酸钠=> 藻酸钙+硫酸钠	– 低流动性 – 弹性，易撕裂 – 塑性变形性 – 易干燥，收缩 – 吸水膨胀	– 通用 – 研究模型，对颌模型 – 便于加工 – 保湿储存
硅橡胶	– 20%~90%聚合二丙烯酸有机硅 – 加成交联的聚硅氧烷 – 缩聚物 – 填料，色素，矫味料 – 柔软剂	糊剂+液体作为交联催化剂或两种糊剂以固定的混合比	– 流动性好，轻，正常或黏稠 – 最佳印模属性 – 最佳尺寸呈现 – 可反复灌注模型	– 冠，桥，模型铸件的精密成形 – 功能印模 – 普遍适用 – 二次取模
类别：热塑性可逆弹性印模材料				
水胶体印模材料	琼脂是水溶性明胶块（20%） – 70%的水 – 10%的添加剂，例如：甘油矿物质，棉纤维，蜡，硼砂	– 加热至100℃ – 冷却至45℃ – 可在托盘或口内使用 – 设备消耗高	– 非常准确，没有膨胀或收缩 – 很高的流动性 – 不可储存，因为在水中可膨胀 – 37℃凝固，有弹性	通用原则 复制材料：可制造耐火材料模型和灌注石膏模型
类别：热塑性可逆刚性印模材料				
树脂类	– 30种树脂，软椰棕，虫胶，松香 – 增塑剂，巴西棕榈蜡 – 填料，色素，香料	加热至55~60℃ – 过热时分解 – 35℃以上尺寸稳定	– 低弹性 – 足够的印模精度 – 可能翘曲 – 不可消毒	– 解剖式印模 – 围模蜡 – 支架 （铸造支架或铸造陶粉熔模）
印模牙胶尖	– 碳氢化合物 – 氧化物 – 单宁酸，盐 – 天然橡胶	在40~70℃的水浴中加热从100℃黏性到150℃液体	– 良好的印模精度 – 有弹性 – 可氧化然后变脆 – 容易干燥	– 功能印模的功能边缘 – 膨胀性牙胶（EX-3-N；粘接剂）

模型材料
- 是用于印模填充的辅助材料
- 可塑性流动、凝固和硬化
- 重现各种形状的口腔内情况
- 可呈现修复体的密合性

模型材料特点
- 灌注时有流动性
- 可减少模型气泡产生
- 容易从印模取下，不会破坏模型
- 化学性能稳定，不会和印模发生反应
- 无毒
- 在高温下坚硬，抗挠曲
  - 恒定体积
  - 尺寸中性
  - 可控制的膨胀
  - 耐磨
  - 坚硬，抗断裂，边缘坚硬
  - 可存储，用于正畸模型存档

技术要求
根据DIN标准化的石膏：
- 流动性，以重质圆锥体在石膏糊中的渗透深度来衡量
- 灌注时间是流动性的持续时间
- 凝结时间是个时间区间，在此时间内针在规定受力下可以插入石膏浆2mm深度
- 凝结膨胀在固化前1分钟进行测量，到混合开始后2小时
- 抗压在压力测试中测试；开始混合后45分钟确定耐湿性

细节呈现必须在显微镜下可见 => 宽50μm、长25mm的凹槽

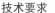
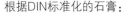
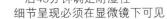

- 石膏
- 水泥
- 金属材料
- 塑料

石膏
- 最常见的模型材料
- 二水合硫酸钙（$CaSO_4 \cdot 2H_2O$）
- 在地矿中开采天然石膏
  - 石膏岩（熟石膏，亚硒酸盐）
  - 泡沫石膏（鳞状，多孔）
  - 石膏晶石（晶体）
  - 纤维石膏（纤维的，有光泽的）
- 化学石膏，工业废品

烧制石膏
- 通过加热压碎的石膏（脱水）除去水

$CaSO_4 \cdot 2H_2O + 热 => CaSO_4 \cdot 1/2H_2O + 3/2H_2O$

- 在高压锅中湿燃烧
  - 水蒸气超高压（2~10at）
  - 石膏均匀切碎
  - 燃烧温和，保留晶格
  - 110～115℃烧制产生可以凝固的α–半水合物
  - 优质牙科石膏（3型）
  - 变硬，非常致密（4型）
  - 130℃烧制可以凝固的α–硬石膏Ⅲ
  - 水溶性
  - 300～500℃烧制
  - 硬石膏Ⅱ=>烧石膏
  - 不溶于水；无法凝固
  - 1180℃烧制
  - 硬石膏Ⅰ=>石膏板
  - 水溶性；可以再次凝固
- 干烧
  - 用热气加热石膏锅
  - 印模石膏（1型）；雪花石膏（2型）
  - 产生β–半水合物，可以凝结
  - 逸出的水蒸气破坏了晶格
  - 低价值，较软

模型材料分类

模型材料	化学结构	特点	处理	备注
磷酸盐耐火材料	磷酸盐水门汀 – 粉末：氧化锌（ZnO） – 液体：磷酸（H_3PO_4） – 在24小时内固化磷酸锌 – 硅酸盐水泥 – 粉末：石英粉，生石灰，瓷 – 液体：磷酸溶液	凝固后 – 坚硬，平 – 体积不恒定，在储存过程中收缩，可裂开 – 变得脆弱	搅拌 – 小部分 – 混合后慢慢混合 – 坚韧/黏稠 – 没有流动性 – 需要塞满	不适合弹性印模材料用于作为环形印模垫底材料 短期使用 由于长期收缩，无法储存
银汞合金	铜汞合金 汞和铜或银锡汞合金的溶液	凝固时间约10小时 – 室温下边缘坚硬 – 膨胀0.1%～0.25% – 密度约13.5g/cm³	– 在搅拌机中混合 – 用模型刀子充填入环形印模	作为模具材料（少见） 汞蒸气的危害 对贵金属的化学亲和力
电镀沉淀	分为 – 铜电解液 – 银电解液 – 镍电解液	与石膏或塑料模型组合 – 坚硬，耐磨；体积和尺寸稳定 – 良好的细节呈现 – 非常光滑的表面	– 传导硅橡胶印模（电喷） – 电解槽中 – 12小时，2.8～6V，10mA – 然后是普通的可卸代型	– 耗时又昂贵 – 设备价格高 – 出色的表面质量
喷涂金属	– 锡铋合金 – 液体，可在约300℃的温度下喷涂	类似于与石膏或塑料模型组合的电塑性沉淀 – 耐磨，坚硬；耐断裂和抗边缘变硬 – 非常平滑，均匀	– 在热的硅橡胶印模上 – 喷涂300℃的热合金，厚约1mm – 金属珠流入致密、光滑的表面	– 最好用于硅印模 – 设备价格高 – 昂贵 – 比特殊的石膏更坚硬
塑料	自凝物 – 带有填料： – 铜片 – 玻璃颗粒 – 增加硬度和收缩补偿	– 流动性好 – 良好的表面光洁度 – 光滑，坚硬，牢固 – 凝固时间短 – 硬化时收缩大 – 尺寸不稳定	– 正常搅拌 – 被动流入 – 在凝固时形成根桩形态	应用： – 分割模型 – 完整模型 – 与电镀沉淀或喷镀金属联用

实验：材料测试

实验内容	测试流程

实验内容

1. 不同储存条件下的印模尺寸变化
实验准备和评估：
– 使用不同的材料制作印模：
  – 藻酸盐
  – 水胶体
  – 硅酮
  – 硅树脂
  – 聚醚
– 根据测试程序处理印模

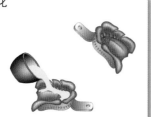

测试流程

1. 藻酸盐通过供水膨胀
   a. 将印模放在水中约3小时
   b. 用湿纤维将印模存储在铝箔袋中3小时
   c. 将印模存放在用水冲洗约1小时的铝箔袋中。每种情况下都必须制造和检查模型制作
2. 由于藻酸盐损失水分而

造成的收缩
   a. 将印模存放约12小时；然后，检查形状变化并通过生成模型来验证
3. 用 A+C–硅橡胶印模
   a. 取印模后立即制作模型
   b. 收缩完成后的模型制作
   c. 取印模后48小时的模型制作

---

2. 海藻酸盐或水胶体制成的试样
– 两种不同大小的培养皿
– 塑料板放置于较大的培养皿中
– 在培养皿边缘用蜡固定间隔保持板
– 搅拌好印模材，灌入，轻压小培养皿

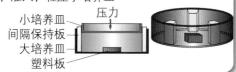

小培养皿 ── 压力
间隔保持板 ──
大培养皿 ──
塑料板 ──

混合不同的藻酸盐印模材料：
– 类型1，快速凝固
– 类型2，正常凝固
– 将不同的印模材料装入准备好的较大的培养皿中，然后压入较小的培养皿中
– 用精密测量仪测量得到的测试印模

– 在长时间和不同条件下直接测量体积变化
建议的储存条件：
– 储存在空气中/在潮湿的房间/在水中
– 10分钟/60分钟/120分钟/24小时后的测量
– 在测试方案中记录结果

---

3. 拉伸仪实验
（DIN 13919/ISO 7490）

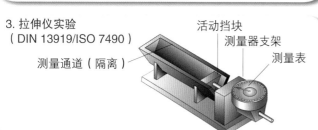

测量通道（隔离） 活动挡块 测量器支架 测量表

混合不同的藻酸盐印模材料：
– 类型1，快速凝固
– 类型2，正常凝固
– 来自不同制造商的产品
– 各种材料填充到拉伸计中
长期测量其体积在不同条件下的变化

---

4. 石膏硬度测试
材料样本：
带有嵌入式测试球或测试头的木质测试板

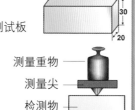

测量重物 ──
测量尖 ──
检测物 ──

测试构成的一个示例：
制订测试方案

1. 材料样品的制作
相同大小的石膏长方体（例如50mm x 30mm x 20mm）；
不同类型的石膏（Ⅱ型、Ⅲ型）
不同的混合比例
不同的搅拌时间
凝固加快速度
2. 在规定的时间内在硬度测试仪中以规定的重量加载样品
3. 确定每个样品加压面并确定硬度
4. 记录并讨论测试方案中的结果

---

5. 石膏断裂强度
石膏棒作为材料样品：
– 长20mm
– 直径10mm
– 带有测功机张力带的缺口不同类型的石膏（Ⅱ型、Ⅲ型、Ⅳ型）
– 固定有直径为10.5mm孔的木板
– 插入石膏棒
– 设计测试方案

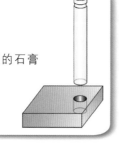

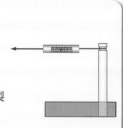

1. 材料样品的制作
如练习设置中所述：
– 不同的混合比例
– 不同的搅拌时间
– 凝固加速
– 不同的存储时间
2. 以缓慢增加的张力加载样品直至破裂
3. 确定每个样品的强度（断裂强度）
4. 记录并讨论测试方案中的结果

---

6. 石膏抗磨性
石膏板作为材料样品：
– 尺寸：100mm × 50mm × 20mm
– 测试板由木头制成，带有嵌入式测试头（钉板）
样品测试举例：

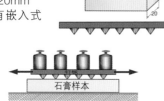

石膏样本

1. 不同样本的制作
– 不同类型的石膏（Ⅱ型、Ⅲ型、Ⅳ型）
– 不同的混合比例
– 不同的搅拌时间
– 设定加速度
– 不同的存储时间
2. 用有绝对重力的钉板在一定时间内（60秒）往复拉划
3. 精确取下并称量已擦掉的石膏量
4. 记录并讨论测试方案中的结果

根据ISO规范提案（或根据Din 13911）进行石膏分类

石膏类型	化学组成	特点	处理	备注

Ⅰ型 印模石膏	90%雪花石膏	– 软
		– 边缘易碎
		– 在凝固时大约0.3%的膨胀率
		– 非常精确的表面呈现
		– 凝固时间3～5分钟
			– 用水混合
			– 混合比例：
			  – 100g石膏粉
			  – 加60mL H_2O
				功能性印模
				集合印模
				环固定的印模
				口内咬合模型的固定

Ⅱ型 雪花石膏	白色模型石膏粉 β－半水合物 $CaSO_4 \cdot 1/2H_2O$ 无水石膏和二水合物的杂质 使用干烧法制造	– 柔软，多孔 – 微溶于水 – 扩大约0.3% – 凝固时间5～7分钟 – 硬度HV约20N/mm² – 抗压：14N/mm² – 抗折：4N/mm²	混合比例： – 100g模型粉 – 加40～50mL H_2O 用Ⅱ型石膏可： – 修复模型 – 包埋及上殆架	– 不适合灌注模型 – 非常便宜 – 极软

Ⅲ型 硬石膏	– α－半水合物
	– $CaSO_4 \cdot 1/2H_2O$
	– 在高压灭菌器中煮沸的天然石膏
	– 添加料5%
	  – 硅酸盐粘接剂
	  – 无水石膏和二水合物的杂质
		– 比生石膏硬
		– 耐磨，边缘坚硬
		– 凝固时间：10～15分钟
		– 反应热：40～60℃
		– 膨胀：0.2%～1.0%
		– 抗压：55N/mm²
		– 硬度：150N/mm²
		– 抗折：10N/mm²
			混合比例：
			– 100g石膏粉
			– 加30mL H_2O
			混合时间：
			– 5分钟真空混合
			使用：
			– 精确模型
			– 工作模型
			– 对殆模型
				处理正确时坚硬
				– 保证混合比例
				– 使用蒸馏水
				– 价格便宜，质量好
				– 干燥存储

Ⅳ型 超硬石膏	– α－半水合物 – $CaSO_4 \cdot 1/2H_2O$ – 最高纯度 – 在高压灭菌过程中从脱硫设备和磷酸生产中煮沸的化学石膏	– 非常坚硬，边缘坚固，耐磨 – 强烈的颜色：白色，棕色，粉红色，黄色 – 凝固时间：15～25分钟 – 膨胀：约0.09% – 耐压：70N/mm² – 硬度：210N/mm² – 弯曲强度：8N/mm²	严格遵守混合比例： – 100g石膏粉 – 加22～25mL H_2O – 处理时间约在真空下5分钟 应用程序： – 精确模型	– 最高的机械质量和正确的工艺 – 否则值会发生不利变化 – 干燥储存 – 最佳流动性 – 触变性（振动一下流动更好）

石膏加工术语

– 撒入时间是将石膏粉撒入水中的时间
  – 符合混合比例
– 稀稠时期是石膏粉溶解在水中的时间
  – 吸收结晶水
  – 形成胶；水化开始
– 搅拌时间是在水中搅拌石膏粉的时间
– 加工时间是从操作石膏糊到开始固化的时间
– 石膏在印模中振动3～5分钟
– 石膏凝固（再水化）
  – 放热反应中石膏的硬化
  – 半水合物再水合为二水合物

$CaSO_4 \cdot 1/2H_2O + 3/2H_2O => CaSO_4 \cdot 2H_2O + 热$
$=>$半水化吸收的H_2O =>晶体破裂
$=>$二水合物晶体形式；吸收结晶水
$=>$针状晶体生长，消散，固化，挤压=> 凝固膨胀
$=>$反应热 将会散出，大约 50℃
凝固过程 在大约 30分钟后终止
二水合物在24小时后完全结晶
石膏中的多余水分蒸发；出现气孔=>因此强度较低
石膏越稀=>硬度越低
干燥存放6～7天后变硬
暂时遇水可降低硬度

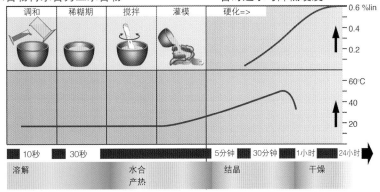

调和	稀糊期	搅拌	灌模	硬化=>

| 10秒 | 30秒 | | 5分钟 | 30分钟 | 1小时 | 24小时 |
| 溶解 | | 水合产热 | | 结晶 | | 干燥 |

凝固时间影响

– 凝固时间缩短通过
  – 长时间剧烈搅拌
  – 加入添加剂、食盐、分离液、温水
  – 加入很少的水、很多粉末
– 凝固时间延长通过加入
  – 硼砂，肥皂，水玻璃
  – 很多盐，很多水

硬度上升通过

– 石膏类型：α－半水合物较硬
– 遵守混合比例和混合时间
– 使用开水、硼砂

润湿剂通过混合比例膨胀影响

– 稠的石膏糊可膨胀更多
– 硼砂减少，食盐增加膨胀
– 致密熟石膏具有较高的膨胀性

模型制作	– 从印模到模型的转换过程的第二步 制作过程 – 印模清理 – 在真空下以精确的混合比例搅拌石膏 – 使用振荡器去除石膏混合液体内气泡，灌入印模最深处，无气泡 – 安装模型底座硅橡胶 – 凝固后脱模 – 修剪模型和边缘 – 圆形或方形底座 – 角形基座形状为模型分析提供方向

根据制作方式的模型分类 未分模模型	– 一次性加工完成 – 参考模型 – 研究模型=>治疗计划 – 高精模型由超硬石膏制成 – 对𬌗模型由硬石膏制成 – 功能模型由硬石膏制成

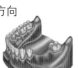

多件式工作模型	– 固定修复体分割模型
	– 带有可拆卸的模型零件
	– 用固位钉固定在塑料底座上或在塑料盒中
	    – 边缘修整
	– 预备牙代型
	    – 带有可卸代型
	    – 可合并使用

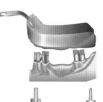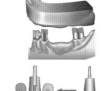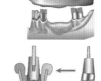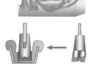

柱状代型的工作模型	– 基牙上套环形印模支撑 – 灌注环形印模 – 可用水门汀、塑料 – 将根向锥形打磨

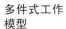
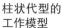

– 安装固位钉针
– 制作好的代型重新装入印模
    – 在过渡模型上加环
    – 无环精确印模
– 通常用硬石膏灌注
– 预备可卸代型而不会损坏边缘区域

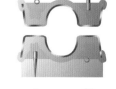

切锯代型的模型
– 在灌注前把固位钉平行插入预备牙代型
– 牙列灌注成形
– 装固位钉
– 凝固后脱模
– 底座灌注
– 分割代型
– 暴露牙备颈缘线

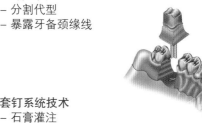

套钉系统技术
– 石膏灌注

– 修平底部

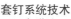
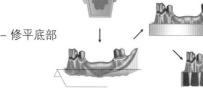

– 平行钻从底部钻出钉孔
– 粘接固位钉或者装上带钉袖的固位钉
– 形成底座

石膏膨胀对分割模型的影响
– 左右磨牙之间距离为L_0。

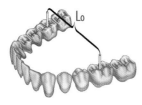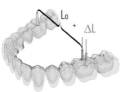

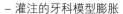

– 灌注的牙科模型膨胀
    – 每颗牙齿增大
    – 牙齿之间的距离增加了
– 使用Pindex使牙弓石膏不受阻碍地扩展
– 石膏基也不受阻碍地膨胀（牙模型与基座之间的暂时张力）
– 锯开代型后，牙列模型和底座的膨胀率合计为总膨胀量

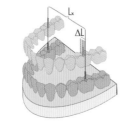

电镀模型制作
– 是对于带有电镀金属涂层的模型
– 不导电印模材料
    – 用导电石墨喷涂或振镜喷涂
    – 连接阴极
    – 约12小时
    – 2.8～6V，10mA
    – 在电解液中电镀
– 电解液中含有金属离子可沉积在阴极
– 电镀后，用石膏灌注印模=>制作普通的分割模型

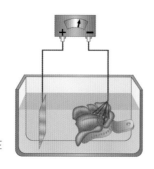

– 补偿与膨胀有关的尺寸变化
– 在尺寸稳定的塑料基板上钻出固位钉孔的位置
– 在底板上装上固位钉
– 并安插在石膏牙列模型上
– 锯缝提供石膏膨胀的空间
– 基板通过固位钉将锯开的每一段保持在原始位置
– 膨胀通过锯开补偿
– 与口腔情况相比，代型（基牙）更大
– 基牙之间的距离得到补偿和口腔内情况一致

    – 双模型基座由两部分组成
        – 主基座由牙列模型构成
        – 副基座由磁铁底面构成
    – 用于检查模型上𬌗架
– 分离模型系统（Heraeus公司）
    – 恰当制作主基座和副基座
    – 模型底面用橡胶套覆盖
    – 主基座模型脱模，固定磁性片和形成固位槽
    – 磨好的牙科模型粘接好固位钉压入主基座

Zeiser系统

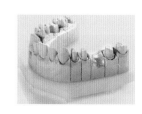

分离模型基座

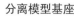
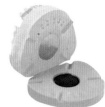

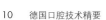

实验：可卸式代型制作流程

计划	流程

对齐印模/确定固位钉位置

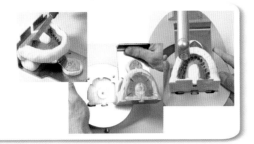

将印模对准模型基底板并用硅橡胶围住印模
– 在插入基托的情况下将模型托架放在纵向滑轨上
– 用固位钉确定所需的固位钉位置

钻钉孔/定位钉

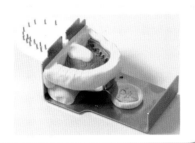

在钻台上
– 在下面的基板上钻钉孔
– 针孔数
  – 每颗预备牙两个
  – 其余颌骨部分的每颗牙齿位置至少一个
– 将固位钉插入钻孔

模型灌注/夹紧基板

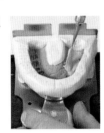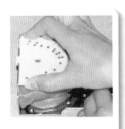

正确混合比例的超硬石材在真空搅拌
– 将印模灌注满至围模的边缘
– 将配备固位钉的底板插入模型托架的凹槽中
– 将固位钉按入软石膏中

脱模与安装底座

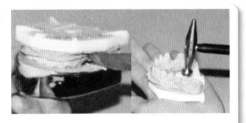

凝固后
– 印模从石膏模型上脱模
– 石膏牙列模型装入基底板
– 石膏牙列模型从基底板取下
– 将石膏牙列模型锯开分段，因此可减少膨胀变化
– 将锯开的模型重新装入底座

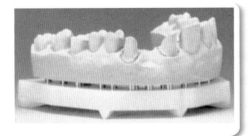

如果不锯开石膏牙列模型，在石膏膨胀完后装回基底板，这样可以看到模型和基底之间形成了一道可见的缝隙

暴露基牙颈缘线

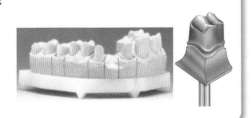

预备颈缘线
– 暴露 => 在模型上去除牙龈
– 在颈缘线下方磨出浅的沟
– 禁止破坏颈缘线，并用铅笔标出终止线
– 在基牙上涂布间隙涂料=>目的是预留修复体粘接剂空间

图片由阿曼吉尔巴赫股份有限公司提供
www.amanngirrbach.com

实验：可卸式代型制作流程

计划	流程

对齐印模

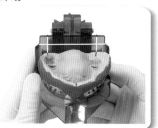

模型托盘系统
- 提供无插针的可卸代型
- 补偿膨胀误差，使模型代型的位置偏差低于客观测量的可能性
- 底座由底座外壳包围
- 印模装入印模调节器中
- 尽可能水平地切割印模边缘
- 将印模固定在中间
- 用橡皮泥遮盖缺失的印模边缘

使印模与底座对齐

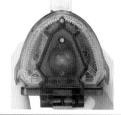
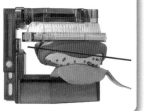

模型底座
- 带有锥形导向条
- 聚碳酸酯制成的材料在凝固时会膨胀到与石膏相同的程度
- 凝结热量会引起热膨胀
  - 石膏没有张力
  - 凝固时无阻力膨胀
- 底座的热膨胀不会恢复
- 检查印模到底座的中心位置
- 印模调整使咬合面水平

印模和底座灌注

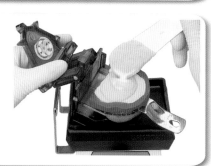

模型底座
- 可以使用几次（最多4次）
- 模型制作合理，安全
- 清理印模
- 为底壳提供紧固系统
- 夹住夹子并将其闩锁在底壳上
- 印模和基壳用橡皮泥
  - 固定在印模基底调节器上
  - 将印模放置在相对于底座的已定位置
  - 装上固定条和锁
- 印模和基底盒灌注

底座与牙模型结合

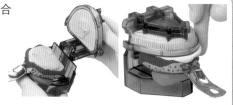

石膏凝固前
- 将底座和牙列模型连接在一起
- 擦去多余的石膏
- 印模在石膏下方
  - 石膏沉淀到基牙空间
  - 获得最佳硬度
印模
- 大约30分钟后取出模型
- 去除夹子/条上多余的石膏
- 模型与底座一起上猞架

取下模型

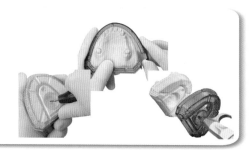

从底座上取下模型
- 90分钟后，从底座上卸下了扣和闩锁
- 在底座中心钻孔
- 用压缩空气将模型移出底座

暴露基牙颈缘线

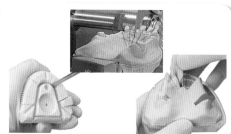

预备颈缘线
- 使用模型锯
- 将基牙模型锯下
- 清理切割边缘，暴露基牙颈缘线=> 牙龈边缘磨除
- 将基牙代型和剩余模型的基本模无缝安装
- 底座压条和锁无阻力扣起

所有图片均由汉堡模型–托盘有限公司提供
www.model–tray.de

职业安全
- 通过适当的职业安全、事故和健康保护措施
- 通过全面的卫生措施
- 通过遵守事故预防规定

事故预防措施旨在避免事故
- 识别危险区域,例如设备、机器、有害物质
  - 强制性标志(蓝色圆圈)
  - 禁止标志(红色圆圈)
  - 警告标志(黄色三角形)
  - 救援信息标志(绿色方块)
- 必须穿工作服
  - 长袖高领工作服
  - 手套、安全眼镜和/或口罩
- 工作场所设备
  - 除尘和安全窗
- 长发要扎起,以免卷入旋转工具
  - 在工作中不穿戴珠宝戒指、手链、手镯、手表、链子,以免被旋转工具卡住
- 用鼻子呼吸并戴上口罩
  - 肺部无污染物/病原体

具有危险性的材料和物质
- 危险范围在《有害物质条例》中有标签规定,包括:
  - 识别物质和危险符号

- 危险说明/安全建议
- 制造商/进口商的名称/地址

酸的安全措施
- 将酸储存在带盖的容器中
- 强酸必须上锁,钥匙由专人管理
- 稀释酸时穿防护服
- 将酸处理前,用水稀释它
- 酸事故处理如下:
  - 用大量水冲洗灼伤
  - 立即用洗眼液冲洗灼伤的眼睛
  - 如果吞咽了酸,不要呕吐,多喝水以稀释吞咽的酸
  - 严重的酸事故=>立即就医

压缩空气的安全措施
- 始终将物体向远离人体方向吹净
- 不要将灰尘吹到别人的脸或身上
- 不要搅动任何有害的灰尘

燃气的安全措施
- 使用后请务必关闭燃烧器
- 下班后切断主阀门
- 燃气泄漏
  - 立即关闭主供气并进行通风
  - 请勿打开或关闭电气设备/灯光
  - 不要点燃明火
  - 立即更换泄漏的管线/软管
  - 熄灭的本生灯(煤气灯),并在再次点燃之前清洁它们

- 燃气瓶处置
  - 不要扔气瓶,以防摔倒
  - 在存储/运输过程中拧上保护盖
  - 保护气瓶免受热和霜冻
  - 请勿将油脂注入氧气瓶的阀门
  - 不要超过规定的工作压力
  - 气体使用后关闭瓶
  - 确保良好的通风
  - 使用燃气燃烧器时戴安全眼镜

用电注意事项
- 设备必须遵守最严格的安全规定
- 电网配有保险丝
- 请勿自行维修有故障的设备/电源线,只能由专业人员进行维修
- 接地设备,连接到安全插座

涉及电流的事故
- 当电流流过人体时,取决于
  - 电流、电压、频率、接触时间
  - 经过路径(例如通过心脏)
  - 媒介材料(金属、水)的电导率
  - 衣物和皮肤的水分
  - 即使是低电压(0.1A时为40V)也可能致命
- 当触电时
  - 休克,抽筋,瘫痪,烧伤
  - 心脏受损(心律失常)

皮肤,韧带,骨头受伤
- 旋转工具
- 锯,刀,锋利的工件
- 抛光电机=>长发有危险
- 超声水浴=>骨膜分离
- 永久保湿工作=>皮肤脱水

触电
- 电气设备有缺陷

听力损伤
- 由于技术机器/抽气而导致的永久高噪声水平

眼睛受伤
- 化学药品,蒸汽,磨屑

姿势损伤
- 由于坐姿不正确
- 座椅/工作台高度错误
- 无支点的徒手操作

传染病
艾滋病、肝炎病毒,肺结核杆菌污染
- 印模
- 设备维修与更换
- 运输容器,沉淀池
- 卫生状况差
- 缺乏防护服

牙科技术中的事故和健康风险

烧伤
- 烧红的研磨片
- 明火,产热的仪器
- 烧红的金属
- 焊接,铸造,去除包埋料

酸灼伤
- 电解或去除氧化物型溶液时接触的酸
- 镀金/发光时氰化物气体

烫伤
- 开水
- 蒸汽喷头

呼吸道过敏
- 单体蒸汽,细小的金属粉尘
- 磨削粉尘中的残留单体
- 通过张口呼吸
- 未配戴口罩

皮肤过敏
- 单体液体(塑料液体)
- 磨削粉尘中的残留单体
- 混合液体超硬石膏
- 细金属粉尘

尘埃引起的硅肺病
- 喷砂粉尘,抛光粉尘
- 石膏,陶瓷,塑料
- 细金属粉尘

健康保护和卫生

针对健康风险的防护措施
- 个人卫生措施
- 实验室内的消毒义务
- 预防性乙肝疫苗接种
- 定期卫生培训
- 制订卫生计划

危险
- 眼睛，手，气道，皮肤
  - 砂纸屑，打磨灰尘
  - 腐蚀性液体和过敏原
- 研磨粒径为1~5μm的灰尘，气溶胶
  - 去包埋，喷砂，研磨时产生
  - 陶瓷，高强度塑料，高韧性金属
  - 引起皮肤刺激，呼吸系统问题
- 细尘（粒径<5μm）
  - 比可见的灰尘更隐形、更危险
  - 无法排出体外=>导致硅肺
  - 产生毒性或过敏反应
- 研磨时
  - 穿工作服，戴防护手套和安全眼镜
  - 合适的除尘
- 在工作中不要吃、喝、吸烟

过敏
- 基于抗原–抗体反应
- 过敏原触发抗体的形成

- 抗原抗体反应释放休克毒素
- 过敏症状是皮疹、湿疹

过敏原是
- 金属（例如镍、铬）产生的细粉尘
- 塑料粉尘（包含残留单体）
- 单体（甲基丙烯酸甲酯）
- 交联剂（例如乙二醇二甲基丙烯酸酯）
- 避免接触刺激皮肤的过敏原
- 戴防护手套接触刺激皮肤的物质
- 定期使用的皮肤保护或护肤产品
- 卫生（保健，有益健康）
- 健康教育与保健
- 措施的统称
  - 保持健康
  - 防止细菌传播
  - 反对疾病的发展和传播

个人卫生
- 穿合适的防护服
- 工作场所的清洁度
- 定期洗手，日常个人卫生
- 不要使用社区毛巾擦干纸巾
- 立即包扎（处理）最小的伤口

工作区的卫生措施
- 根据卫生计划系统地进行
- 在《事故预防法规》中有规定：

- 手消毒
- 清洁房间、家具、仪器和工具
- 表面和房间消毒
- 废物处理
- 适当的消毒剂和程序
- 牙医提供的物品
- 可能被
  - 唾液、血液、食物残渣、牙垢沉积物、病原体污染
  => 洗净，喷洒消毒剂
  => 浸入消毒槽
  => 在带有消毒液的超声设备中
  => 定期消毒清洁设备
- 清洁
  - 用水、刷子和清洁剂去除表面污垢
    - 采取消毒措施
    - 杀死或抑制致病菌传播疾病的微生物
- 化学药品，热，水蒸气，电，超声波，紫外线，微波
- 消毒
- 消灭微生物和病原体，通过
  - 干热（2小时，160~180℃）
  - 湿热（30分钟，120℃）
  - 无菌过滤，X线，紫外线和γ射线
  - 环氧乙烷，3–丙内酯，酒精

牙科技工室卫生规划

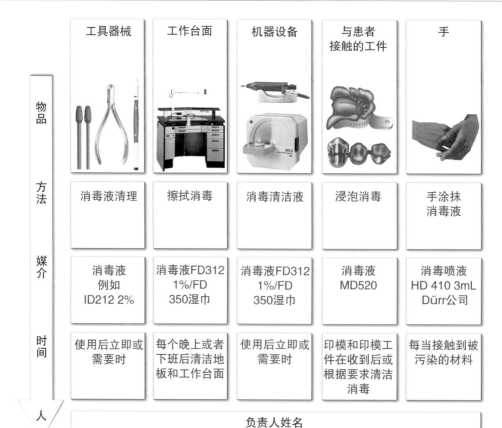

	工具器械	工作台面	机器设备	与患者接触的工件	手
物品					
方法	消毒液清理	擦拭消毒	消毒清洁液	浸泡消毒	手涂抹消毒液
媒介	消毒液例如ID212 2%	消毒液FD312 1%/FD 350湿巾	消毒液FD312 1%/FD 350湿巾	消毒液MD520	消毒喷液HD 410 3mL Dürr公司
时间	使用后立即或需要时	每个晚上或者下班后即清洁地板和工作台面	使用后立即或需要时	印模和印模工件在收到后或根据要求清洁消毒	每当接触到被污染的材料
人	负责人姓名				

牙科技术安全标志
强制性，禁止，警告和信息标志
- 安全标志的颜色和几何编码类似于通常的道路标志
- 信号颜色为红色，用于禁止标志
- 黑色和黄色的颜色组合，用于警告标志
- 包装上印有其他警告和安全建议

强制性标志	 使用防护服	 使用呼吸防护	 简易呼吸保护	 使用面部防护	 使用防护手套	 使用护目镜
禁止标志	禁止吸烟	禁止明火	禁止金属植入物	禁止饮食	禁止使用手机	请勿用水灭火
警告标志	有电警告	整体危险	警告有毒物质	手部受伤警告	警告易燃物质	警告腐蚀性物质
提示标志	急救	逃生通道	 洗眼水源	 担架	 灭火器	火警电话
包装警告标志	有害健康	剧毒	 爆炸	 易燃	 极易燃	 助燃

	甲肝	乙肝	艾滋（AIDS）	结核	
疾病	**病毒肝炎** 甲型肝炎病毒 （HAV是一种RNA病毒，肝炎病毒C、D、E、G是RNA病毒）	**血清性肝炎** 乙型肝炎病毒引起的肝脏血管或结缔组织器官的感染性炎症 （HBV是一种DNA病毒）	**获得性免疫缺陷综合征** 严重的免疫系统疾病 由逆转录病毒引起	**细菌传染病** 通常会影响肺部 通过肠道、骨骼、皮肤、泌尿生殖系统、扁桃体感染 必须上报	疾病
感染途径	通过口腔感染 由于进食不卫生食物，饮用水中粪便病毒	输入污染血液 与身体紧密接触（例如性交）以及被污染的器械、仪器	关于通过血液或血液制品、传染性体液引起的皮肤或黏膜损伤 （例如性接触）	吸入传染性飞沫，干燥粪便产生的灰尘 经口传染，如进食牛奶、胎儿通过传染性羊水	感染途径
进程	潜伏期15～60天，疲劳，恶心，呕吐，食欲不振，消化不良和酒精性黄疸	潜伏症状期长达150天，开始有流感，类风湿、食欲不振、消化不良和肋弓疼痛。主要症状为黄疸	分4个阶段的进程 ①发烧、全身性疾病 ②潜伏期2～5年 ③辅助T淋巴细胞的破坏 ④继发感染的广泛症状——死亡	周期性进程在同一组织内扩展，直到组织溶解破裂 经过数年的潜伏期重新激活的原发病灶	进程
预防/治疗	严格卧床休息 低脂饮食，禁止饮酒，慢性病病程5个月很少痊愈，进行卫生系统的预防接种	疫苗接种 尚无有效治疗手段	使用对环境影响敏感的艾滋病病毒消毒剂 针对体液的强化保护措施	卧床休息，优质食品，增加抵抗力的治愈药物 空气/预防：结核病药物，结核病疫苗接种	预防/治疗

传染（感染）
- 人体中微生物的感染
- 防御感染的防御机制
  - 完整的皮肤，生理酸性黏液层
  - 有酶和防御细胞的黏膜
  - 预防
    - 卫生措施：消毒、杀菌

- 接种病原体或免疫血清
感染源是
- 细菌 =>单细胞微生物
  - 静止或动态
  - 球形、棒形或螺旋形
  - 导致瘟疫、斑疹伤寒、霍乱、伤寒、肺结核、梅毒、脑膜炎、肺炎

- 病毒是具有遗传成分的蛋白质壳
  - 改变宿主细胞的生化功能合成病毒构件
  - 宿主细胞灭亡
- 病毒性疾病是传染病
  - 例如流感、水痘、艾滋病、上呼吸道感染、肝炎

- 寄生虫
  - 例如线虫、水蛭或幼虫
- 真菌作为单细胞微生物
  - 例如鹅口疮（念珠菌病）

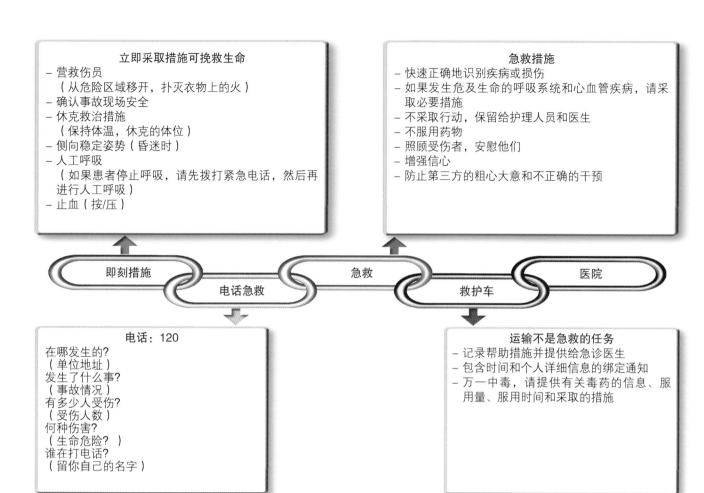

立即采取措施可挽救生命
– 营救伤员
  （从危险区域移开，扑灭衣物上的火）
– 确认事故现场安全
– 休克救治措施
  （保持体温，休克的体位）
– 侧向稳定姿势（昏迷时）
– 人工呼吸
  （如果患者停止呼吸，请先拨打紧急电话，然后再进行人工呼吸）
– 止血（按/压）

急救措施
– 快速正确地识别疾病或损伤
– 如果发生危及生命的呼吸系统和心血管疾病，请采取必要措施
– 不采取行动，保留给护理人员和医生
– 不服用药物
– 照顾受伤者，安慰他们
– 增强信心
– 防止第三方的粗心大意和不正确的干预

即刻措施　　电话急救　　急救　　救护车　　医院

电话：120
在哪发生的?
（单位地址）
发生了什么事?
（事故情况）
有多少人受伤?
（受伤人数）
何种伤害?
（生命危险?）
谁在打电话?
（留你自己的名字）

运输不是急救的任务
– 记录帮助措施并提供给急诊医生
– 包含时间和个人详细信息的绑定通知
– 万一中毒，请提供有关毒药的信息、服用量、服用时间和采取的措施

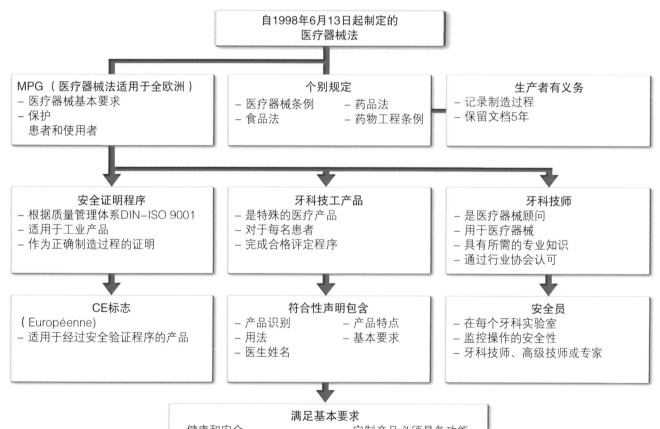

自1998年6月13日起制定的
医疗器械法

MPG（医疗器械法适用于全欧洲）
– 医疗器械基本要求
– 保护
  患者和使用者

个别规定
– 医疗器械条例　　– 药品法
– 食品法　　– 药物工程条例

生产者有义务
– 记录制造过程
– 保留文档5年

安全证明程序
– 根据质量管理体系DIN–ISO 9001
– 适用于工业产品
– 作为正确制造过程的证明

牙科技工产品
– 是特殊的医疗产品
– 对于每名患者
– 完成合格评定程序

牙科技师
– 是医疗器械顾问
– 用于医疗器械
– 具有所需的专业知识
– 通过行业协会认可

CE标志
（Européenne)
– 适用于经过安全验证程序的产品

符合性声明包含
– 产品识别　　– 产品特点
– 用法　　– 基本要求
– 医生姓名

安全员
– 在每个牙科实验室
– 监控操作的安全性
– 牙科技师、高级技师或专家

满足基本要求
– 健康和安全　　– 定制产品必须具备功能
– 患者和使用者　　– 即使在储存和运输之
– 必须提供有关残留风险　　后，也可满足此条件
  的信息

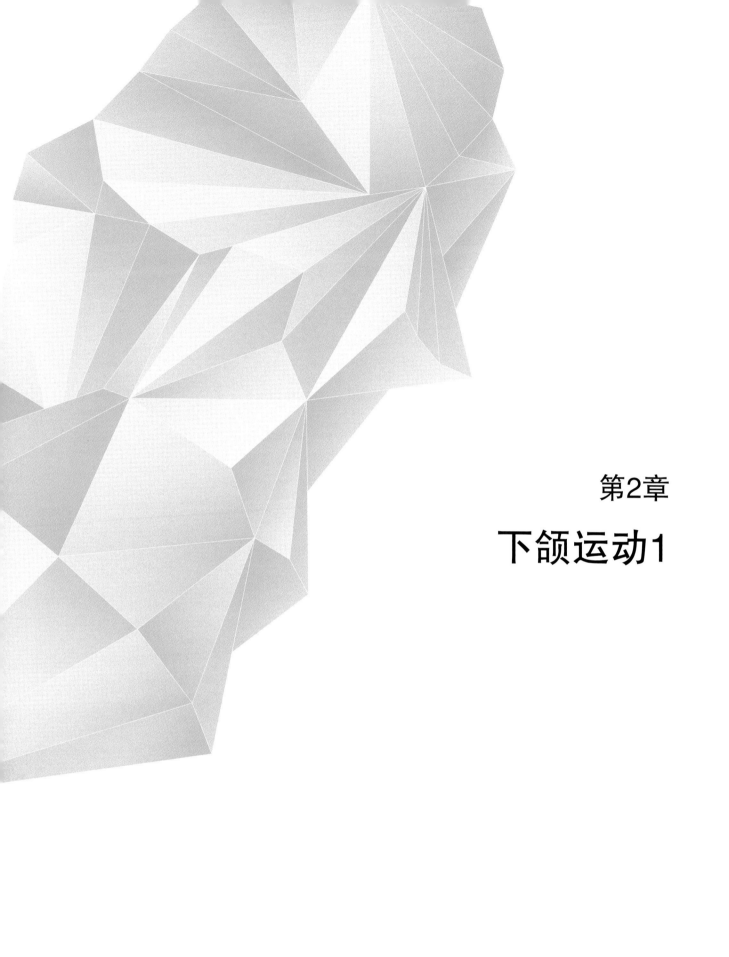

第2章

下颌运动1

描述下颌运动并在模拟器中评估下颌运动

制定目标：

学习颞下颌关节、相应的牙齿排列和肌肉之间的关联。并掌握如何描述在健康和病理改变的口腔条件下不同的下颌运动，以及病理改变的影响。

能够描述和评估用于确定下颌关系和记录下颌运动的各种方法之间的质量差异。

区分不同的模拟器，评估其构造结构并分配不同的要求。

通过模拟器了解下颌的运动，并评估其在不同义齿工作中的用途。

内容：

· 咀嚼系统的构成及其功能，尤其是骨骼、肌肉和颞下颌关节
· 健康咀嚼系统中的下颌和关节运动，尤其是铰链轴
· 病变的下颌和关节运动
· 记录下颌运动的过程
· 不同的模拟器设计
· 模拟器同步
· 额骨和髁突引导元件技术上的模仿
· 下颌运动的模拟装置的使用

骨组织
– 由3个组织作为功能单位组成：骨膜，骨质，骨髓
骨膜
（peri = 周围； osteon =骨）
– 具有血管和神经的平行纤维结缔组织
– 外层的纤维层与夏普氏（Sharpey）纤维被固定在骨骼中
– 骨折时，内胚层与成骨细胞一起再生
骨质
– 骨密质构成了致密的皮质层（皮质）
– 骨松质
    – 来自柔软的骨小梁
    – 缝隙被骨髓填充
    – 松质骨小梁根据力线排列
骨髓
– 板骨中的红色造血骨髓
– 长骨黄色脂肪骨髓
– 通过骨膜通道系统代谢
骨连接
– 牢固的连接是粘接：腱结合
– 关节连接
粘连
– 结缔组织纤维产生的带状联合，例如颅骨缝合连接
– 透明软骨的软骨联合
– 缝合处和软骨连接的骨化
骨组织的作用
– 软组织支持功能
– 对器官的保护功能
– 肌肉的结点，被动的运动系统
– 造血中心
自由活动关节（Articulation）包括：
– 骨末端的关节体
    – 关节头和关节窝
    – 覆盖软骨的关节表面，用于减振和抗分裂
关节囊
    – 胶原结缔组织纤维制成的粗糙结缔组织覆盖物
    – 气密性闭合将关节体压在一起

– 内纤维层提供关节润滑液
关节间隙（关节腔）
    – 由毛细血管填充的间隙

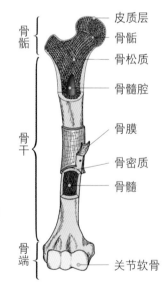

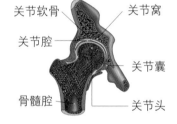

关节滑液（Synovialis）是润滑剂
关节疾病
– 扭伤：关节囊过度拉伸，有瘀伤
– 脱位或脱位：关节头从窝中脱出，通常伴有韧带撕裂
– 关节炎：常规性的炎症关节疾病
– 骨关节炎：退化性关节改变
– 多关节炎：在多个关节处发生关节发炎
骨组织作用
– 软组织支持功能
– 对器官的保护功能
– 肌肉的结点，被动的运动系统
– 造血中心

人体骨骼，被动运动骨骼系统

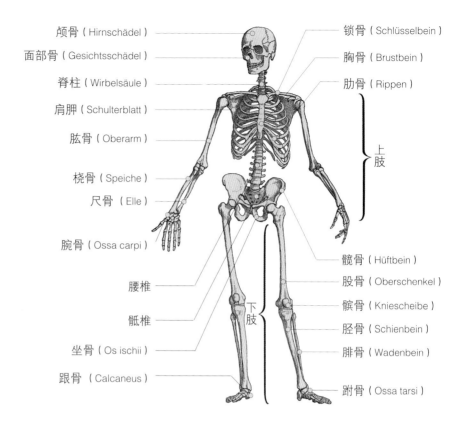

颅骨（Hirnschädel）

面部骨（Gesichtsschädel）

脊柱（Wirbelsäule）

肩胛（Schulterblatt）

肱骨（Oberarm）

桡骨（Speiche）

尺骨（Elle）

腕骨（Ossa carpi）

腰椎

骶椎

坐骨（Os ischii）

跟骨（Calcaneus）

锁骨（Schlüsselbein）

胸骨（Brustbein）

肋骨（Rippen）

上肢

髋骨（Hüftbein）

股骨（Oberschenkel）

髌骨（Kniescheibe）

胫骨（Schienbein）

腓骨（Wadenbein）

跗骨（Ossa tarsi）

下肢

区分

– 四肢的管状或支撑骨

– 头骨上的板状或保护性骨骼

– 短骨，例如在手腕上

– 悬空、不规则的骨头，例如筛骨

颅底外面观解剖形态

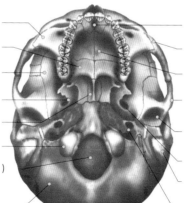

上颌骨（Maxilla）

腭骨（Os palatinum）

蝶骨（Os sphenoidale）

蝶骨的翼突端

犁骨（Vomer）

枕髁（Condylus occipitale）

枕骨大孔（Foramen occipitale magnum）

枕骨（Os occipitale）

切牙孔（Foramen incisivum）

颧骨（Os zygomaticum）

上颌骨腭突

颞骨颧突

颞颌关节窝（Fossa mandibularis）

卵圆孔（Foramen ovale）

乳突（Processus mastoideus）

颈动脉孔

颅底内面观解剖形态

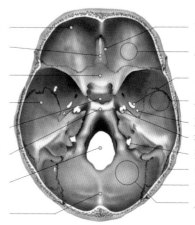

额骨（Os frontale）

鸡冠（Crista galli）

蝶骨（Os sphenoidale）

颞骨（Os temporale）

垂体窝（Fossa hypophysialis）

蝶鞍（Sella turcica）

枕骨大孔（Foramen magnum）

枕骨（Os occipitale）

筛骨（Os ethmoidale）

颅前窝

卵圆孔（Foramen ovale）

颅中窝

棘孔（Foramen spinosum）

破裂孔（Foramen laceram）

颈静脉孔（Foramen jugulare）

骨松质（Substantia spongiosa）

骨皮质（Substantia compacta）

颅后窝

脑颅骨

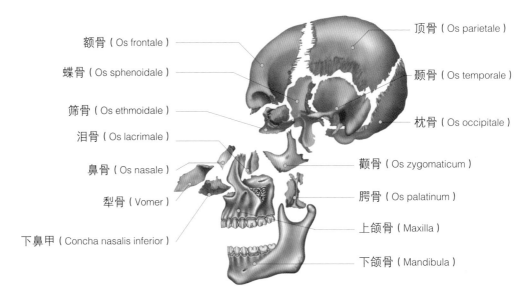

额骨（Os frontale）
蝶骨（Os sphenoidale）
筛骨（Os ethmoidale）
泪骨（Os lacrimale）
鼻骨（Os nasale）
犁骨（Vomer）
下鼻甲（Concha nasalis inferior）

顶骨（Os parietale）
颞骨（Os temporale）
枕骨（Os occipitale）
颧骨（Os zygomaticum）
腭骨（Os palatinum）
上颌骨（Maxilla）
下颌骨（Mandibula）

上颌骨的内部和外部的解剖形态

上颌骨（Maxilla）
– 互相对称，左右各一
– 是面部骨性基础
– 位于鼻腔两侧、眼眶和腭顶部
– 由上颌体和附属物组成
上颌体（Corpus maxillae）
– 由薄骨板组成
– 包含上颌窦

– 内衬黏膜
– 是最大的鼻旁窦
– 与额窦相连
可以区分4个面：
– 前外面又称脸面（Facies anterior）包含：
  – 下眼孔（眶下孔）神经和血管出口
  – 尖牙窝（Fossa canina）

面部肌肉的起源
– 后面又称颞下面（Facies infratemporalis）：
  – 底部有上颌结节
  – 牙槽孔（Foramina alveolaria）后磨牙神经的通道
– 眶面（Facies orbitalis）
  – 眼眶底部包含：

– 眶下沟
– 眶下管
– 结束于眶下孔
– 鼻面（Facies nasalis）
– 鼻腔外侧壁
– 上颌窦窦口（上颌裂孔，Hia-tus maxillaris），上颌窦裂孔通向鼻腔

上颌骨的区域（面）和突起

额突（Processus frontalis）
眶面（Facies orbitalis）
鼻面（Facies nasalis）
颧突（Processus zygomaticus）
脸面（Facies anterior）
颞下面（Facies infratemporalis）
腭突（Processus palatinus）
牙槽突（Processus alveolaris）

上颌骨的突起

– 腭突（Processus palatinus）
  – 腭突是水平骨板，参与构成口腔顶与前部的鼻腔底
  – 与对侧腭突在正中线相连，形成腭正中缝
  – 有切牙孔，向上通入两侧切牙管，有鼻腭神经及血管通过
  – 颌间骨
    – 由腭间缝隔开
    – 承载切牙
– 牙槽突（Processus alveolaris）
  – 垂直向下的深窝，称牙槽窝；构成牙槽突
  – 承载牙齿 => 齿突
  – 终止于牙槽缘
  – 外侧有牙槽轭（前牙根嵴间凹）
  – 包含诸多牙槽，相互分离

– 牙槽间隔（Septa interalveolaria）
  – 牙根间隔（Septa interradicularia）
– 额突（Processus frontalis）
  – 垂直于额骨，位于鼻骨和泪骨之间
  – 构成中部的眼眶边沿
  – 传递咬合力至颅骨下面的鼻腔和眼眶
– 颧突（Processus zygomaticus）
  – 连接眼眶侧面到颧骨
  – 从第一磨牙开始有明显的颧牙槽嵴
  – 垂直并侧向传递咬合力
  – 位于眼眶下方
  – 外侧有牙槽轭（前牙根嵴间凹）
  – 包含诸多牙槽，相互分离

上颌骨外侧和内侧的解剖形态

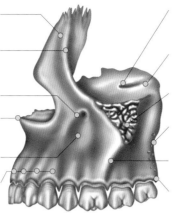

额突（Processus frontalis）

泪前嵴（Crista lacrimalis anterior）

眶下孔（Foramen infraorbitale）

鼻前棘（Spina nasalis anterior）

尖牙窝（Fossa canina）

牙槽轭（Juga alveolaria）

眶下管（Canalis infraorbitalis）

眶下沟（Sulcus infraorbitalis）

颧突（Processus zygomaticus）

牙槽孔（Foramina alveolaria）

颧牙槽嵴（Crista infrazygomatica）

上颌结节（Tuber maxillae）

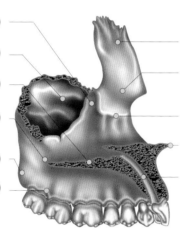

泪沟（Sulcus lacrimalis）

上颌窦裂孔（Hiatus maxillaris）

腭突（Processus palatinus）

腭大沟（Sulcus palatinus major）

上颌结节（Tuber maxillae）

牙槽缘（Limbus alveolaris）

额突（Processus frontalis）

筛嵴（Crista ethmoidales）

鼻甲嵴（Crista conchalis）

鼻前棘（Spina nasalis anterior）

切牙管（Canalis incisivus）

硬腭与其孔状结构和骨缝的结构

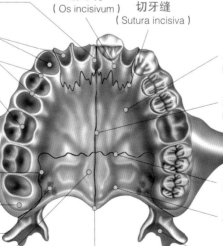

切牙孔（Foramen incisivum）

切牙骨（Os incisivum）

切牙缝（Sutura incisiva）

牙槽窝（Alveoli dentales）

牙槽间隔（Septa interalveolaria）

牙根间隔（Septa interradicularia）

颧突（Processus zygomaticus）

腭大孔（Foramen palatinum majus）

上颌结节（Tuber maxillae）

腭小孔（Foramina palatina minora）

腭隆突（Torus palatinus）

上颌骨腭突（Processus palatinus）

腭正中缝（Sutura palatina mediana）

腭横缝（Sutura palatina transversa）

腭骨水平板（Lamina horizontalis）

蝶骨翼板（Processus pterygoideus）

鼻后棘（Spina nasalis posterior）

硬腭切牙骨

- 承载切牙上颌骨的上颌腭突

腭骨水平板
- 腭顶后部

蝶骨翼突
- 翼突内侧板，翼内肌起始点
- 翼突外侧板，翼外肌起始点

牙槽窝
- 牙槽间隔隔离牙齿
- 牙根间隔：多根牙

腭正中缝
- 头颅中间，从前向后至鼻后棘

腭横缝
- 垂直于腭正中缝，位于第一、第二磨牙之间

切牙缝
- 从切牙孔穿过第二切牙与尖牙之间

切牙孔
- 有鼻腭神经及其血管经切牙管通过
- 被黏膜覆盖 => 切牙乳突

腭大孔
- 翼管以及位于其中相关神经血管的出口

腭小孔
- 翼管的副开口

鼻后棘
- "啊"线的后背部分

下颌骨（Mandibula,
mandere；kauen）
- 左右对称从骨联合处生长
- 对称，呈弓形的面骨
- 与颞骨形成关节
- 分为下颌体与下颌支
下颌体
- 由下颌底和牙槽构成
下颌骨的外侧
- 下颌三角（Trigonum
mandibulae）
- 骨联合处骨质变厚

- 增加横向受力
- 颏结节（Tuberculum
mentale）
- 下颌三角的顶点
- 颏孔（Foramen mentale）
- 位于第二前磨牙根处，
大多数在下颌骨外斜线
上
- 是下颌管内神经血管的
出口
- 骨折好发部位
- 下颌骨外斜线（Linea

obliqua）
- 强化的骨嵴
- 颏肌附着点
- 根据下颌骨边缘缩短义
齿边缘
- 牙槽轭（Juga alveolaria）
- 牙根隆起
- 与前牙相似
- 牙槽缘
- 下颌支（Rami mandibulae）
- 下颌角（Angulus
mandibulae）

- 成人120°
- 新生儿和老人160°
- 咬肌粗隆（Tuberositates
massetericae）
- 大咬肌附着于咬肌粗隆
外侧
- 翼肌粗隆（Tuberositas
pterygoidea）
- 翼内肌附着于下颌角内
侧

下颌骨外侧解剖图

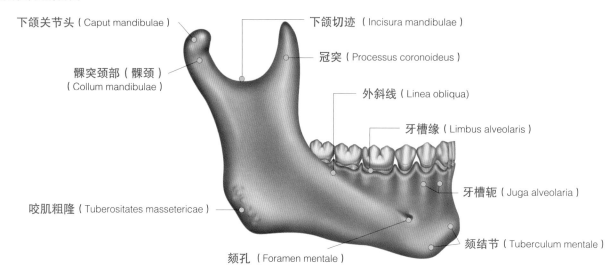

下颌关节头（Caput mandibulae）
下颌切迹（Incisura mandibulae）
冠突（Processus coronoideus）
髁突颈部（髁颈）
（Collum mandibulae）
外斜线（Linea obliqua）
牙槽缘（Limbus alveolaris）
牙槽轭（Juga alveolaria）
咬肌粗隆（Tuberositates massetericae）
颏结节（Tuberculum mentale）
颏孔（Foramen mentale）

下颌骨的内侧面
- 髁突（Processus condylaris）
- 下颌骨向后的突起，分为髁、颈二部（Collum und Caput
mandibulae）
- 冠突（Processus coronoideus）
- 呈扁三角形，有颞肌和咬肌附着
- 下颌孔（Foramen mandibulae）
- 下颌神经沟入口
- 三叉神经第三分支
- 下颌神经沟（Canalis mandibulae）
- 神经和血管贯穿下颌支和下颌体
- 延伸至接合处
- 出口位于颏孔处，孔内有颏神经和血管
下颌体的内侧
- 下颌二腹肌窝（Fossa digastrica）
- 靠近下颌接合处的下缘
- 二腹肌前腹起点
- 舌下腺窝（Fovea sublingualis）
- 靠近前磨牙槽的扁平窝
- 与舌下腺相邻
- 颏棘（Spinae mentalis）
- 下颌体内面近中线的两对小的骨性突起
- 上方为颏舌肌的起点
- 下方为颏舌骨肌的起点
- 下颌舌骨线（Linea mylohyoidea）
- 自下颏棘下方斜向后上与外斜线相应的骨嵴
- 口底的界限，义齿边缘的界线
- 下颌下腺窝（Fovea submandibularis）
- 下颌下腺
- 位于下颌舌骨线（内斜线）下方
- 下颌磨牙后三角（Trigonum retromolare）

- 牙槽末端的多孔骨支撑
- 不会被吸收；作为义齿的支撑
- 牙槽部分
- 牙槽窝（Alveoli dentales）
- 牙槽间隔（Septa interalveolaria），牙根间隔（Septa inter-
radicularia）
- 牙槽部分是向内倾斜

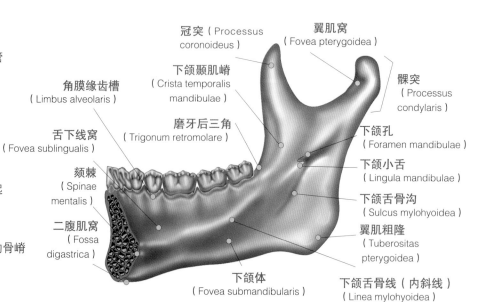

冠突（Processus
coronoideus）
翼肌窝
（Fovea pterygoidea）
下颌颞肌嵴
（Crista temporalis
mandibulae）
髁突
（Processus
condylaris）
角膜缘齿槽
（Limbus alveolaris）
磨牙后三角
（Trigonum retromolare）
下颌孔
（Foramen mandibulae）
舌下线窝
（Fovea sublingualis）
下颌小舌
（Lingula mandibulae）
颏棘
（Spinae
mentalis）
下颌舌骨沟
（Sulcus mylohyoidea）
二腹肌窝
（Fossa
digastrica）
翼肌粗隆
（Tuberositas
pterygoidea）
下颌体
（Fovea submandibularis）
下颌舌骨线（内斜线）
（Linea mylohyoidea）

下颌前面观解剖形态

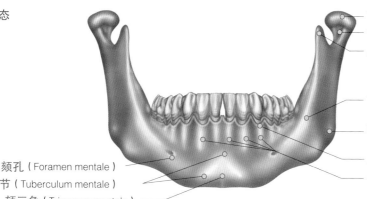

下颌关节头（Caput mandibulae）
髁突颈部（髁颈）（Collum mandibulae）
冠突（Processus coronoideus）

下颌骨外斜线（Linea obliqua）
咬肌粗隆（Tuberositates massetericae）
牙槽缘（Limbus alveolaris）
齿槽隆突（Juga alveolaria）

颏孔（Foramen mentale）
颏结节（Tuberculum mentale）
颏三角（Trigonum mentale）

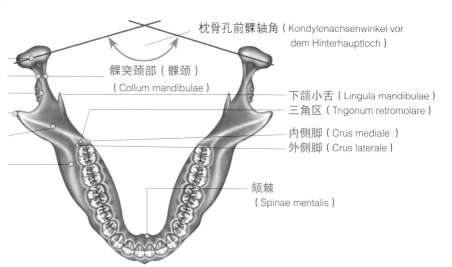

枕骨孔前髁轴角（Kondylenachsenwinkel vor dem Hinterhauptloch）

下颌关节头（Caput mandibulae）
髁关节翼肌凹（Fovea pterygoidea）
下颌切迹（Incisura mandibulae）
冠突（Processus coronoideus）
下颌颞肌嵴（Crista temporalis mandibulae）
下颌骨外斜线（Linea obliqua）

髁突颈部（髁颈）
（Collum mandibulae）

下颌小舌（Lingula mandibulae）
三角区（Trigonum retromolare）
内侧脚（Crus mediale）
外侧脚（Crus laterale）

颏棘
（Spinae mentalis）

颞下颌关节（Articulatio temporo-mandibularis）
　– 成对，左右结构相同
　– 下颌骨与颅骨以关节形式连接
　– 位于颞骨里颧弓根部，耳道前方
颞下颌关节运动原理
　– 双重关节结构，具有关节腔
　　– 铰链关节（关节下腔）
　　– 滑动关节（关节上腔）
　– 颅骨上的关节面构成两个空间运动方向：
　　– 在水平方向（贝内特角）
　　– 在垂直方向（关节斜韧带）
　　– 实现下颌关节的特殊运动
　– 关节头
　　– 滑到关节结节上
　　– 因此下颌骨背侧高度下降
　　– 区分为工作侧和非工作侧

颞下颌关节结构：
a. 骨组织部分
　– 与颞骨相连的关节突
　– 关节结节（Tuberculum articulare）
　–（颞骨）关节后突，后端界限
　– 下颌骨关节头（Caput mandibulae）
b. 结缔组织部分（或软组织部分）
　– 关节囊，柔软、富于伸展性
　　– 紧密地闭合口腔
　– 关节盘（Discus articularis）
　　– 关节盘将关节腔分为上下两腔，减弱压力
　　– 减轻两个关节面的摩擦力
　　– 保持平衡
　– 关节软骨使关节光滑，富有弹性
　– 关节腔，分为上下两个关节腔
　– 3条关节韧带加强关节囊限制下颌关节运动

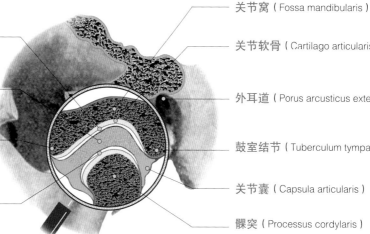

关节上腔（Spatium articulare superius）
关节盘（Discus articularis）
关节结节（Tuberculum articulare）
关节下腔（Spatium articulare inferius）

关节窝（Fossa mandibularis）
关节软骨（Cartilago articularis）
外耳道（Porus arcusticus externus）
鼓室结节（Tuberculum tympanicum）
关节囊（Capsula articularis）
髁突（Processus cordylaris）

肌肉组织
– 具有收缩功能的肌纤维
– 能够拉紧
– 有3种肌肉组织形式：
平滑肌
– 内脏肌肉组织、血管壁、肠道、闭合开放的肌组织：
  – 纺锤状细胞，20~500μm长
  – 单一细胞核，位于中央
  – 肌纤维与纵轴平行
  – 鞘（肌膜），网状蛋白纤维变成细长的肌腱
– 非常缓慢而持续的收缩
– 受自主神经系统支配
横纹肌
– 构成骨骼肌和咀嚼肌轮咂肌：
  – 肌纤维 2~10cm
  – 多核细胞（每个细胞约有100个细胞核）
  – 肌纤维有明暗相间的横纹，呈横纹状
  – 由网状组织包裹，形成肌腱
– 受躯体神经控制，也受意识支配
– 快速反应，易于疲劳
心肌
– 特殊横纹肌
– 类似平滑肌
– 心肌中多种形式的细胞呈网状
– 心肌细胞间通过闰盘相互连接
– 有独立的传导系统
– 有规律的，但不受意识控制的收缩
– 自主神经支配，并且也受激素的控制和影响
咀嚼肌
– 作为骨骼肌：

– 受三叉神经支配
– 从颅骨到下颌骨
– 颞肌，咬肌，翼内肌和翼外肌
– 可产生700~1250N咬合力
肌组织纵切面
（A）纵纹肌
1. 肌细胞与肌原纤维
2. 肌细胞核
（B）横纹肌
3. 鞘膜中的细胞核
4. 肌纤维与肌原纤维
5. 各向异性的横纹
（C）心肌细胞
6. 结缔组织细胞的细胞核
7. 毛细血管
8. 心肌闰盘
9. 肌细胞的细胞核

颞下颌关节运动肌群
– 闭口
  咬肌，翼内肌，颞肌
– 张口
  下颌舌骨肌、颏舌骨肌、二腹肌、上舌骨肌、下舌骨肌
– 前伸
  翼外肌、翼内肌的斜向肌纤维，咬肌和颞肌
– 侧方运动 另一侧的肌肉
– 后退运动 颞肌的水平纤维和上舌骨肌

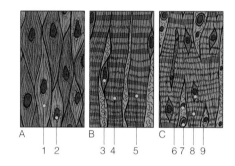

A   B   C
1 2 3 4 5 6 7 8 9

咀嚼肌
1. 颞肌（Musculus temporalis）
– 起点：颞窝及颞深筋膜
– 止点：下颌骨喙突及下颌支前缘
– 最强的升颌肌肉，浅层下缘附着于颧弓
– 扇形的发达肌肉，肌束运动方向：
  – 上提下颌、闭口，也参与下颌的侧向运动
2. 翼外肌（M. pterygoideus lateralis）
– 两个起头：
  – 上头起点：蝶骨大翼的颞下面及颞下嵴
  – 止点：颞下颌关节囊和关节盘的前缘
– 下头起点：翼外板的外面，肌束行向后外；止点：髁突颈前方的关节翼肌窝
– 参与颞下颌关节所有运动，双侧收缩：牵髁突、关节盘向前使下颌前伸运动，单侧收缩，下颌向对侧
3. 咬肌（M. masseter）
– 起点：上颌骨冠突及颧弓下缘
– 止点：下颌支及下颌角外面
– 分为浅、深两个部分
– 有力的升颌运动
4. 翼内肌（M. pterygoideus medialis）
– 起点：蝶骨翼突外板内面、腭骨锥突、上颌结节
– 止点：下颌支及下颌角内面
– 与咬肌平行，上提下颌，并辅助下颌前伸
– 部分侧向运动
舌骨上肌群
– 构成一个功能群
– 附着于舌骨上半部分
– 构成口腔底，降颌运动
5. 二腹肌（M. biventer；M. digastricus）
– 起点：二腹肌窝
– 止点：后腹肌止于中间腱，借筋膜附于舌骨；前腹肌止于中

间腱，借筋膜附于舌骨
– 当二腹肌收缩时，抬高舌骨和口腔底
– 当舌骨固定时=> 开口
6. 下颌舌骨肌
（M. mylohyoideus）
与对侧的肌肉形成口腔底

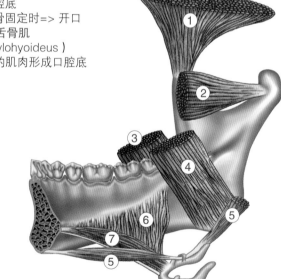

– 起点：下颌骨内斜线
– 止点：舌骨体中部
– 肌肉明显向后方倾斜
– 抬高口腔底、舌骨和舌
7. 颏舌骨肌（M. geniohyoideus）
– 起点：下颌骨颏棘
– 止点：舌骨体
– 当舌骨固定时，将下颌骨拉回
– 在正中咬合位将舌骨向上拉
– 位于下颌舌骨肌上

下颌骨运动生理学
颞下颌关节的转动和滑动
1. 开闭殆运动
　（降颌和升颌以及外展和内收）
－ 纯铰链运动开度约10mm
－ 当继续开殆时下颌头在关节轨道上向前下滑动
2. 前后运动（前突/后移）
－ 髁突同时在关节轨道上向前下方滑动
3. 侧方运动（侧移/内移）
－ 平移和滑动
－ 一侧的髁突在关节轨道上向前下方滑动
　=>平移髁突/内移髁突/摆动髁突
　=>颌侧类似于平移侧，内移侧，或平衡侧
　=>牙齿之间没有接触
－ 对侧髁突在关节腔中绕着垂直轴旋转
　=>旋转髁突，静止髁突
　=>工作侧或侧移侧=> 有完全的咬合
复合运动：
－ 平移和滑动
－ 旋转和铰链运动
－ 与旋转运动有关的3个旋
　转轴
1. 以水平铰链轴为中心的
　旋转
－ 髁突上的旋转轴并不在
　一条直线上，两轴形成
　一个钝角
－ 开闭殆运动

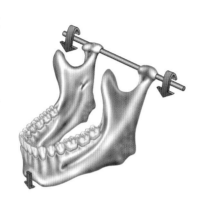

2. 以垂直轴为中心的转动
－ 侧方运动时，髁突在关节轨道上向前下方运动
－ 另一侧髁突绕垂直轴旋转，做一个旋转

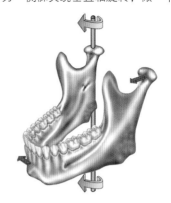

3. 以水平轴为中心的旋转
－ 摆动的髁突沿该轴向前下方滑动

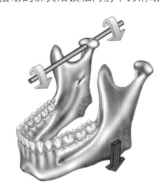

Bennett侧方咬合运动
－ 下颌的侧移过程
－ 翼外肌执行侧向运动
－ 下颌骨向侧方大约移动2mm
－ 当摆动的髁突以扇形向前下方移动时
－ 静止的髁突旋转并且向一侧移动2mm

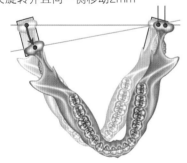

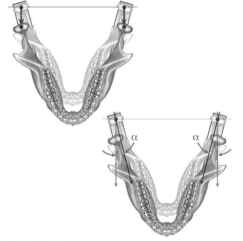

－ 由此摆动髁突的圆周运动逐渐缩小
－ 侧方移动时，Bennett的移动量由静止位置和最终位置之间的
　静止的髁突来测量

Bennett角（贝内特角）
－ 在运动轨迹之间测量
　－ 前移运动路径（与中位平面平行）
　－ 下颌侧方运动
－ 运动路径包括0°～20°的不同的Bennett角

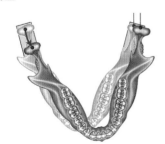

进行性的侧移
－ 整体且连续的Bennett运动
－ 均匀的下颌测方运动

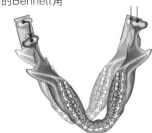

直接的侧移
－ 即刻或最初的Bennett运动
－ 髁突的侧移与下颌的侧移同时进行

克里斯坦森现象
– 克里斯坦森（Christen-
  sen）观察到上下颌托
  戴入口中，嘱患者下颌
  前伸约6mm，当下颌
  托向上𬌗托闭合时，𬌗
  托前缘接触，而后部离
  开，形成楔形间隙

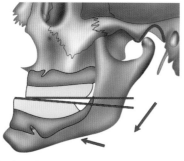

– 描述工作侧和空转侧或选择性牙接触的功能分离
  – 侧方或进行运动
  – 具有功能性部分触点
1. 矢状观克里斯坦森现象
– 下颌运动时，髁突在铰链轴路径上向前和向下滑动
– 下颌下降
  – 前牙有接触（咬合时）
  – 后牙无接触
  – 防止早期接触和牙周损伤

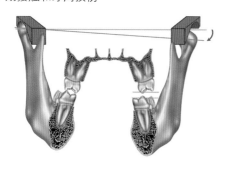

2. 冠状观克里斯坦森现象
– 当下颌侧方移动时，髁突向前和向下移动
  => 侧方挤压侧，对颌牙齿完全接触或工作侧
  => 在中伸侧或静止侧、平衡侧、空转侧无后牙接触

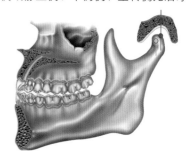

义齿与克里斯坦森现象的关系
– 使用全口义齿时，人工牙会有非常陡
  峭的隆起
– 倾斜的突起表面在下颌前伸运动时保
  持滑动接触，下颌骨不会倾斜
– 咀嚼平面形成曲线
– 咬合面保持滑动接触
制作全口义齿时
– 可以排列牙齿
– 它们与所有动作保持滑动接触
– 克里斯坦森现象和贝内特（Bennett）
  运动得到补偿
– 义齿稳定无晃动

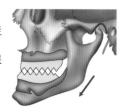

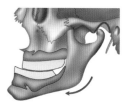

𬌗架
– 以下两者之间存在联系
  – TMJ功能<=>下颌运动
  – 神经肌肉系统
  – 牙齿的形状和排列
– 模仿TMJ和下颌运动的必要仪器
– 𬌗架的模拟技术
  – 正中咬合位置
  – 颌骨相互之间以及与关节之间的关系
  – 牙齿接触下的运动功能
– 神经肌肉系统无法模拟
𬌗架装置的分类依据
– 用于模型调整的参考平面
– 关节运动模拟
– 使用值的范围
1. 模型调整的参考水平
铰链轴轨道平面
（AOE =轴轨道平面）
– 从铰链轴点（运动）到皮肤轨道点
– 倾斜到工作台平面10°～20°
– 相应的参考平面
  – 法兰克福（眶耳）平面
  – 眶耳平面（OAE）

面部中心平面（GH）
– 患者水平
– 从铰链轴指向鼻翼（Ala nasi）的上
  方约43mm下切点的
– 咀嚼平面到桌子水平面的倾斜度为
  5°～10°

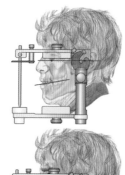

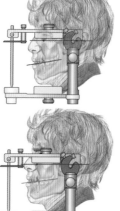

鼻翼耳屏线
– 上缘位于鼻下点
– 𬌗平面位于模型载体之间的中间
  位置，平行于鼻翼耳屏线
– 模型𬌗平面平行于桌子水平

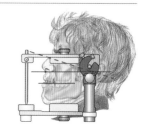

铰链𬌗架的组件（平均值𬌗架）
– 带有可取下模型架环的咬合架的上颌体和下颌体
– 咬合架的上部紧靠其下部髁导和切导针、切导盘
– 切导针位于=>
– 带有可调节或可更换前牙导板的切导盘
– 髁球或髁突壳体（关节）
– 髁柱（或髁支架）
– 关节在髁柱上可变：贝内特角，关节斜度，髁间距离
– 正中指示针的切牙指针
  – 在咀嚼/切点处下

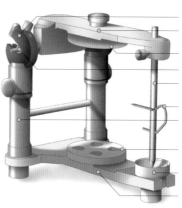

铰链轴支架
上颌体
架环
髁球
切导针
正中指示针
髁柱
架环
切导盘
下颌体

2. 模拟关节和下颌运动
– 下颌在颞下颌关节、牙齿和肌肉的引导下，向上颌移动
– 在𬌗架上，上颌体被移向下颌体
– 仅相对运动具有可计算的偏差
– 技术简化以更好地处理

模拟关节
– 大部分是直连的形式
– Bennett横向运动是通过可调的Bennett角度来模拟的
– 关节几何形状不同
  – Arcon和非Arcon𬌗架
  – 关节和髁突的Arcon（人造词）。

Arcon型𬌗架
– 髁球在下部
– 髁球支架，在𬌗架的下颌体具有铰链的路径
– 平均值或个性化可调
– 设计与解剖结构
– 与咀嚼器官中的动作相同
  – 上颌体相对于下颌体移动
  – 不会发生运动错误

Arcon型𬌗架上的髁球支架
– 运动轨迹斜面在𬌗架上颌体，向下开口
– 𬌗架的下颌体的髁球在关节表面上向下滑动
  – 像自然运动

图片由Amann Girrbach AG提供

– 髁球支架可调节关节倾斜度和Bennett角度

髁球
– 髁突的简化模拟
– 或滚筒或双锥

非Arcon型𬌗架
– 与自然解剖结构相比，关节面和髁突反转

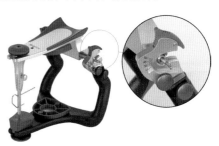

– 髁球在顶部
  – 向相反方向移动，例如人类头骨中的髁突
– 非Arcon型𬌗架上的髁球支架
  – 闭合的运动轨迹斜面位于𬌗架的下颌体
  – 前伸髁导斜度和Bennett角度可调
– 运动错误发生
  – 髁球向后向上滑动
    => 在咀嚼系统中，髁突的旋转中心距下排牙齿的距离恒定
    => 下颌牙与旋转中心之间的距离已更改
    => 使用Arcon𬌗架，下颌牙和旋转中心之间的距离保持不变

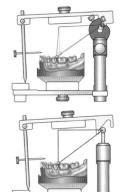

---

3. 定值𬌗架的适用范围
固定值𬌗架
– 内置关节和颌骨值作为平均值
– 行动的可能性是有限的
– 不同设备所使用的值的范围之间存在区别
– 固定器，咬合架
  – 石膏固定器：使用石膏扳手将模型固定在最终咬合位置，主要用于牙列
  – 正畸模型的咬合架，用于固定咬合模型
– 咬合器
  – 仅正中咬合是可重现的
  – 通过铰链运动使模型之间彼此相对移动
  – 包含用于固定咬合高度的锁定螺丝
– 平均值𬌗架
  – 只能进行铰链运动
  – 根据平均关节路径值在咬合曲线的曲率中包含球形帽
  – 假设关节被强迫一个特定的"咀嚼轨迹"，可以恢复

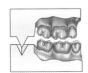

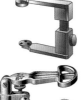

平均值𬌗架
– 主要允许开闭口运动，前伸和侧方运动
– 具有固定值的TMJ值，关节前伸的倾斜度约为34°；Bennett角约18°
– 确定或不同程度的切导
– 根据Bonwill三角的大小和平均Balk角度
  – 固定的髁突间固定距离
  – 固定的正中指示针
  – 固定的咬合平面和模型
通过咬合架上的标记进行连接
– 或使用设置键调整模型
– 根据平均值有一条"咀嚼路径"
– 可通过控制动作进行验证

半可调节平均值𬌗架
– 可调节所有参考平面
– 固定参数是：
  – 髁突间距离
  – 关节运动斜面的直线或弯曲
  – Bennett运动的直线或弯曲

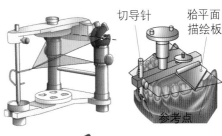

切导针　　𬌗平面描绘板

参考点

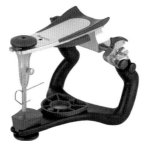

可调节 Girrbach Artex𬌗架

– 可调参数是：
  – 关节的矢状倾斜
  – 左侧和右侧的Bennett角
  – 导板水平可变
  – 咬合平面到铰链轴的位置
    =>调整模型和关节的关系
  – Bennett运动轨迹是笔直而刚性的

个性化可调节的咬合架
– 正在咀嚼运动模拟器
– 于动态咬合中的个体运动
– 在Arcon或非Arcon版本中
– 可以忽略的运动偏差通常是加工和测量误差
– 参考水平通常是
  – 铰链轴－轨道平面（眶耳平面）
  – 鼻翼耳屏线平面或者患者面部中心平面均可
– 进行精确的模型组装
可调节的数值
1. 可单独调整的值：
  – 矢状关节倾斜
  – 贝内特角
  – 个性化前牙引导可调式前牙引导导板
  – 髁间间隙
2. 咬合区的关节相对位置
3. 特殊形状的髁突和髁道
4. 牵张调节解除受压颞下颌关节
5. 模仿个性化Bennett运动
6. 模拟运动方向
系统错误
在运动模拟中
– 模仿牙齿接触的下颌运动
– 下颌的自由运动对于义齿的生产是不必要的
功能来自
  – 关节盘
  – 关节囊
  – 神经肌肉系统
  被间接/不充分地模仿
– 义齿的修复在"平和"的滑动状态
– 下进行检查，切勿在咀嚼压力下
– 铰接轨道不是单独成形的直线、平坦或弯曲的轨迹近似于自

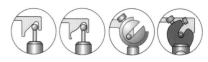

然铰接的轨迹
髁间
– 铰接式导轨的距离
– 仅适用于非常复杂的设备
– 多数为固定均值
  – Bonwill三角形的边长
  – 可以改变殆平面
  – 产生中心止动的运动曲线
贝内特运动（Bennett运动）
– 是纯轴向位移
– 由Bennett角生成
– Bennett的单个运动变平或变形
  – 与自然休息状态的髁突一起运行
  – 在弯曲的路径上
  – 颅后部位或腹尾部位
– 贝内特运动失误
– 伪造咬合区域
– 尽管未在咬合架上进行任何操作，但在空转侧有牙齿接触

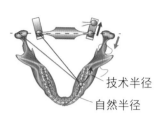

技术半径
自然半径

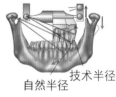

自然半径
技术半径

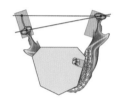

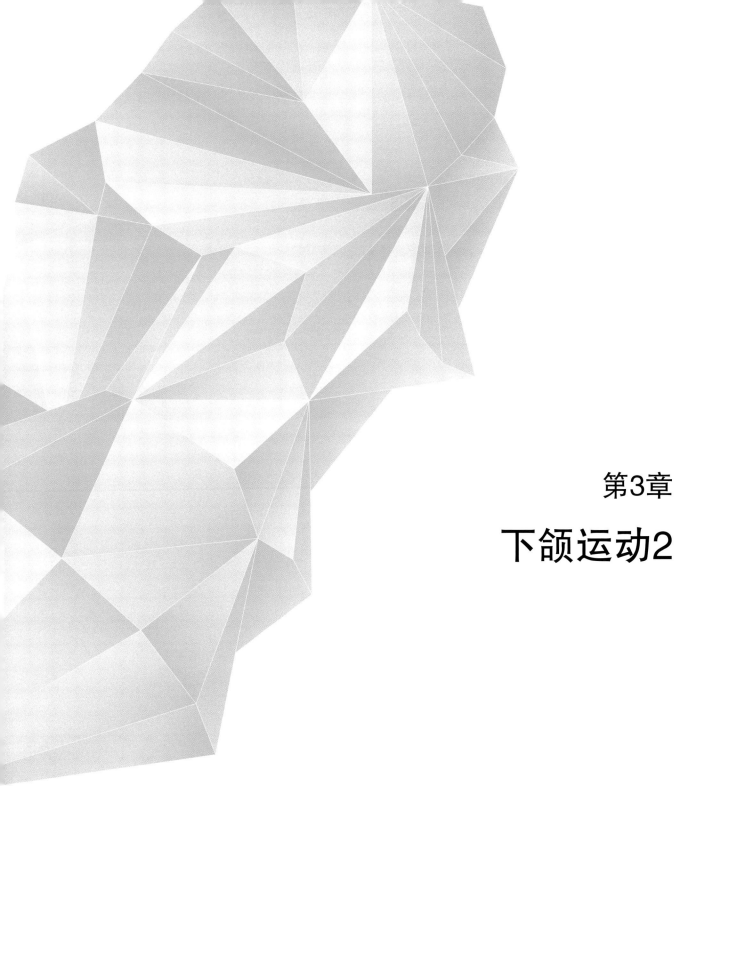

第3章

下颌运动2

利用殆架操作和评估模型的转移

制定目标：

了解不同的殆关系评估方法和可能性，包括必要的辅助部件和记录辅助工具。
可以区分平均模型装配和与颌骨或轴相关的传输方法，并在仿真设备中根据这些方法设置模型。
能够解释各种过程对殆架中出现的运动模式的影响，识别并区分可能的系统错误和程序错误，并在模型上殆架过程中将其最小化。
评估辅助材料的尺寸精度对义齿就位精度的影响。

内容：

· 水平和垂直颌位关系的确定方法
· 模型上殆架
· 铰链轴
· 使用转移面弓进行颅骨相关模型上殆架
· 确定上下颌的正中关系
· 正中关系和数据转移
· 错误分析参见第1章
· 固定材料的体积变化

颌位关系确定
颌位关系
– 原则上，下颌移动到固定的上颌的任何位置
– 在健康的咀嚼系统中
  – 下颌中心位置
  – 稳定可重复
  – 关节窝中的髁突无压力和无张力
  – 最大间隙
  – 牙齿上的中心负载
颌位关系确定
– 应该再次找到正中关系位
– 在完整的牙列中明确定义为：牙齿的咬合位置，颞下颌关节，肌肉
– 在牙齿缺失的牙列中
  – 受对颌牙的影响
  – 清晰的正中颌位通常无法确定
– 用于无牙颌
  – 正中咬合位置必须重建
确定从下颌到上颌颌位关系
– 在三个维度上确定
  – 垂直颌位关系（咬合高度）
  – 中心位置（水平关系）对应于生理铰链轴位置
咬合高度/垂直距离
– 可以通过3种关系确定：
– 采取止息颌位
  – 下颌的神经肌肉位
  – 在放松状态下，上下牙列彼此靠近

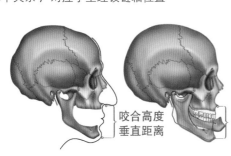

咬合高度
垂直距离

– 由肌肉松弛决定
– 说话时，上下颌最小接触距离
  – 说辅音或数字序列时
– 无牙颌的统计平均值
  – 底部至顶部黏膜转折处的距离为38～42mm

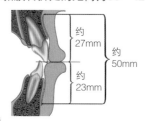

约27mm
约23mm
约50mm

– 面部比例和谐
  – 黄金分割后
    – 从上唇的鼻尖到下巴尖的距离对应于3∶5
  – 根据颅骨测量
    – 前额（1）、鼻根（2）、鼻下点（3）和颏下点（4）之间的距离相同

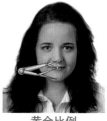

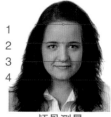

黄金比例　　　　　颅骨测量

水平关系
– 颌骨的横向和矢状向位置关系
– 生理铰链轴位置是最后颌位置
– 通过以下方式实现：

- 做吞咽运动时
  - 用手法向后推
- 用舌尖触及上腭板边缘
  - 蜡堤上的蜡球位于AH线边缘中间
  - 可被舌尖触及
- 正中关系是
  - 在外界施力下
  - 髁突接触关节边界的外侧
  - 在牙尖交错位后约1mm

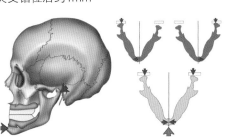

确定正中关系位
- 将生理铰链轴位置或中心位置上/下的咬合转移到模型
- 用于把模型安装在𬌗架中
- 以下面的形式
  - 咬合蜡
  - 热塑性塑料咬合板
  - 硅橡胶或复合印模材料

用手法确定颌位关系
- 用手法取咬合蜡
- 用于无牙颌
- 下颌被手动引导到中心位置
- 垂直距离凭认知确定
- 显示了替换牙齿的𬌗平面和其他方向标记

𬌗托包括：
- 与义齿基托相对应的固位基托
- 牙槽嵴上的𬌗堤宽大约10mm
  - 上颌𬌗堤的高度：最深黏膜转折处（唇系带旁）
- 下颌𬌗堤高度：从最深黏膜转折处（唇系带旁）的18~20mm
  - 与下颌骨的磨牙后垫上1/3对齐
- 𬌗堤可以在垂直前牙弓中填充，以获得自然的唇部丰满度
- 𬌗堤上有牙齿形状、牙齿大小和牙齿位置的标记
  - 微笑线
    - 笑时抬起上唇
    - 微笑线和𬌗平面决定牙齿的长度
    - 咀嚼平面的位置（唇闭合线）
    - 尖牙点或口角线
    - 中线和尖牙点（口角线）确定牙齿宽度
  - 中线，面部中间
  - 不必与颌骨中部相同
  - 下颌的笑线或鼻基线
  - 中切牙和侧切牙的位置
  - 定义下齿的长度

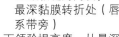
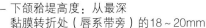
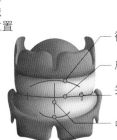
20~22mm
18~20mm

微笑线
唇闭合线
尖牙点（口角线）
中线（下颌的笑线）
鼻基线

口内颌位描记法（哥特式弓）
描记针
- 确定正中咬合关系
- 描记针固定在𬌗托的中央
- 描记板在另一块咬合板上
- 记录下颌水平方向上的移动
- 无法控制的咬合接触
  - 不采用
  - 减少至一个中心点
- 神经肌肉需呈息止颌位
- 关节呈放松状态

操作方式 口内颌位关系的记录
- 当上下颌无牙时，在工作模型上制作
- 制作附着性良好的𬌗托
- 临时颌位记录确定正确的咬合高度（垂直距离）
  - 上颌𬌗蜡缩短至5mm
  - 用蜡固定上颌描记板
  - 下颌描记板固定在下颌𬌗蜡上
  - 描记针位于咬合板正中央
- 记录工具位于下颌中央上方
  - 不包括倾斜的下颌
  - 下颌关节可以平衡调节

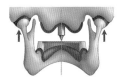
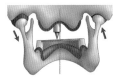

- 描记板侧面有切口
  - 固定在𬌗蜡上
  - 提供闭合时的固位力

- 𬌗托
  - 放置于口内
  - 用描记针校正准确的垂直距离
  - 在描记板上涂抹有色的蜡层
  - 描记针记录下颌的运动
  - 患者进行多次的前后左右的下颌运动

箭头或哥特式弓
- 记录下颌水平运动
- 矢状线绘制下颌前伸运动
- 横向弯曲的线条绘制了下颌左右方向的侧向运动
- 箭头尖头最后方的咬合位置（水平关系位置）
- 正中颌位 位于箭头尖头也就是所有线的交叉处后方1~2mm
- 不同的箭角形式
  - 显示出病理性的运动模式，关节损伤以及肌肉痉挛
  - 确定一个准确的正中颌位
- 箭头描绘后
  - 穿孔的有机玻璃上的小孔固定在箭角尖头处
  - 引导下颌移动直至描记针至小孔处
  - 用印模石膏固定𬌗托

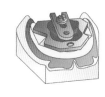
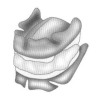

面弓技术
模仿下颌运动的设备质量优劣取决于：
- 咬合面到（下颌）关节轴的确切位置
- 准确调整关节值
模型组装：
- 采用均值法
  - 依据Bonwill三角
  - 采用定值𬪃架
  - 目测或者采用设置键
  - 创建平均咬合面
  - 低功能值
- 与颅骨和（下颌）关节相关
  - 使用面弓
  - （部分/完全）可调节𬪃架
  - 与定义的参考平面对齐
  - 创建（患者）个性化的咬合面
与颅骨相关的模型组装
- 使用面弓
- 𬪃叉用于上颌牙
- 面弓通过铰链轴和参考平面调整
- 确立上颌、铰链轴以及参考平面的空间关系
- 参考平面
  - 与铰链轴对齐
  - 前方的参考点的差别

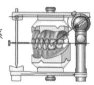

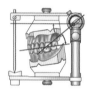　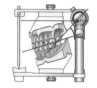

面中水平面　　　　耳–眼–面

- Camper平面（Campersche Ebene，CE）
- 铰链轴轨道平面（Scharnierachsen-Orbital-Ebene）
  （AOE = Achs-Orbital-Ebene）
- 面中水平面（Gesichtsmittenhorizontale，GH）
- 与不同方面的𬪃平面
- 流程的准确性取决于
  - 铰链轴点的准确定位
  - 参考点的准确位置
确定铰链轴
- 通过 个性化轴定位
- 或任意（平均）铰链轴
- 使用轴定位器（Almore-面弓）
  - 固定在下颌上
  - U形的弓体承载𬪃叉固定在下颌牙列上
  - 两边带有定位针的定位臂可伸长、缩短和扭转
- 轴线定位
- 根据振幅原理
- 定位针
  - 记录不同大小的振幅
  - 依据与旋转中心的距离
  - 通过假定的轴点也就是记定位
  - 执行铰链运动
  - 记录圆周运动
  - 推到离旋转中心更近的位置，直至铰链运动围绕中心旋转
- 标记旋转中心，确定铰链轴
- 过程复杂以及出错率高

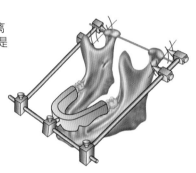

临床常规情况
- 铰链轴定义为一个平均值
  - 用通用面弓
  - 耳屏前12mm
  - 对准外耳道
通用面弓
- 宽度可调节的基本框架
  - 定位臂
  - 外耳道支撑球（Ohroliven）
- 横向的固定杆上有
  - 可调节的万向关节
  - 针对上颌牙的𬪃叉
  - 可调节的鼻托用于参考平面的参考点
- 外耳道支撑球固定于外耳道
- 鼻梁上的鼻托平行于参考平面

鼻托
外耳道支撑球
弓体
𬪃叉
万向关节

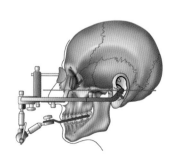

- 带有硅橡胶的𬪃叉固定于上颌牙，用万向关节以个性化的位置连接到面弓上

上颌模型上𬪃架
- 调整后的面弓与𬪃架上的参考点对齐或
- 万向关节置于转移架上
- 上颌模型用石膏固定
- 下颌模型通过中央颌位关系的记录与上颌模型用石膏连接固定
正中关系调控
- 通过控制基座完成
- 模型安装通过分体式灌注/磁铁–基座系统
- 上𬪃架
  - 上颌模型与控制基座分离去除磁铁链接
  - 通过另一个正中颌位关系记录放置上颌模型于下颌模型上
  - 正中位置的偏差出现于
- 控制基座与模型之间的间隙
- 若与正中颌位关系记录一致，则无间隙

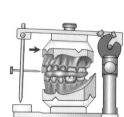

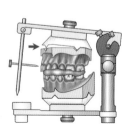　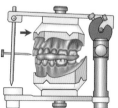

实际操作
Girrbach–Artex 𬌗架系统的面弓

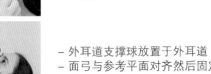

– 𬌗叉用硅橡胶或𬌗蜡固定在上颌牙的居中位置
– 患者持𬌗叉时下颌处于居中位置

– 外耳道支撑球放置于外耳道
– 面弓与参考平面对齐然后固定鼻托

– 𬌗叉通过万向关节与面弓连接
– 患者通过咬住𬌗叉保持在中心位置

– 面弓将上颌牙固定在相对于面部中心水平面的关节点上
– Artex 𬌗架对准此参考平面

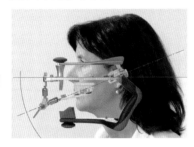

面部中心水平面

𬌗架上安装模型
– 转移上颌模型通过转移台
– 𬌗叉与万向关节一起固定在转移台

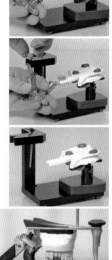

– 用石膏将𬌗叉固定在转移台

– 移除万向关节

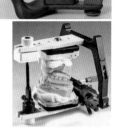

– 转移台上的𬌗叉固定于下面的模型支架上
– 上颌模型放置在𬌗叉上，通过石膏固定在𬌗架上

– 模型下颌的固定参考正中咬合

插图由 Amann Girrbach AG提供

确定关节参数
– 通过个性化可调节的关节设备
  – 通过测量关节运动路径
  – 动态颌位关系记录（直接咬合）

直接咬合的操作过程
– 根据克里斯坦森现象
  – （位于上下颌接触时）中间的排牙间隙
    – 颌位记录材料的位置
  – 将被确定
    – 正中颌位通过正中咬合记录，同时上下颌间距约3mm
    – 前伸通过前伸咬合记录，前伸时磨牙形成夹角
    – 侧方运动通过侧方咬合记录，也是左右方的内收运动

颌位记录需以下材料
– 固体–弹性材料
– 硅或者含金属细屑或组织镶嵌加固的蜡

直接咬合的实际操作过程
– 模型
  – 与颅骨相关
  – 正中颌位
– 髁道
  – 正中位
  – 解除锁定
  – 模型
    – 推至前伸位置
    – 通过直接咬合记录材料固定
  – 关节通过纵向的髁导斜度设定然后锁定
– 设定Bennett角
  – 接下来的模型
    – 在侧方运动位置用直接咬合记录材料固定
  – 摆动的髁突的髁导
    – 设定Bennett角
– 髁导斜度的设定反复多次以及确认

– 前伸记录
  – 作为对照咬合使用
  – 必须在设定后确认

直接咬合法的操作
– 代偿任意面弓技术的系统错误
– 无个性化的髁导斜度
– 𬌗架迫使下颌运动限定在边界移动区域内
– 牙齿和关节引导可清晰应对

均值法
– 模型安装后，髁导斜度应对应参考平面
– 相对于参考平面，髁导各个不同的矢状倾斜度：
  – 铰链轴轨道平面：45°～55°
  – 面中水平面：35°～45°
  – Camper 平面：30°～40°
– 切导的倾斜度
  – 指的是这些数值
  – 与髁道倾斜度对咬合面倾斜度有相同的影响

髁导斜度与切导
– 陡峭的髁道具有陡峭的切导
  – 引发陡峭的咬合曲线
  – 明显的深覆𬌗，陡峭的牙尖面
– 平坦的髁导与平坦的切导
  – 平坦的咬合面，少量的前牙覆盖
– 非常陡峭的前牙引导与平坦的髁道倾斜度可产生精准的尖牙引导

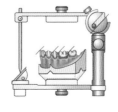
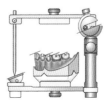
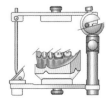

个性化髁道倾斜的记录
- 通过口外空间的髁突运动轨迹的记录
- 记录弓
  - 像轴定位器（Almore面弓）
  - 牢固地固定在下颌牙上
  - 对准铰链轴
  - 接上垂直水平的定位标记
  - 对准参考平面
- 垂直定位标记
  - 描绘出矢状面髁道倾斜度
- 水平定位标记
  - 描绘出Bennett角
- 定位针
  - 描绘出髁突运动轨迹
  - 通过弹力按动
- 前伸轨迹由前伸运动引导
  - 在垂直定位标记上呈S形弯曲纵向髁道
  - 在水平定位标记上呈笔直向前的线条
- 内收轨迹由侧向运动引导
  - 在水平定位标记上呈向前的线条
  - 包含Bennett角
  - 在垂直定位标记上呈纵向髁道
  - 但比前伸运动要更加长、更加陡峭

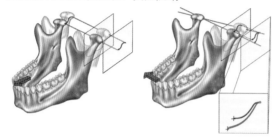

Fischer角
- 记录轨迹的夹角
  - 前伸运动与侧方运动的轨迹，即
  - 前伸与侧向运动矢状面上的髁道
  - 最高可达 10°
- 运动轨迹的差异
  - 记录设备的绘制错误
  - 水平面上侧方运动的倾斜
  - 运动面以及绘制面间距离引发的工程错误

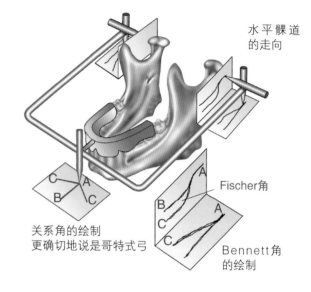

水平髁道的走向

Fischer角

关系角的绘制
更确切地说是哥特式弓

Bennett角的绘制

髁道的绘制
- A‑B 下颌前伸运动
- A‑C 下颌侧方运动

运动模拟器（𬌗架）的使用/错误分析
1. 系统错误
- 只有在很昂贵复杂的设备上可调试髁间距
- 也有可能是咬合障碍，因为中心挡块的运动曲线各不相同
- Bennett运动虽然是弯曲的路径，但因为是轴向的位移，因此牙齿在非工作侧接触
- 关节盘、关节囊以及神经肌肉系统未得到模仿
2. 操作错误
- 咬合高度（垂直距离）的调整从原则上是不可行的！
  - 除非有新的颌位关系记录
- 垂直的切导针在中心位置
- 咬合高度（垂直距离）的变动改变了
  => 咬合面到关节的位置
  => 中心挡块的运动轨迹
  => 后牙的早接触

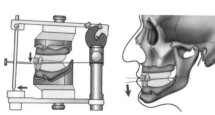

咬合面的忽略
- 也导致运动轨迹的变化
- 美观上的问题（倾斜的牙列）
运动调控的处理
- 根本上的差别
  - 固定义齿的单侧咬合
    - 工作侧的咬合接触
    - 非工作侧的不接触
  - 全口义齿的双侧咬合
    - 两侧的滑动接触或平衡接触
  - 运动调控
    - 运动过程中切导针与切导盘保持接触
    - 整个运动过程中保持咬合接触

3. 程序错误
- 测量错误，转移错误
- 各个测量值准确地转移到技术系统上
- 咬合范围的偏差将导致运动轨迹的偏差
平均值（定值）𬌗架
- 模型投入使用时注意
  - 模型咬合面应与设备平面平行
  - 协调切牙点
  - 模型中央应对准𬌗架正中指示针
  - 垂直的切导针固定在上方，并固定在切导盘上
  - 关节在起始位置

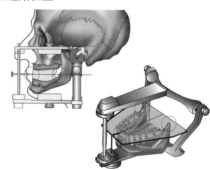

- 二次固定：首先固定下颌模型，然后通过颌位关系记录确定上颌
- 采用关键标记点
  - 关键标记点与模型点精准对齐
  - 关键标记点放置于𬌗架点正确位置
个性化操作
- 模型通过转移弓（面弓）固定
  - 转移弓（面弓）从基座调整到𬌗架上
  - 严格遵守制造商的说明

第4章

牙列1

天然牙列及其疾病

制定目标：

了解咀嚼系统中牙齿的功能和位置，并能够解释恒牙列的特征。熟练应用在静态和动态咬合重建时排牙中牙齿形状和位置的关系。描述了牙齿、牙周膜和牙齿破坏性变化的原因和后果，并指出预防措施。

内容：

· 牙体硬组织
· 破坏的后果
· 牙周支持组织
· 错位的后果
· 牙齿疾病，特别是龋齿、牙周病
· 口腔预防措施，特别是口腔卫生
· 牙齿形状、牙齿特征和功能关系
· 整体牙列，特别是天然恒牙列
· 闭合牙列
· 静态和动态咬合

牙体硬组织：形态，组成和功能

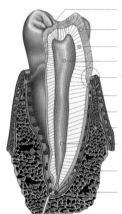

牙釉质上表层
牙釉质
牙本质
牙髓腔
边缘龈（游离龈）
牙周膜
牙骨质
牙槽骨
根管
牙槽骨牙周膜
根尖孔

牙釉质
（Enamelum/Substantia adamantia）
一般特征
– 人体内最坚硬的物质，非常坚固
– 透明，可呈现牙本质的颜色
– 决定牙齿的形态
– 由成釉细胞（Adamantoblasten）分化而来
组成
– 98%无机物质：
– 羟基磷灰石：氟/磷灰石
– 碳酸盐
– 2%有机物质
功能
– 有防止高温、化学、机械和细菌影响的保护功能

牙骨质

Cementum；Substantia ossea dentis
一般特征
– 包绕在牙根和牙颈部牙本质的外面
– 结构和成分与骨组织相似
– 由成牙骨质细胞形成
组成
– 无细胞结构的原发性牙骨质
– 含有细胞的继发牙骨质，作为夏普氏纤维的基础
功能
– 用于固定夏普氏纤维
– 牙齿支持组织的一部分

牙本质
（Dentin；Dentinum；Substantia eburnea）
一般特征
– 牙齿的主要组成部分
– 形成牙髓腔及根管的侧壁
– 在牙冠部位被牙釉质包裹，在牙根部位被牙骨质包裹
– 由成牙本质细胞生成
组成
– 70%～80%的无机物质：
– 羟基磷灰石
– 20%～30%的有机物质：
– 成牙本质细胞突延伸贯穿牙本质小管
功能
– 通过成牙本质细胞突疼痛警告功能
– 可生成继发性牙本质

牙髓（Pulpa dentis，"牙神经"）
– 位于牙髓腔（Cavum dentis）和根管（Cavum radicis dentis）中
– 充满髓室和根管内
– 年轻恒牙中非常大
– 牙本质持续增加，髓腔及根管缩小
牙髓的组成
– 含有25%的有机物；75%的水
– 处于高的周围组织压力
– 由胶质结缔组织和自由移动细胞：淋巴细胞、单核细胞组成
– 血管、淋巴和神经形成密集的网络并进入根尖孔
– 周围有成牙本质细胞层，延伸到牙本质和牙髓
– 神经分支到达成牙本质细胞
– 成牙本质细胞突起上的刺激转移到神经末梢
牙髓的功能
– 成牙本质细胞的营养
– 替换破坏的成牙本质细胞
– 间接参与牙本质形成
– 对机械、热和化学刺激的疼痛警告功能
– 具有吞噬系统的防御功能
牙髓的特性
– 随着年龄的增长而减少，原因为
– 牙髓室变窄、血管密度降低
– 矿化沉积物钙化或
　– 炎症造成的损害
　– 磨削热
　– 化学填充物质
　– 蛋白质从45℃开始沉淀

神经纤维
成牙本质细胞
神经附着在突处
成牙本质细胞突

牙釉质
牙本质
成牙本质细胞
动脉血管
静脉血管
牙冠部牙髓
牙根部牙髓

在牙体预备过程中：
– 可能会发生牙髓损伤
– 研磨产热，化学填充材料
– 产生53℃的温度峰值可通过蛋白质沉淀产生不可逆的组织损伤
　– 杀死成牙本质细胞层
　– 产生慢性炎症
　– 牙齿失去活性
– 刺激可激活继发性牙本质的合成
　– 用于治疗目的
　– 后期深度预备

成牙本质细胞
– 是柱状细胞
– 来源于牙乳头
– 具有细胞质的突起
– 高度专一化的分泌细胞
– 合成牙本质
髓腔缩小
– 通过持续的牙本质生成
– 成牙本质细胞移近

牙本质小管
成牙本质细胞突起
细胞间连接网
线粒体
内质网
高尔基体
细胞核

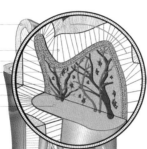

牙本质小管
– 含成牙本质细胞突起
– 有交叉连接
– 波浪形，更接近牙髓，每平方毫米有40000个牙本质小管
成牙本质细胞终身保持活性
– 矿化阶段后仍然形成牙本质
– 突起部分长达5mm
– 一直延伸到牙釉质和牙本质的交界处
– 比牙髓组织质量大
– 通过与神经纤维的突触连接的传导刺激功能
– 因此，牙本质对接触、温度变化、化学影响有敏感性

牙周组织（Parodontium/Periodontium）
– 将牙齿固定在牙槽骨中的所有支持组织包括：
　– 牙骨质
　– 牙槽骨
　– 牙周膜
牙周膜
– 位于牙齿（牙骨质）和骨骼（牙槽骨）之间的牙周间隙
– 牙齿不是揳入，而是通过所谓的韧带锚定在结缔组织中
结缔组织
– 由夏普氏纤维组成
　– 与咀嚼功能关系密切
　– 固定在硬组织中
　– 走行于骨与牙齿之间
　– 是不可伸展的
在咀嚼（垂直）压力下
– 将纤维拉向硬组织
– 垂直压力转化为拉伸应力
– 拉伸应力是骨骼的生理应力
在横向压力下
– 会使牙齿倾斜
– 边缘与根尖区域产生相反的压力和张力区域
　– 牙根中部为中性区
如果牙齿倾斜
– 1/3的牙周组织受到生理压力，1/3是非生理性的，1/3是中性的。也就是说，牙齿倾斜会导致牙周组织受力过度
牙周组织的功能
– 通过韧带和血管网起到缓冲作用
– 神经引起的疼痛预警功能
– 将垂直压力转为侧向拉伸力
– 牙齿可移动
– 因此促进血液供应

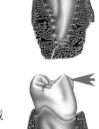

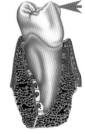

牙周组织对于垂直方向的压力有强大的抵抗能力，但对侧方压力则易受损伤

牙周组织的组成

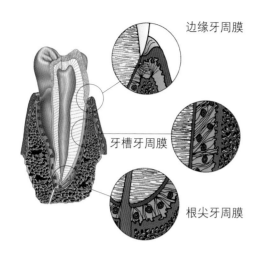

边缘牙周膜

牙槽牙周膜

根尖牙周膜

牙槽骨内血管形成
– 有网篮状的血管丛
– 在压力下有摆式血供
　– 血管被挤压
　– 血液流出
　– 正常的血压充盈血管
　– 通过负荷交换血液
– 在没有压力时牙周膜没有营养供给
– 牙周膜固定在骨中
神经
– 广泛分布
– 体现牙齿的感受压力的能力
– 压力过大时的疼痛警告功能

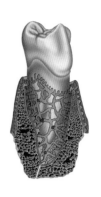

纤维走向
– 边缘牙周膜
– 固定牙齿和牙槽嵴的牙龈
– 牙龈乳头中的纤维提供
组织缔连作用
– 位于牙齿和牙齿之间
– 将牙齿移动转移到闭合的牙列
– 牙齿的纤维系统紧密交织在一起
– 牙齿之间的相互支撑
– 产生牙齿的生理近中移动
– 牙槽嵴纤维收缩以抵抗流体静压血管压力

从牙齿到牙龈再到冠向
环绕纤维束
从牙齿水平到牙龈
从牙齿到牙龈再到根尖
从牙齿到内牙槽边缘嵴
从牙齿到牙槽骨

牙龈沟
牙釉质
牙本质

环绕纤维束
从牙齿到牙龈冠向
相邻牙齿之间
从牙槽边缘嵴到牙龈冠向

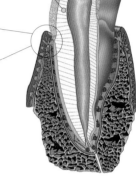

边缘牙周膜的微细组织构建
生物组织闭合
在边缘牙周膜上
– 部分组织允许牙齿和牙龈之间的上皮连接
– 用于生物和机械组织闭合

组织闭合的3种机制
　– 上皮粘连
　– 机械纤维系带
　– 静水血管压
　– 由白细胞形成的生物防护层

龈沟（Sulcus gingivae）
牙釉质上皮
牙釉质（Enamelum）
基底膜（Epithelverklebung）
结合上皮

接触压力的血管系统
牙龈（Gingiva）
白细胞防护层
纤维系统

边缘牙周膜上夏普氏纤维的走向
从牙齿到龈沟
环形走向
从牙齿到牙龈水平
从牙槽骨到牙齿
从牙齿到下颌黏膜

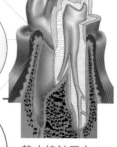

静水接触压力
边缘血管系统将黏膜压在牙齿上

对牙周的不良刺激（压力）：
– 错误的支架设计（位置太深、太长）
– 牙冠上接触太少（可以导致牙齿倾斜）
– 基牙负重过大
– 通过义齿的杠杆作用
– 有缺陷的冠缘（太长、太厚、密闭性差）
– 　不正确的义齿边缘设计可影响自洁

不良负荷的后果
– 组织的病理性肿胀（增生）
– 牙龈沟转化为牙周袋
– 组织萎缩，消失
– 牙周病和牙齿脱落

口腔颌面系统的病理学
正常咬合
- 口腔颌面系统在生理调节范围内能充分行使其功能
不良咬合
- 各种形态和功能偏差
- 牙列异常，例如牙齿错位、牙齿缺失、多生牙、下颌发育异常、关节损伤、咬合不佳
- 发育不良可根据标准正常咬合对比诊断

病理学
- 发育障碍及其后果
- 病程
- 牙齿及其牙周组织的疾病，包括

牙髓炎
- 牙髓炎症
- 由龋齿中的微生物引起
- 在备牙过程中温度过高
- 通过补牙充填材料
- 牙髓静脉内血液回流障碍，形成小脓肿，脓液渗入牙髓组织

龋齿
- 化学-微生物的过程
- 不经治疗会导致牙齿破坏
- 有急性和慢性的牙硬组织破坏
- 从牙釉质的脱矿开始
  - 在牙菌斑上产酸菌属使牙体硬组织脱矿
  - 其他细菌分解有机成分

牙龈炎
- 牙龈浅表炎症
- 口腔卫生差导致细菌性污垢性牙龈炎（单纯牙龈炎）
- 坏死性，溃疡牙龈炎
- 口呼吸可引起青春期牙龈炎

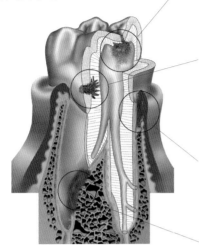

牙菌斑
- 坚韧，相互交织的，黏性牙菌斑，其中厌氧菌聚集（链球菌）
- 成熟的牙菌斑不会通过自我清洁机制去除
- 牙菌斑上的食物残渣发酵形成乳酸，使牙齿硬组织脱矿
- 钙盐和磷酸盐被溶解
- 牙齿面变粗糙，有机支撑架分解

牙周炎/牙周病
- 牙周组织炎症
- 牙齿支持组织萎缩
- 在牙槽骨骨量减少，形成深的牙周袋
- 分类为：
  - 牙龈炎
  - 边缘牙周炎
  - 根尖牙周病

蛀牙（龋齿）的发生和病程
龋齿始于牙釉质中的白垩斑
- 逐渐脱矿使牙齿表面粗糙
- 牙釉质表层被破坏后，在牙本质中形成一个棕色的空腔
- 遇冷、热、甜食会出现疼痛
- 随着龋齿的进展，牙髓会发炎和破坏
- 牙齿支持组织受到破坏
- 会导致牙齿脱落
- 机械去除软化的牙齿硬组织并用填充物代替

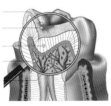

牙菌斑
受损的牙釉质
牙本质
成牙本质细胞
牙髓

促进致龋的因素
- 细菌（牙菌斑）
- 致龋性底物（碳水化合物、糖、葡萄糖、麦芽糖）
- 牙齿形状和位置
- 易受疾病影响的组织，牙齿硬质物质的化学成分（高碳酸盐含量）
抑制龋坏的因素
- 唾液有冲洗功能和其成分有关（唾液酸、pH调节）
- 高氟含量的牙釉质
- 脂肪类食物形成薄膜包裹牙齿
预防龋齿的因素
- 牙齿形成过程中食用富含维生素和矿物质盐的混合食品
- 充分咀嚼食物可使唾液分泌增加，促进牙面自洁
- 用正畸的方法治疗牙齿位置异常
- 氟化物预防，例如在饮用水、牙膏中加入氟化物
- 精心的牙齿护理

龋齿易发部位
- 是牙齿咬合面的窝沟、不易于自洁的地方、裂隙、邻面和颈缘
- 此处易聚集：
  - 菌斑
  - 致龋底物
  - 低分子碳水化合物

龋齿易发部位
- 乳酸产生的牙菌斑生长
- 磷酸盐和钙离子从羟基磷灰石晶体中溶解
- 初始病变可以恢复

细菌继续入侵
- 脱矿层
- 乳酸溶解牙釉质
- 形成深色的龋洞
- 不再愈合

龋齿的侵袭过程
- 穿过牙釉质层并到达牙本质
- 破坏成牙本质细胞突
- 成牙本质细胞形成继发性牙本质
- 覆盖牙本质伤口

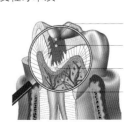

牙菌斑
受损的牙釉质
继发性牙本质
牙髓

牙齿硬组织完全崩解
- 达到牙髓
- 细菌渗入牙髓组织
- 感染根管和周围的牙周膜

完整的牙釉
质腔
牙本质腔
开放的髓腔

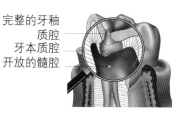

牙龈炎的发展阶段
- 是由牙菌斑引起的
- 牙龈的急性或慢性炎症
- 仅出现有牙部位
临床上正常的牙龈（A）
- 龈上牙菌斑
- 只有少数嗜中性粒细胞穿过结合上皮
牙釉质初始病变（B）
- 结合上皮撕裂伴炎性牙龈
- 细菌入侵
牙周袋形成（C）
- 结缔组织的进一步破坏
- 中性粒细胞大量进入
- 抵御入侵细菌

口腔卫生/牙科护理任务
- 去除牙菌斑以预防龋齿、牙龈炎和牙周炎
- 去除非细菌沉积物
- 牙龈按摩
- 消除口臭，呼吸清新
- 供应有效成分
  - 氟化物可预防龋齿
  - 维生素A作为上皮保护剂
  - 氯己定抑制噬菌斑
- 用氟化物预防龋齿
  - 明显增加了对龋病抵抗力
  - 定期使用可减少龋齿

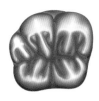

龋病的预防
- 使用氟化物非常有效
- 饮用水加氟，加氟片
  - 氟化食盐
  - 含氟牙膏
  - 氟化物溶液或氟化物涂层
窝沟封闭
- 通过酸蚀技术用复合材料封闭窝沟
- 无法清洁非常深的窝沟

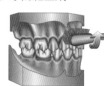

牙刷
- 带有把手和刷头的口腔卫生器具
- 束状的刷毛形成刷毛区
- 牙刷可去除软垢（牙菌斑）和食物残渣
刷毛区的质量特征
- 多排短头刷
  - 刷区长度20～30mm
  - 刷区宽度7～11mm
  - 刷毛长度10～12mm
- 塑料刷毛（无天然刷毛）
  - 均匀，均质，无孔
  - 表面光滑
  - 卫生，坚固耐用
  - 可以精确地制造（刷毛的）密度和硬度
- 圆形的刷毛末端
- 具有多束（多簇绒）刷，薄塑料纤维和平坦的刷毛区域是有利的
电动牙刷可以
- 摇摆运动
- 前进运动和后退运动
- 旋转运动

口腔冲洗器（冲牙器）
- 清除食物残渣，减少牙菌斑
- 可加入氯己定漱口水
牙膏
- 支持机械清洁
- 促进牙菌斑清除
- 有促进治疗的活性成分
- 成分的混合物可以是：
  - 清洁体（抛光剂），碳酸盐，二氧化硅
  - 湿润剂和粘接剂，例如水分、甘油、丙二醇、藻酸盐
  - 表面活性剂，例如表面活性剂、氟化胺

- 防腐剂，例如苯甲酸钠
- 调味剂，例如薄荷醇、薄荷油、桉树油、茴香油、水果香气
- 药物添加剂，例如氟化物、维生素A、植物提取物
- 脱敏剂，例如氯化锶、硝酸钾、甲醛
- 牙垢抑制剂，例如Editron酸
- 染料和颜料
强磨蚀性牙膏
- 在牙体硬组织上产生磨耗
- 刷牙后短暂冲洗
  =>延长抑龋效应
用冲洗溶液抑制牙菌斑
  - 通过化学方法控制牙菌斑
  - 氯己定（二葡萄糖酸盐）副作用=>仅限临时使用
  - 己替定、血根碱、氯化十六烷砒啶减少牙菌斑生成
- 在牙釉质中产生氟化物积聚
牙齿清洁技术（刷牙方式）
- 横向刷牙=>不正确的方式
  =>牙龈和牙齿硬组织损伤
系统清洁
- 从上颌开始
- 将毛刷与牙及牙龈成一定角度放置
  - 从牙龈到牙齿略微旋转
  - 轻轻施加压力
  - 从一颗牙齿到另一颗牙齿
  - 清洁舌侧牙齿表面
用以下方法清洁牙齿之间的间隙
- 使用间隙刷
- 双排纤维刷
- 牙线

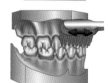

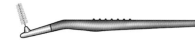

牙齿形状的一般特征

殆面（Facies okklusalis）
- 磨牙具有真正的咬合面
- 有牙尖，牙尖和对颌牙相匹配
- 殆面 = 咬合接触面
- 磨碎食物
- 前牙有切咬功能的部分 = 切嵴
- 切碎食物

前庭面（即唇面及颊面）（Facies vestibularis）
- 外表面有明显的外形高点
  => 垂直曲率特征
  => 水平曲率特征
- 人造牙冠按照外形高点制作

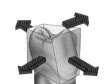

舌面（Facies lingualis）
- 面向舌头
- 比前庭面（即唇面及颊面）小
- 突起均匀

垂直曲率特征
- 唇颊面垂直隆起
- 保护边缘牙周组织
- 在牙颈部突起最明显
- 上颌磨牙舌侧突起在中1/3
- 下颌磨牙舌侧突起在殆1/3

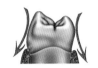

水平曲率特征
- 外形特征
- 牙体略向近中偏移
- 从唇面远中略平
- 邻面可匹配

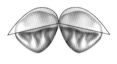

角度特征
- 从邻面向切端过渡
- 近中面角锐利，远中面角圆钝
- 所有牙齿的咬合水平向远中下降

— 邻面可匹配

邻面（Facies approximalis）
- 近中面和远中面
- 因此形成与邻牙的接触点
- 接触面=接触区域
- 牙颈部的邻面接触比咬合面宽
- 邻面接触点覆盖邻牙间隙
- 牙龈乳头充满邻牙间隙
- 在冠修复的过程中要有邻面接触

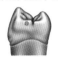

接触点
- 低于殆平面
- 由于牙齿之间的摩擦，邻接点变成线状，最后形成邻接面

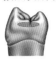 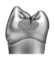

— 如果牙齿向近中移动，会导致牙列变短（生理性近中迁移）

接触点的功能
- 保护牙龈乳头
- 支持牙齿

观测线
- 解剖外形高点线和导线
- 决定了在牙齿上的倒凹区域

基牙解剖外形高点线
- 以牙长轴为中心的最大周围线

导线
- 以义齿就位道为中心的最大周围线
- 如果就位道与牙体长轴一致，导线与牙齿的外形高点连线重合。标记用铅笔（分析杆）画出，应与就位道平行

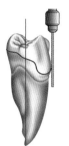 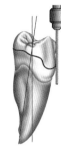

牙齿形状的一般特征

前牙咬合接触
- 从近远中方向观察
- 上下颌切牙向唇侧倾斜
- 与颌骨前端牙槽突的倾斜方向一致
- 前牙的唇侧倾斜是喙痕迹器官，有助于切断食物

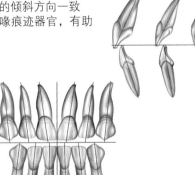

- 从唇侧方向观测
- 前牙向近中倾斜
- 中切牙和尖牙的长度相同，侧切牙比较短
- 下前牙相对垂直（微倾向近中）
- 下前牙的切缘位于咬合水平面

前牙矢状面台阶
- 上颌前牙对下颌前牙存在覆殆、覆盖的关系
- 咬合时，前牙没有接触
- 切咬功能时，下颌向前移动
- 反殆不利咬合功能，因为下颌无法后退
- 在全口义齿覆殆、覆盖相等

咬合面的部分
- 牙尖是牙体基础决定了牙齿的形状

牙尖
- 形成与对颌牙的接触
- 位于殆面中央

三角嵴
- 从后牙牙尖顶端斜向殆面中央的嵴
- 形成工作区、功能区
- 匹配对颌牙的牙尖嵴

牙尖嵴
- 从牙尖顶端到牙中心形成的釉质隆起

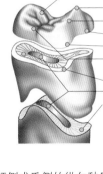

牙尖嵴
牙尖
边缘嵴
轴嵴
近中边缘嵴
邻面嵴
牙釉质
牙髓
牙本质

轴嵴
- 从牙尖顶端伸向（牙颈部）颊侧或舌侧的纵向釉质隆起

边缘嵴
- 连接牙尖的嵴；咬合外周的牙釉质隆起

邻面嵴
- 牙釉质隆起，位于邻面的边缘嵴
- 2颗牙齿的边缘嵴形成邻牙窝作为对颌的功能区

中央沟从近中到远中
- 位于颊侧和舌侧嵴之间
- 分叉形成副沟

中央窝在磨牙较深
- 介于牙尖嵴汇集处，龋齿好发部位

主沟从舌侧向颊侧走行
- 将远中和近中牙尖分开

副沟将牙尖与邻面嵴分开

上颌切牙
第一上颌切牙（Dens incisivus medialis，中切牙）
一般特征
– 铲形牙冠
– 咬合面缩小到切缘
– 邻面观呈三角形
– 尺寸=>宽度：8.5mm；长度：11.5mm
– 是最大的切牙
第二上颌切牙（Dens incisivus lateralis，侧切牙）
– 与中切牙相同的基本形状，但明显更小
– 宽度：6.5mm；长度：10.0mm

功能特点
– 垂直外凸保护边缘牙周
– 舌面有舌隆突
– 在切牙引导下切端可以切断（食物）
– 切牙的凿子形状非常适合切割食物
侧切牙
– 缩小
– 有众多变异或根本不存在

唇面观
中切牙
– 矩形（梯形），到颈部更窄
– 水平向凸起和角度特征明显
– 轻微的颈缘沟
– 切端向远中倾斜

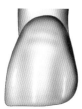

侧切牙（与中切牙相比）
– 基本形状相同
– 小，更圆润
– 明显的凸起

舌面观
中切牙
– 类似唇面，较小，牙颈较窄
– 铲形的舌窝凹陷
– 由边缘嵴的围绕
– 从舌隆突延续出不同形状的中央嵴

侧切牙
– 舌侧窝的范围小
– 舌隆突形状各异

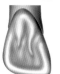

邻面观
中切牙
– 三角形，凿形，切缘锋利
– 牙颈线向牙颈部内聚
– 具有唇面凸起
– 舌隆突

侧切牙
– 似中切牙
– 可能的形状差别是：尖形、锥形或笔形

切缘观
中切牙
– 切面显示水平向凸起特征
– 近中凸起明显，远中倾斜，与牙弓匹配
– 唇面面积大于舌面
– 切缘走行与凸度一致

侧切牙
– 水平向凸起明显

上颌尖牙/犬齿（Dens angularis/Dens caninus）
一般说明
单尖牙
– 穿刺食物
– 犬牙，尖的形状
– "眼睛牙齿"，如果尖牙上有炎症，眼睛产生症状
– 强大而长的牙根
– 可以承载横向力
– 根部牙周膜纤维加强
– 适合做牙齿修复中基牙
– 多生牙罕见
– 宽度：7.8mm；长度：11mm
功能特点
– 独特的牙齿形状
– 牙尖的顶点在牙弓内
– 从切牙到磨牙的过渡牙
– 引导正中𬌗（Centric occlusion）
– 从切断到压碎食物=>切牙到磨牙
尖牙引导
– 在所有下颌运动中，后牙通过尖牙脱离接触
唇面
– 切缘刃呈嵴形
– 近中牙尖嵴较短
– 远中牙尖嵴长且陡
– 远中嵴颈向位置比近中嵴更深
– 中央嵴分为窄小的近中斜面、宽大的
  圆润的远中斜面
– 凸起特征非常明显
– 牙颈沟更明显
– 牙颈嵴状隆起

舌面
– 比唇面小，呈明显三角形
– 明显的舌隆突和较粗的边缘嵴
– 中央舌轴嵴有导向作用（尖牙引导）
– 明显的嵴间舌窝
– 远中的边缘嵴较宽，棱状切端
– 牙尖显著

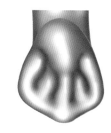

邻面观
– 三角形基本形状；楔形
– 近中边缘位置较牙尖深（牙颈向）
– 明显粗壮的舌隆突
– 牙颈沟清晰可见
– 颈缘线凸向切端
– 唇面凸起明显
– 牙尖在牙长轴线上

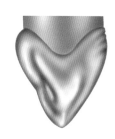

切端观（牙尖顶端）
– 明显的水平向凸起
– 近中面比远中面窄
– 唇侧轴嵴明显
– 粗大的舌隆突
– 切端线水平向唇侧突起
– 远中部分呈现咀嚼面形态
– 近中部分呈现切缘面形态

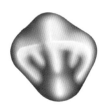

上颌尖牙的形状特征
1. 唇面

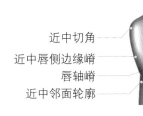

近中切角
近中唇侧边缘嵴
唇轴嵴
近中邻面轮廓

远中切角
远中唇侧边缘嵴
（垂直）发育沟
远中邻面轮廓
颈沟
颈嵴

2. 近中（邻）面

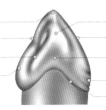

切缘（牙尖）
舌轴嵴
近中舌侧边缘嵴
舌隆突

近中接触区
唇侧轮廓
近中牙间隙
颈沟
颈缘线

3. 舌面

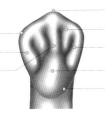

远中切角
远中舌侧边缘嵴（远中牙尖嵴）
舌轴嵴

切缘（牙尖）
铲形舌窝
舌侧近中边缘嵴
舌隆突
颈缘线

4. 𬌗面

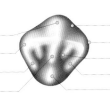

唇轴嵴
远中切角
远中边缘嵴
舌轴嵴

（垂直）发育沟
近中切角
铲形舌窝
舌侧近中边缘嵴
舌隆突

下颌切牙
（Dens incisivus medialis et lateralis mandibulae）
一般特征
– 最小的牙
– 中切牙比侧切牙小
– 两颗牙齿都是单根的
– 牙根很小，不适合做修复基牙和桩冠修复
– 切角圆滑
– 凸起不明显
– 中切牙仅具有一个磨损面，侧切牙具有两个磨损面
功能特点
– 静态有利的凿子形状
– 舌窝浅，不明显
– 功能凸起，不明显
– 切缘平坦
– 邻接触点由于磨损而位于切端
– 下切牙向唇侧倾斜
– 中切牙的唇面轮廓是垂直的
– 侧切牙向舌侧倾斜

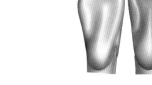

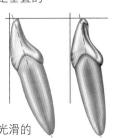

舌面观
– 与唇面形态大体相同，更窄
– 有点凹形，但是舌窝不明显
– 边缘嵴不显著
– 舌隆突也不明显
– 牙颈线是尖椭圆形

邻面观
– 切端区域非常狭窄
  =>凿子形状
– 牙颈部比切端宽
– 唇舌方向的冠基大于近中远中的冠基
– 表面轮廓略似铲形
– 牙颈线明显突向牙冠方向
– 近中面和远中面大小相等

切缘
– 唇舌径大于近远端
– 基本形状椭圆形
– 没有明显体部特征
– 接触面有些凹
– 切缘相对于冠基略倾斜；在侧切牙中更明显、更清晰
– 侧切牙大于中切牙
– 切角圆滑

唇面观
– 切牙的唇面几乎是光滑的
– 发育沟不明显
– 三角形凿子形状，切端平直
– 牙颈部窄，颈缘线明显突向根方
– 远中邻面缘略凹陷
– 切牙的切缘比在牙齿颈部宽得多

下颌尖牙（Dens caninus mandibulae）
一般特征
– 形态与上颌尖牙相似
– （较上颌尖牙）更细小，窄而薄
– 牙冠和牙根结构较弱
– 有明显的角度和凸起特征
功能特点
– 上下尖牙在形状和功能上最相似
– 从邻面的角度来看，下颌尖牙垂直于下颌骨
– 牙槽突垂直收缩
　=>尖牙点为模型分析点
– 与对颌牙接触形成尖牙引导
唇面观
– 比上颌尖牙更窄，小巧
– 近中边缘嵴比远中短而高
– 唇轴嵴、边缘嵴、发育沟、牙颈沟不如上颌尖牙明显，但是清晰可见
– 三角形，向颈部缩窄

舌面观
– 不如唇面突出
– 与上颌尖牙相比，舌窝浅
– 舌轴嵴不明显，边缘嵴很少见
– 舌隆突很扁平
– 嵴形成的变异很少见
邻面观
– 略倾向于舌侧
– 冠略偏离牙长轴
– 尖牙尖端位于牙冠基部中央
– 垂直面凸起明显
– 切缘向唇面倾斜，可能有磨损表面
切缘观
– 唇面的明显水平凸起（独特特点）
– 舌侧明显缩窄
– 邻面接触点扩大
– 切缘比上尖牙更倾斜
– 唇舌向比近远中向长度大

下颌右侧尖牙

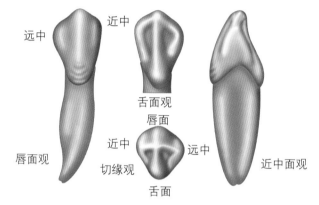

远中　近中
舌面观
唇面
近中　远中
唇面观　切缘观
舌面
近中面观

上颌前磨牙

一般特征
第一前磨牙
– 有发达的牙隆突，形成真正的咬合面
– 两个牙根
– 水平向凸起
– 宽度：6.5mm；长度：8.0mm
第二前磨牙
– （与第一前磨牙相比）较小，牙冠表面特征较小
– 牙尖高度和大小相同
– 只有一个牙根
功能特点
第一前磨牙
– 用于粗磨食物

– 本能的咬住固态食物
– 和尖牙（一起）咬掉坚韧的食物
– 良好的义齿基牙
第二前磨牙
– 痕迹牙，同侧切牙一样
– 位于磨牙和第一前磨牙两大主要负荷牙之间
– 粗磨食物
颊面观
第一前磨牙
– 颊面，类似于尖牙
– 切角特征与尖牙相反：近中边缘嵴更长
– 明显的颊轴嵴
– 牙颈线是弧形的；有牙颈沟

第二前磨牙
– 没有明显的角度和凸起特征
– 同样大的颊面
舌面观
　第一前磨牙
– 舌面面积小于颊面
– 舌轴嵴可以稍微地偏移
– 牙颈线呈弧形
第二前磨牙
– 舌轴嵴比较圆润
– 圆弧状颈缘
邻面观
第一前磨牙
– 垂直凸起特征明显
– 舌侧隆突微弱，均匀
– 颊尖更大、更高

– 舌尖圆滑
第二前磨牙
– 中央沟很明显、很深
– 为龋齿好发部位
殆面观
第一前磨牙
– 椭圆形轮廓
– 几乎是肾形的
– 两颗牙尖由中央沟隔开
– 中央沟偏向舌侧
– 沟看起来像一个宽阔的H形
第二前磨牙
– 相同的基本形状，对称形状
– 中央沟位于中心

右侧上颌第一前磨牙

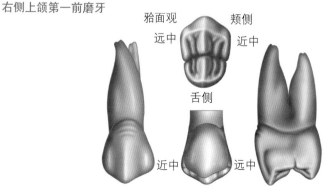

殆面观　颊侧
远中　近中
舌侧
近中　远中
颊面观　舌面观　近中邻面观

右侧上颌第二前磨牙

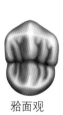
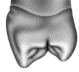

颊面观
殆面观
近中邻面观

下颌前磨牙（Dens prae-molaris medialis et lateralis mandibulae）

一般特征
- 单根牙，冠明显偏离牙长轴以及明显的颈角（Collum角）
- 下颌磨牙及牙槽窝向舌侧倾斜
- 牙冠似乎向舌侧倾斜
- 由于Collum角更明显
- 由于倾斜，咬合时可实现中心负荷

功能特点
- 下颌第二前磨牙，冠轴相

对于牙长轴向舌侧倾斜
- 冠轴与牙长轴之间的夹角为Collum角（右图绿色箭头）
- 第一前磨牙的颊尖位于牙齿轴线上

颊面观
第一前磨牙
- 与尖牙相似，但更小，矮胖
- 角和凸起明显
- 颊轴嵴明显
第二前磨牙
- 类似矮胖的尖牙
- 颊面凸起明显，

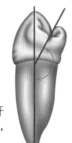

比第一前磨牙宽
- 颊轴嵴明显，牙颈线比较平直

舌面观
- 下颌第一前磨牙的舌侧尖向舌侧倾斜（舌隆突）
- 舌侧尖没有对颌接触
- 下颌第二前磨牙大于下颌第一前磨牙
- 下颌第二前磨牙的咬合面更水平
- 存在2个或者3个牙尖

邻面观
- 牙冠向舌侧倾斜
- 牙齿颈部线颊侧位置更

深，向上弯曲
- 垂直凸起明显
- 咬合面向舌侧倾斜

𬌗面观
第一前磨牙
- 具有近似圆形轮廓
- 舌尖更小、更钝
- 中央沟向舌侧偏移
第二前磨牙
- 三角形，两个舌尖
- 远中舌尖小于近中舌尖
- 中央沟呈Y形

左侧下颌第一前磨牙

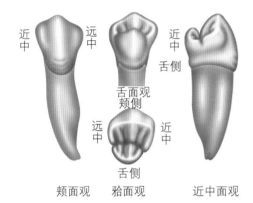

颊面观　𬌗面观　近中面观

左侧下颌第二前磨牙

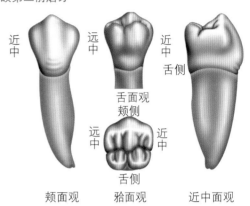

颊面观　𬌗面观　近中面观

磨牙（Dens molaris/Dens multicuspidatus）

一般特征
- 第一颗萌出的恒牙
- 在替牙期确定咬合高度，承担主要咬合负载，是第一个脱落的牙齿
- 用于完全研磨食物
- 颊尖较为尖锐，是剪切牙尖
- 舌尖较圆钝，是研磨牙尖

功能特点
- 最大的牙齿，咬合面最大
- 咬合面向远端倾斜
- 上颌磨牙两颊根、一腭根
- 在功能上，有广泛的牙周纤维分布，可承受高咀嚼压力
- 牙齿远中较窄
- 尺寸：

- 宽度 近中<=>远中：10.5 mm
- 颊侧<=>舌侧：12mm
- 长度7.7mm

𬌗面观
- 上颌磨牙菱形咬合面，有4个牙尖
  - 近中舌尖最大
  - 远中舌尖最小
- 牙沟相交，产生牙窝
- 在中间是中央窝

颊面观
- 颊面大小等同于两颗前磨牙
- 牙尖被垂直切凹隔开
- 近中牙尖高于远中
- 近中邻面接触点高于远中邻面接触点
- 牙冠颊面远中短

- 两端牙尖都有明显的颊轴嵴
- 颊面近中部分更加凸起

舌面观
- 舌面小于颊面
- 牙颈部明显缩窄
- 垂直切口分割为近中舌面和远中舌面
- 牙尖圆钝
- 近中舌尖高
- 可能存在舌隆突异常 (Carabelli牙尖)

邻面观
- 牙冠邻面为矩形
- 明显的颊面和舌面垂直凸起
- 颊部具有明显的垂直凸起
- 向𬌗面方向缩窄
- 近中邻面大于远中邻面

左侧上颌第一磨牙

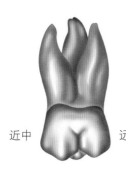

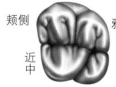

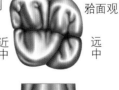

颊面观　舌面观　远中面观

下颌第一磨牙（Dens molaris medialis mandibulae）
一般特征
– 具有5个牙尖的咀嚼面有3个颊尖和2个舌尖；有时只有4个牙尖
– 1根近中和1根远中扁平根
– 冠轴与牙长轴基本吻合
– 宽度 近中<=>远中：11.5mm
  颊侧<=>舌侧：10.2mm；长度：8.3mm
功能特点
– 大咬合面，根部与咀嚼面的表面积比为5：1
– 可以承受很大的咀嚼压力
– 牙根承受矢状面和冠状面的侧向力
– 相应的牙冠向舌侧倾斜

– 没有明显的Collum角
– 萌出的第一颗恒牙，确定咬合高度和牙弓宽度
颊面观
– 3个圆滑的嵴状颊尖
– 高度向远中依次降低
– 颊沟分离牙尖
– 牙颈线呈波浪形
– 远中接触点明显低于近中接触点
舌面观
– 纵向的舌沟将两个圆滑嵴状的舌侧牙尖分开
– 舌侧面积明显小于颊侧
– 略微的横向和纵向凸度
– 波浪形牙颈缘线高于颊侧的牙颈缘线

邻面观
– 冠轴相对于牙长轴偏向舌侧
– 邻接触面呈菱形
– 颊面轮廓凸起明显
– 舌面凸起不明显
– 颊尖较圆，低于舌侧
𬌗面观
– 咬合面几乎呈矩形，远中较窄
– 5个牙尖由大到小排列：
  ①近中舌尖
  ②近中颊尖
  ③远中舌尖
  ④中央颊尖
  ⑤远中颊尖
– 主沟交汇形成Y形
– 中央窝位于各沟的交汇处

左侧下颌第一磨牙

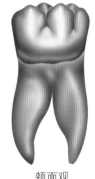

近中　远中
颊面观

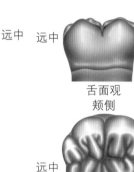

远中　近中
舌面观
颊侧

远中　近中
舌侧
𬌗面观

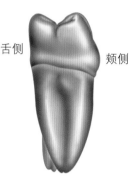

舌侧　颊侧
近中面观

正常牙尖交错𬌗（正常覆盖咬合）
– eu =美丽，完美；gnathos = 颌骨（希腊语）
– 和谐，正常形成的，功能最佳的咀嚼系统
– 统计平均值
– 牙列修复的目标
牙列描述使用
– 用几何线条和数字
– 主要描述下颌；上颌通过对𬌗咬合确定
– 线条功能：在𬌗架上重建上下颌牙列测量和在正畸技术中
牙弓的形状
– 弓在数学上永远不会精确
上颌，半椭圆状
– 短轴57～62mm
– 半长轴50～55mm
下颌，抛物线状
– 短轴55～60mm
– 抛物线高度48～52mm
垂直前牙弓
– 弧状从上颌到下颌前庭沟
– 前牙唇形轮廓位于前牙弓上
– 从切牙乳头中心到唇部轮廓7mm
– 前牙唇向倾斜
– 上前牙的唇面支撑上唇
– 下唇位于上前牙的切缘上
参考水平
– Camper平面 外耳道的上缘和鼻前棘下缘的连线
– 眶耳平面 外耳道的上缘到皮肤眶点的连线
– 法兰克福平面 颅骨头骨上的测量线从耳屏点到眶点连线，与眶耳平面形成2°角

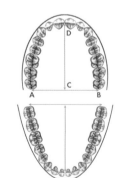

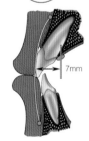

7mm

𬌗平面
– 水平面穿过下切牙点和下颌第二磨牙的远中颊尖
– 与唇闭合线重合，是磨牙后三角的一半高
– 与Camper平面平行，在下面约2cm
– 𬌗架上咬合重建参考线
– 确定牙弓相对于颞下颌关节的位置
在颅骨上的测量点和参考平面
– 皮肤上的皮肤眶点和与其对应的在骨上的眶点距离刚好是皮肤厚度
– 鼻前棘点
– 下颌中切牙切点
– 耳屏点；耳屏上缘，外耳道上缘（颅骨上）
– 外耳道上缘在皮肤上可以触及（耳屏下2～3mm）

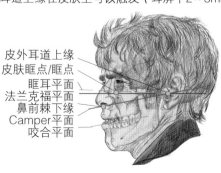

皮外耳道上缘
皮肤眶点/眶点
眶耳平面
法兰克福平面
鼻前棘平面
Camper平面
咬合平面

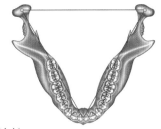

Bonwill三角
- 等边三角形，边长11.5cm
- 是统计确定的
- 从下颌双侧髁突中心到下颌中切牙（切角接触点）
- 𬌗架的参考

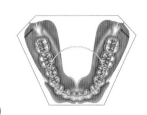

Bonwill圈（黄色）
 - 下颌前牙和第一前磨牙的颊尖位于圆弧上
 - 排牙参考
 - Bonwill圈在下颌第一前磨牙上的切线（绿色）
  - 与下后牙的颊尖连线重合
  - 是磨牙后三角颊侧的外边界线
Balkwill角
 - 是Bonwill三角对𬌗平面的倾斜度
 - 下颌中切牙切点的角度约为22°
 - 定义下切牙点或咀嚼平面到关节点的平均位置
矢状咬合曲线
 - 所有牙齿都向近中倾斜
 - 例外：第一上颌磨牙直立；第二上颌磨牙向远中倾斜

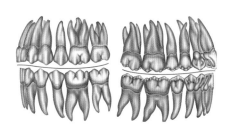

- 矢状咬合曲线向下弯曲
- 从尖牙开始，第一磨牙的最低点
- 结束于下颌第二磨牙颊尖
- 与横𬌗曲线形成的凹向下的圆平面
- 通过咬合曲线，当下颌骨横向移动时，牙弓分成
  - 未加载的侧=>静止侧
  - 和加载的侧=>工作侧
Spee曲线
- 矢状咬合曲线的特例
- 牙齿长轴的延伸线在眼眶中相交
- Spee曲线的背侧延伸线与关节头部的前面相交
- 假设理论：在全牙列接触时，下颌前伸运动在此曲线上

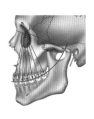
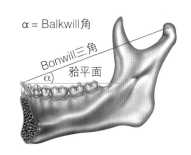

α = Balkwill角

Bonwill三角

𬌗平面

横𬌗曲线
- 从牙齿近远中面观，可见牙齿的倾斜
- 上牙向唇颊侧倾斜
- 下牙向舌侧倾斜（冠轴舌倾）。例外：下切牙向唇侧倾斜，下颌尖牙直立
- 当左右两侧牙齿咬合面连成一条线，产生横𬌗曲线
- 向下弯曲

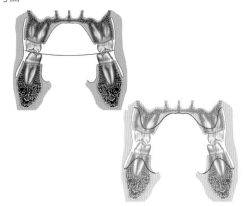

- 牙槽骨沿倾斜方向吸收
- 上颌牙槽嵴顶线变小、下颌变大
- 影响全口义齿的稳定
牙齿微动的生理功能
- 负荷的牙齿可以向各个方向倾斜
- 由于牙齿的生理活动性，力的转移是可能的
- 对相邻牙齿的支撑
- 允许在整个牙列上分配咀嚼力（分散力）
- 单颗牙齿减轻了负荷

矢状方向的推力
- 通过邻接触点传递
- 类似于弹性冲击

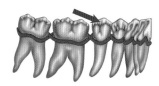

- 在圆牙弓中不间断
- 远中牙齿通过牙周纤维拉动
唇侧的推力
- 牙齿揳入牙弓
- 通过邻面接触点进行动力传输
舌侧的推力
- 边缘牙周膜环形纤维支持
横向的推力
- 上颌磨牙在横向分叉的根支撑
- 牙尖交错位为水平方向受力起了支撑作用
- 上颌牙颊尖覆盖下牙弓
- 通过神经反射弧提供有效的保护，防止过负荷
邻牙楔状隙
- 两牙接触区有向外展开的空隙形成楔状隙
- 邻接触点位于其下方
- 对颌牙的牙尖位于楔状隙内
- 由此对颌牙的倾斜是有可能的
- 通过矢状方向倾斜传递咀嚼力
- 缓解咬合负载

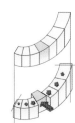
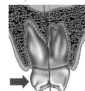
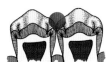
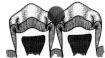

对颌规则
– 对颌牙=对侧颌骨的牙齿
– 每颗牙齿都与对颌的两牙相对应接触
– 例外：下颌中切牙和上颌最后一颗磨牙
– 主要对颌牙=同名牙齿
– 次要对颌牙代表
  下颌牙齿=>近中
  上颌牙齿=>
  主要对颌牙的远中

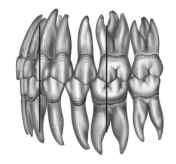

单尖和双尖咬合
– 对于不同的食物
– 平坦的咬合面，用于摩擦运动，研磨
– 纤维状食物
– 颗粒食品的研钵–杵（Moerser–Pistill）原理
– 颗粒食品用双研钵（模型）
– 殆面上的牙尖是可磨碎纤维状食物
– 纤维食物被固定并撕裂

解剖型双牙尖咬合
– 研磨牙尖位于两个对颌牙尖之间
– 双牙尖咬合对应混合食物
– 使牙齿中心负载
– 牙周膜中度负载
– 研磨牙尖接触对颌牙中心
– 研磨牙尖形成中心止点
– 有中心止点的就是咬合接触区

咬合触点在颊舌方向上指示：
– A–接触点位于上下牙颊尖之间
– B–接触点位于研磨牙尖之间
– C–接触点位于舌尖之间
– 牙尖的斜面使得牙齿有一个最终
  平均接触止点
– 点状的咬合接触
– 牙尖状的咬合表面粗糙
– 颗粒状食物可被咬住

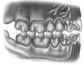

圆形和扁平牙尖接触的差异
– 侧方运动时，圆形牙尖的瞬时接触点发生
  变化
– 明确定义的施力线
– 在面接触的情况下，一定比例的表面始终
  保持在摩擦接触
  =>更大的磨损
  =>更大的横向负重
接触点
– 低于咬合水平
– 在楔状隙深处
– 沿着咬合曲线
– 通过生理性牙齿近中迁移磨耗
– 到线性或面形
  的邻接触区
– =>生理性向近
  中迁移

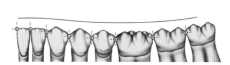

点状咬合接触的优点
– 牙尖相互滚动接触时，接触点在移动时会发生变化
– 在相同的咀嚼压力下
  =>更高的瞬时表面压力
  =>更有效的咀嚼工作
– 通过较小的咀嚼力
  =>侧方移动时的横向负重较小
– 小而变化的接触点=>减少磨损
– 许多小触点：粗糙的表面
– 明确定义的确定的力传导
– 三点接触=>稳定的牙尖位置
– 在侧向移动时也有轴向负荷
– 在点状触点确定的力传导
– 垂直于牙尖表面的切线
– 因此它们沿着根轴传导
静态咬合
– 咬合位，其中髁突位于关节窝的中心而没有负荷
正中咬合关系
– 牙齿精确的轴向负荷，牙周膜中等负荷，夏普氏纤维被拉伸
– 如果牙齿对咬状态，直到牙周膜正中负荷

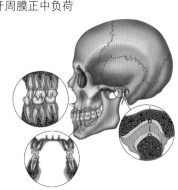

最大牙尖交错位
– 是牙尖相互交错时（咬合）
– 咬合接触点最多时
– 习惯性牙尖交错位
– 正常牙列下颌自由闭合时，反射性地（习惯性地）与对颌牙
  咬合的位置
动态咬合（早期对殆）
– 下颌运动时的牙齿接触
– 中心止点从接触区域移动到三角形凸起
理想殆
– 理想的牙列咬合，其中咬合系统和谐协调
– 咬合负重而不会被干扰
– 施力最小
  =>最大的咬合能力
– 正常，健康的咬合系统
  – 正中咬合关系
  – 平衡殆
  – 习惯性咬合
  – 最大牙尖交错殆
正中关系
– 是下颌骨到上颌骨的中央位置
– 关节头在关节窝内偏后
– 是一个固定位置，可精确重复的位置
– 用于确定无牙颌颌骨的位置
息止颌位（Free way space）
– 下颌骨与上颌骨的反射中性位置
– 无意识的距离保持，牙列没有接触
– 下颌骨靠肌张力悬挂
– 距离上颌骨2~4mm
– 口唇放松

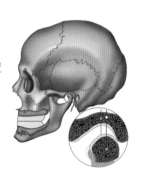

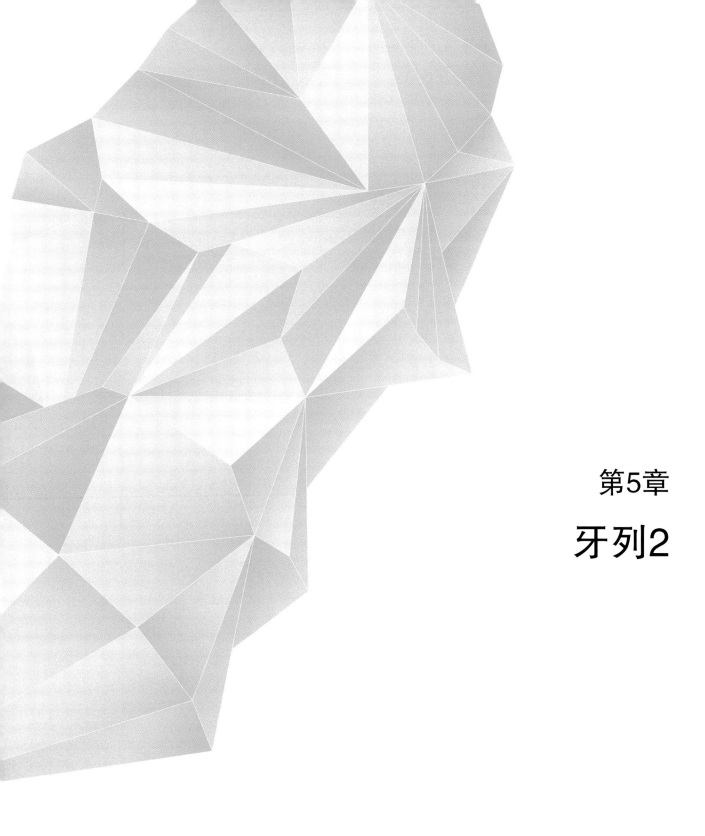

第5章

牙列2

根据不同理念恢复牙体形态和评估

制定目标：

熟悉牙齿的形态，并且理解牙齿天然的解剖和功能形态，以及咬合面和对颌牙的咬合关系。
熟悉各种用于重建咬合面的技术，并且可以制定评估标准，能够分析错误，以塑造功能上吻合的牙体形态。
通过修复牙齿，掌握患者的情况。
应该有责任知道，错误的咬合重建会影响患者的咬合功能，并且使患者的生活质量下降。

内容：

- 咬合关系
- 使用不同方法恢复牙体形态，尤其是咬合面的重建
- 牙体堆塑材料的属性
- 批量生产牙齿的个性化设计
- 咬合概念参照第1章
- 职业健康与安全，合理利用能源

中性𬌗		中性𬌗是欧洲人正常的咬合关系，伴随着轻微的上前牙的覆𬌗和覆盖。大多数情况下，上下颌前牙没有接触。上前牙切缘与下前牙切缘之间有一定的水平距离（安氏Ⅰ类）。上颌前牙唇面支持上唇，上颌前牙切缘支持下唇，由此形成一个垂直方向的前牙牙弓。	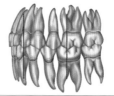	中性𬌗（安氏Ⅰ类）遵循对颌牙的牙尖交错𬌗规则：上颌尖牙和上颌第一磨牙与对颌牙有固定接触点。
远中𬌗		远中𬌗是下颌向远中退缩一个前磨牙宽度的距离，也叫下颌后缩。当上颌前牙唇向倾斜（安氏Ⅱ类1分类）会伴随美学上的缺陷，但是这类错𬌗畸形没有咬合上的缺陷。	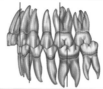	远中𬌗（安氏Ⅱ类）伴随上颌前牙呈尖状，或者开𬌗，是遗传性或者由不良习惯如吮指或者咬舌造成的。
近中𬌗		近中𬌗（安氏Ⅲ类）是下颌向近中前伸一个前磨牙宽度的距离。前牙关系可能是多种多样的，大多数情况下形成反𬌗和下颌前伸，或者正常的覆𬌗伴随上颌牙列间隙，或者对刃𬌗。	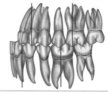	反𬌗（安氏Ⅲ类）通常伴随反𬌗，下颌前牙咬在上颌前牙的唇侧，这种咬合关系对于咬合功能影响很大。
垂直向的位置误差		深覆𬌗或者深覆盖（安氏Ⅱ类2分类）是上颌前牙覆盖下颌前牙，甚至至下颌前牙颈缘。由此产生较长的面中部及较短的面下部并伴随较深的颏唇沟。		开𬌗是一种局部咬合障碍，在牙尖交错𬌗时，上下牙列前牙或者磨牙部分无接触。在严重情况下伴随口呼吸会增加患龋率。通常是暂时的，由牙滞留或者牙列拥挤造成的。
水平向的位置误差		牙列拥挤是由牙齿大小和颌骨大小失衡造成的。位置缺乏导致局部牙齿倾斜或者扭转。	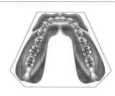	牙间隙是由较小的牙齿和较大的颌骨产生的。牙间隙也可能是由不良舌习惯或者不良咀嚼造成的。

中性𬌗	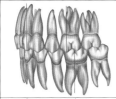	前牙应规则地排列在中线的左右两侧。上下颌中线应该一致。对颌牙规则排列。	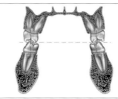 正常覆𬌗和覆盖：上颌磨牙包盖在下颌磨牙唇侧，上颌磨牙舌尖咬在下颌磨牙中央，由此产生一个横𬌗曲线。
近中𬌗	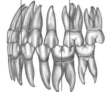	深覆盖是指牙尖交错𬌗时，上颌牙列覆盖着下颌牙列的垂直距离过大，对功能影响较大，下颌前伸运动受限。	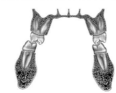 （单侧）反𬌗：下后牙颊尖咬在上后牙颊尖颊侧，可能是单侧或者双侧出现。下颌及牙弓错乱的单侧反𬌗会导致颞下颌关节损伤。
近中𬌗		近中𬌗可通过前牙及磨牙的牙间隙代偿产生理想覆𬌗和覆盖。	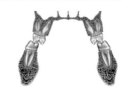 双侧反𬌗：双侧牙列后牙区出现反𬌗。下颌牙弓比上颌牙弓宽，并伴随下颌骨在水平方向上的过度发育。
垂直向的位置误差		对刃𬌗：牙尖交错𬌗时上下牙切缘接触。会导致强烈的切端磨损。前牙没有切削功能。进展快速的磨损会导致咬合降低。	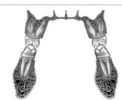 对刃𬌗：在后牙区是反𬌗的轻微情况。对颌牙的牙尖相互接触。
水平向的位置误差	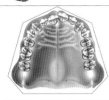	错位：单个牙齿或者牙列的位置错误。通常是倾斜或者旋转。	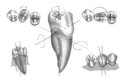 旋转或倾斜：是根据位置和旋转轴来区分的。旋转是牙齿以离心或者向心轴旋转。倾斜是以沿着牙弓或者水平轴倾斜的。

咬合面蜡形堆塑
– 用蜡形堆塑技巧系统地进行
　– 节省时间的咬合面重塑
– 总是在工作模型上堆塑
　– 持续控制
– 在树脂帽状冠上进行堆塑
　– 补偿蜡的张力
　– 防止蜡冠形变
牙冠的表面曲率
– 符合美学要求
– 保护龈缘

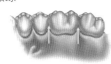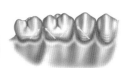

– 恢复触点
　– 在邻牙间隙近咬合面处
　– 保存牙乳头的位置
– 过度牙冠曲率会产生相反的效果：软垢在颈缘堆积，导致慢性牙龈炎
动态咬合
– 发生在侧方和下颌前伸运动下
– 在咬合面上产生规律的运动方式
– 运动方式称为咬合指向
– 可以平移到任何咬合点

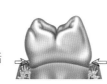

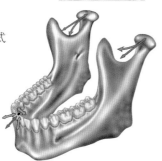

咬合指南针
– 动态咬合的运动模板
　– 可平移到后牙
　– 对颌牙牙尖在接触区记录为点
– 前伸运动为灰色
– 侧方（侧向）运动（近中侧身）为蓝色
– 结合侧方（侧向）和前伸运动是红色和黄色

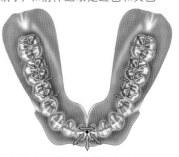

– 这些运动必须在咬合区域中形成自由空间
– 牙尖的运动轨迹根据对颌牙咬合面形态决定
– 功能自由空间是
　– 在副沟和中沟（中央沟）
　– 在牙尖的三角嵴上
　– 在邻牙间隙里

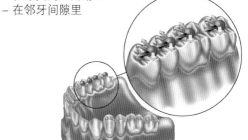

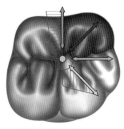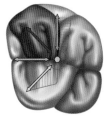

运动方式的投影（咬合指向）
- 阴影线区域表示后退运动的边界区域
- 每个对应的运动方式都是从中央出发的
- 显示运动范围
- 也可以投射到功能牙尖上

系统咬合重建的第一步
- 首先恢复垂直距离
- 再进行咬合面雕塑
- 牙龈上方的区域是突出的
- 精确重建牙齿比例

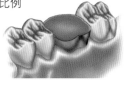

- 在咬合基面上绘出咬合指向的运动轨迹以及边界区域
- 比例参照牙尖分段

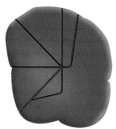

牙尖分段
- 涂上不同颜色的蜡
- 将近中舌尖放在边界区域的曲线上
- 将近中颊尖放在侧身前伸动线的颊向上
- 将远中颊尖放在边界域后面

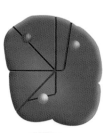

近中舌尖
- 重建至与对颌牙的中央凹有接触
- 垂直方向上应与牙体外侧曲率匹配
- 粗尖的形状延伸到牙齿的中间

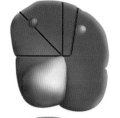

远中颊尖
- 唇侧表面曲率匹配
- 扩大运动轨迹交界点的近中并向侧身动轨迹线延伸

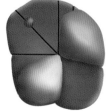

近中颊尖
- 在前伸和侧向动线之间放置
- 重建牙齿唇面表面曲率
- 磨牙比例得以保留
- 远中舌尖将在以后添加

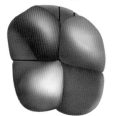

近中舌尖
- 牙尖向近中颊尖和远中颊尖延伸。
- 形成横嵴
- 建立近中边缘嵴
- 咬合点在标记位点上

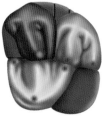

远中颊尖
- 形成带有各自咬合点的三角嵴和边缘嵴
- 远中边缘嵴通过副沟和三角嵴分开

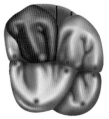

近中颊尖
- 具有以下特征：牙尖斜面副沟和三角嵴
- 咬合点在向中央延伸的三角嵴上

远中舌面边缘嵴和近中边缘嵴
- 展示如图所示的咬合点
- 重建副沟以及咬合窝
- 检查咬合接触点和邻牙接触点

咬合面堆塑
- 完善至唇面、舌面和邻面表面曲率完整
- 蜡形抛光，去脂，从牙体上分离
- 检查冠边缘

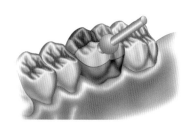

根据以下条件放置铸件
- 将铸钉放在铸件最厚的部分上
- 铸钉直径至少1.5mm宽
- 丢失的部分重置
- 选择铸件的长度，以使铸造物体位于热力中心区之外

- 熔化铸件蜡型
  - 在不改变流向的情况下进行铸造
  - 从厚铸件流到薄铸件

- 当将牙冠的颈部开口放到铸模上时，它的颈口朝上，这样包埋材料避免混有气泡

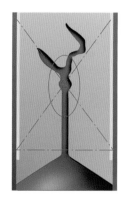

蜡型材料
- 蜡或模型塑料
- 自由形式建模
  - 在室温下削、刮、切割
  - 在40~70℃下呈液态
  - 在塑形的塑性状态下进行压力成形
- 用于失蜡工艺中的成形零件
- 建模的成形零件嵌入在:
  - 在难熔材料制成的一体式模具中用于金属铸造工艺
  - 在两部分模具中进行塑料加工

蜡
- 技术定义:蜡是具有与蜂蜡相当性能的物质
- 化学定义:蜡是酯
- 高级一元羧酸(蜡酸)
- 与一元或二元醇(蜡醇)一起使用
- 分为
  - 天然蜡(动物、植物、矿物、化石)
  - 合成蜡

牙科用蜡
- 不同类型蜡与添加剂的混合物
- 纯度高,质量稳定
- 适用于应用领域:柔软,塑料,抛光
- 在造型、铸造、咬合和粘接蜡之间有区别

模型塑料
- 化学固化或光固化
- 填充的甲基丙烯酸酯聚合收缩最小
  - 塑料,可滴入或可加工泡沫
- 建模时高稳定性
- 固化后非常牢固
- 非常精确和流畅
- 可以无残留地排出
- 用于建模

- 填充物,伸缩组件,铸造框架

蜡的物理性质
1. 蜡的温度行为
- 在低温(10℃)下坚硬,固体,结晶
- 在20℃时可塑形,脆性坚硬,粗至细结晶
- 半透明至不透明
- 在35~40℃时硬度和强度降低
- 蜡可以塑形
- 蜡在45℃以上开始熔化
- 温度相关的体积变化
  - 软化膨胀(高达17%)
  - 凝固收缩
  - 导致巨大的紧张和扭曲

2. 弹塑性行为
- 在塑料领域不是完全没有弹性
- 保持潜在的弹性
- 自发回弹并变形
  => 弹性/流量
- 压力形成后,蜡体中仍保留张力

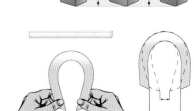

3. 热导性
- 蜡是热的不良导体(不导热)
- 加热不均匀
- 加热和冷却时产生张力

蜡体内的张力
- 通过产生
  - 热熔行为
  - 弹塑性行为
  - 导热系数低
- 无法避免,只能通过特定的加工技术来补偿

避免蜡张力的措施

排牙	铸件

 刚性,坚固的基底由树脂成虫胶蜡制成,用于蜡支撑

 由塑料薄膜制成的坚固稳定的热成形瓶盖用于蜡支持

 不要使用太多蜡;太多蜡造成变形很多!

 在滴注区域加工蜡;用电动蜡刀

 无压力转换 => 潜在的弹性使蜡复位;取出牙齿并重新定位

 将蜡状物固定在模型上,在室温下缓慢减压

 不要使用过热的蜡刀进行 位置校正 => 巨大的蜡张力

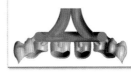 刚性铸道可防止桥体变形

 不要用明火在一侧加热蜡体 => 巨大的蜡张力

 模型铸造工艺可补偿所有蜡张力;严密地涂蜡,不能留有空隙

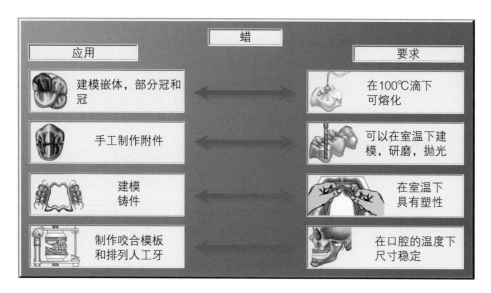

应用		蜡		要求
建模嵌体，部分冠和冠	⟷		⟷	在100℃滴下可熔化
手工制作附件	⟷		⟷	可以在室温下建模，研磨，抛光
建模铸件	⟷		⟷	在室温下具有塑性
制作咬合模板和排列人工牙	⟷		⟷	在口腔的温度下尺寸稳定

模型蜡
- 粉红色（团块），玻璃状外观（石蜡）
- 软化温度低
  - 熔化范围：57~63℃
  - 塑形温度：63~65℃
- 中硬，塑料，粘接剂，抛光
- 成形和铣削
- 可以液化而无残留，快速固化
- 流动而不燃烧，容易沸腾
- 平均膨胀系数：线性约0.8%
  - 大的热应力/变形
  - 因为制造大型成形零件
- 在口腔温度下尺寸稳定

- 通用，铸件除外
- 用于排牙，蜡塑义齿
- 非常便宜的蜡，主要来自
  - 石蜡和硬脂，也有蜂蜡
  - 日本蜡和滑石粉等填充剂

铸造蜡
- 不同硬度的特殊造型蜡
- 用于失蜡工艺
- 主要是蓝色、绿色、黄色、红色
- Ⅰ型用于牙科加工
- 非常坚硬到中等坚硬
- 中等熔化范围（增长）
- 良好的附着力，可磨性

- 坚硬、牢固，可滴蜡塑形，可研磨；高纯度
  - =>低燃烧残留物<1%
- 研磨蜡非常坚硬，高熔点
- 无须润滑即可在铣削时承受摩擦热
- 可以进行薄层加工
- Ⅱ型可在口中直接加工
- 在37℃的口腔温度中稳定
- 但是从45℃ =>1%流动，
- 用于模型铸造的塑料，用于拉伸加工具有韧性
- 低膨胀系数

蜡加工安全说明

蜡的加工温度在70~100℃之间，当热蜡滴在皮肤上时会发生三度灼伤。用大量水冷却受伤的区域。请勿去除烧焦的飞溅物，而应使用烧伤软膏使其软化并脱离。不用担心感染，因为热蜡已灭菌

如果将蜡加热到200℃以上，化学变化会导致破裂的产品危害健康，并且在这些温度下蜡也会燃烧。切勿吸入蒸汽和烟雾，刺激呼吸道。将蜡从模具中排出时，请确保良好的通风

不要用水扑灭燃烧的蜡。水的自发蒸发会导致蜡团的危险飞溅。为了扑灭燃烧的蜡，通过覆盖容器来切断氧气供应

脱模（从模具中排出蜡）
- 包埋后30~40分钟，将潮湿的模具放在约300℃的干燥箱中放置30~60分钟
- 蒸汽挥发蜡
- 放置一个铸造环，使蜡可以流出
- 不要将开口朝下放置，因为燃烧的蜡

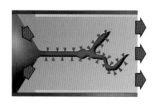

会蒸发回到铸腔中
- 不要将铸件加热得太快
- 爆炸性逸散的水蒸气会破坏形态
- 铸件不可过度干燥，润湿
- 蜡被吸收，燃烧并损害包埋材料

粘蜡
- 树脂蜡组合
- 80%松香；具有粘接特性的巴西棕榈蜡
- 非常坚硬，易碎，可烫
- 熔点70~90℃，然后有极好的流动性
- 形成锋利的断裂区
- 体积变化大

- 用于胶合/固定修复，假牙，冠和铸造支架

咬合蜡/咬合蜡堤
- 蜂蜡，黄色或粉红色，造型蜡
- 容易塑形，在37℃时为固咬合蜡堤（硬蜡）
- 粉红色蜡，非常坚硬；固体在37℃

方块蜡，底层蜡，用于遮盖
- 颜色为白色或黄色
- 混合：蜂蜡周围的石蜡
- 室温下有可塑性

蜡和树脂	牙科蜡在口腔技工中 是不同类型蜡，树脂和具有不同 性能的添加剂的混合物

天然蜡

化石蜡（矿物蜡）	地蜡（沸石） – 固体中性烃蜡	褐煤蜡 – 化石植物蜡 – 最硬的天然蜡
非化石蜡 （当代的蜡）	植物蜡 – 巴西棕榈 – 日本蜡 – 小烛树蜡	动物蜡 – 蜂蜡 – 紫胶蜡 – 羊毛脂蜡
化石蜡（矿物蜡）	石蜡 – 宏观晶体结构 – 硬石蜡 – 软石蜡	微晶蜡 – 微晶结构 – 硬塑料–浅黄色 – 硬脆性–白色
半合成蜡	酸性蜡 酯蜡 醇蜡 酰胺蜡	从中提取 – 通过酯化、氧化、 氢化、酰胺化进行 天然打蜡
全合成蜡	合成蜡 – 物理性质类似天然 蜡	– 质量不变 – 无杂质 – 例如：低分子量聚 乙烯
树脂	动植物 天然树脂 – 松香，虫胶，古朴	树脂 – 环氧树脂，酚醛树 脂 – 酮树脂，硅树脂

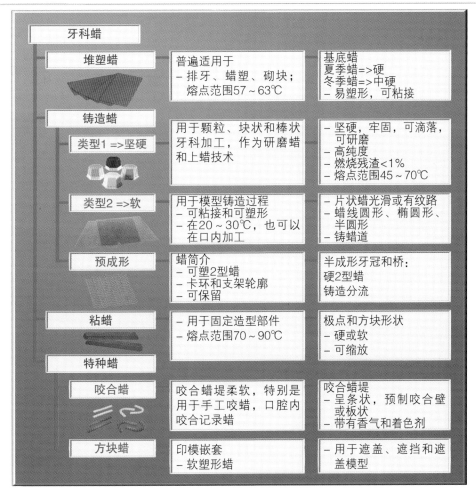

牙科蜡

堆塑蜡	普遍适用于 – 排牙、蜡塑、砌块； 熔点范围57～63℃	基底蜡 夏季蜡=>硬 冬季蜡=>中硬 – 易塑形，可粘接
铸造蜡		
类型1 =>坚硬	用于颗粒、块状和棒状 牙科加工，作为研磨蜡 和上蜡技术	– 坚硬、牢固，可滴落， 可研磨 – 高纯度 – 燃烧残渣<1% – 熔点范围45～70℃
类型2 =>软	用于模型铸造过程 – 可粘接和可塑形 – 在20～30℃，也可以 在口内加工	– 片状蜡光滑或有纹路 – 蜡线圆形、椭圆形、 半圆形 – 铸蜡道
预成形	蜡简介 – 可塑2型蜡 – 卡环和支架轮廓 – 可保留	半成形牙冠和桥： 硬2型蜡 铸造分流
粘蜡	– 用于固定造型部件 – 熔点范围70～90℃	极点和方块形状 – 硬或软 – 可缩放
特种蜡		
咬合蜡	咬合蜡堤柔软，特别是 用于手工咬蜡，口腔内 咬合记录蜡	咬合蜡堤 – 呈条状，预制咬合壁 或板状 – 带有香气和着色剂
方块蜡	印模嵌套 – 软塑形蜡	– 用于遮盖、遮挡和遮 盖模型

蜡的种类	获得/特性	应用
蜂蜡		
棕榈酸–杨梅酯 $C_{15}H_{31}COOC_{31}H_{63}$ 动物蜡、强烈的蜂蜜味	– 通过熔化蜂窝 – 柔软，在室温下可揉捏 – 黄色，柔软	且具有造型感，熔点范围 63~65℃，密度0.96g/cm³	印模材料，咬蜡，用于强化包埋模型
羊毛脂/羊毛脂		
脂肪酸酯和胆固醇 动物蜡，难闻的气味	– 绵羊毛皮脂腺的排泄 – 从羊毛衣物的污水中	– 棕色至淡黄色，软膏状 – 熔点范围36~45℃	造型蜡中的软膏 塑形蜡中的柔软剂
鲸蜡		
十六醇与棕榈酸的酯 $C_{15}H_{31}COOC_{16}H_{33}$ 动物蜡	– 从抹香鲸的额窦 – 无味，白色，软膏状，油腻，熔点40~50℃	软膏 牙科用蜡中的柔软剂
虫、胶蜡		
杨梅醇蜡醛与 油和棕榈酸动物蜡	– 象甲虫的分泌物 – 红棕色，易碎，非常坚硬 – 在漂白状态下为淡黄色，熔点 68~75℃，密度0.97g/cm³	– 铸造蜡中的硬化剂 – 地板蜡
巴西棕榈		
巴西棕榈酸 $C_{25}H_{47}COOH$鲸 蜡酸肉豆蔻酸酯；植物蜡	– 蜡棕榈叶分泌物 – 无味，黄色，棕绿色 – 难以脆化，抛光 – 熔点范围80~90℃	– 铸造蜡硬化剂
日本蜡		
Sumau牛脂棕榈酸–甘油酯；植物蜡	– 各种无心果的脂肪种子的提取产物 – 硬植物脂肪，不黏腻，价格便宜，熔点55℃	– 蜡烛 – 漆 – 塑形蜡的组成部分
褐煤蜡		
褐煤酸$C_{27}H_{55}COOH$的酯 矿物蜡	– 来自褐煤沥青的化石植物 蜡 – 易碎，易刮 – 熔点范围78~90℃	组成部分 – 塑形蜡 – 夏季蜡 – 铸造蜡
地蜡		
沸石，蜡质，碳氢化合物，矿物蜡	– 生土蜡，深棕色至黑色 – 非常坚硬，密度0.91~0.97g/cm³，熔化范围50~100℃可塑性，可捏合和可粘接	部分 – 造型蜡 – 铸造蜡 人造凡士林
石蜡		
从$C_{20}H_{42}$到$C_{30}H_{62}$的烃 改性天然蜡	– 通过漂白、氧化、酯化软石蜡化学转化的天然产物；熔点范围42~44℃；硬石蜡：熔化范围50~62℃	– 牙科用蜡的组成部分 – 可雕塑，稳定，可铣削
松香		
枞酸 $C_{19}H_{29}COOH$ 天然树脂	– 天然松脂作为松节油的蒸馏残留物 – 坚硬，易碎，非常黏，坚韧 – 熔点范围70~130℃	– 粘蜡的一部分，浅黄色，红宝石色至黑色
虫胶		
各种氢羧酸的聚酯，天然树脂	– 天然树脂 – 可抛光，不易碎 – 熔点100℃	– 蜡的硬化剂 – 底板 – 印模材料 – 红棕色
柯巴		
树脂酸，二羧酸，化石树脂的统称	– 化石树脂，也来自树本身 – 相对坚硬，从活树上变软 – 熔点约300℃	印模材料 – 填充料 – 清漆

牙体蜡塑的工作流程

计划	记录

前磨牙蜡塑/树脂片帽状冠的成形

- 加热树脂片
- 将基牙代型迅速插入树脂片的中央
- 冷却后，取出基牙代型
- 在树脂片距离牙颈部1mm处

减去多余部分
- 取下薄树脂片，冠边缘堆塑
- 必要情况下，重做树脂片帽状冠
- 注意蜡温

舌尖，牙尖嵴，边缘嵴

- 舌尖堆塑
- 注意对颌牙的位置
  - 正确的邻面接触点
- 牙尖嵴堆塑至边缘嵴
  => 牙冠宽度的确定

- 邻面边缘嵴的堆塑，将触点恢复在咬合面1.5mm以下的位置

颊尖，斜嵴，中央嵴

- 颊尖堆塑
- 注意对颌牙的位置
  - 正确的邻面接触点
- 牙尖嵴堆塑至边缘嵴
  => 长度和宽度应与舌侧相

匹配
- 颊尖斜面堆塑，并向颊面中央嵴延伸

唇面及边缘嵴的堆塑

  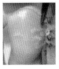

- 唇面颊轴嵴根据牙体垂直方向的曲率由颈部向殆面堆
- 由唇面颊轴嵴向殆面蜡塑，形成唇面

- 边缘嵴堆塑
- 垂直凹陷形成
- 表面向邻面和颈缘延伸

舌面及邻面的堆塑

 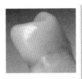

- 舌侧根据牙体垂直方向的突度堆塑
- 触点以下邻面的堆塑，形成邻间隙

- 表面向颈缘延伸
- 表面抛光

颊尖蜡塑

- 由唇面牙尖向中央堆塑一条细细的嵴

- 在咬合状态下形成与对颌牙的接触

颊尖三角嵴堆塑

近远中唇面三角嵴的形成：
- 填充牙尖嵴，牙尖斜面和边缘嵴之间的空间
- 从中央向牙尖的方向堆塑一小条嵴

- 形成平行于牙尖嵴的发育沟

副沟，中央凹

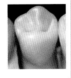

- 使用Le Cron蜡刀修饰出轻微弯曲的外形

- 副沟，作为唇舌面三角嵴的分界线，必须形成

舌尖及舌尖三角嵴

近远中舌尖三角嵴的形成：
- 再次填充牙尖、牙尖斜面和邻面边缘嵴之间的空间
- 从中央向牙尖顶点形成嵴

- 形成平行于牙尖嵴的发育沟
- 在三角嵴和边缘嵴的交汇处必须形成中央裂

中央沟、副沟以及生长沟

- 表面抛光
- 用适当的工具形成副裂和中央裂
  - 不必太深（之后必须能够修整）

- 发育沟和嵴的修整
- 检查咬合接触点和邻面接触点，适当添加

牙体蜡塑的工作流程

计划	记录	

磨牙的堆塑/树脂片帽状冠的成形

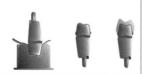

- 加热树脂片
- 将基牙代型迅速插入树脂片的中央
- 冷却后，取出基牙代型
- 将树脂片距离牙颈部1mm处减去多余部分

- 取下薄树脂片，冠边缘堆塑
- 必要情况下，重做树脂片帽状冠
- 注意蜡温
- 从蜡缸均匀取出

牙尖、牙尖嵴和邻面接触边缘嵴的蜡塑

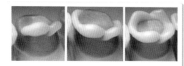

- 首先堆塑舌尖
- 注意对颌牙的位置、正确的邻间隙
- 牙尖与边缘嵴的堆塑
- 蜡塑颊尖牙尖和牙嵴

- =>确定牙冠的大小
- 邻牙触点应在咬合面以下

颊尖、牙尖斜面和颊轴嵴

- 颊尖牙尖斜面由颊轴嵴向颈缘堆塑
- 颊面形成一定突度

- 两个颊轴嵴以H形连接，检查垂直向曲率

唇面的堆塑

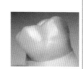

- 由颊轴嵴向邻面、中央及咬合面堆蜡
- 堆塑颊面并形成颊沟

- 堆塑边缘嵴
- 表面向邻面和颈缘方向延伸

舌尖、牙尖斜面的堆塑

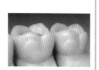

- 舌面对应牙体垂直向曲率堆塑
- 可堆塑第五牙尖
- 填充邻面触点以下区域=>

- 形成邻间隙
- 表面向颈缘延伸
- 抛光表面

颊尖堆塑

- 蜡塑斜嵴并与远中舌尖连接
- 注意咬合点的位置正确

- 在咬合状态下堆塑对颌牙的咬合接触点

颊尖三角嵴堆塑

近远中颊尖三角嵴的形成：
- 填充牙尖、牙尖斜面和边缘嵴之间的空间
- 在不接触对颌牙的情况下堆塑细小的斜嵴

- 形成平行于牙尖嵴的发育沟
- 副沟不要过深

蜡塑接触区

- 从舌尖尖顶向中央至近中颊尖形成近中舌尖

- 形成中央沟

舌尖三角嵴堆塑

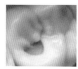

近远中舌尖三角嵴的堆塑：
- 再次填充牙尖、牙尖斜面和边缘嵴之间的空间
- 从中央向牙尖堆塑斜嵴

- 形成与牙尖平行的发育沟
- 必须在牙尖嵴及斜嵴交汇处形成中央裂

中央沟、副沟及发育沟的形成

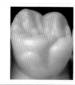

- 抛光表面
- 用适当的工具形成副沟和中央沟
  - 不必太深（必须能够修整）

- 修整发育沟和嵴
- 检查邻牙触点，适当添加
- 侧方运动下检查咬合并修改

牙体蜡塑的工作流程

计划		记录

安置铸道

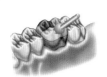

安置铸道
- 在铸件最厚的地方，以45°的倾斜角度
- 去掉头部，安置在铸造座上
- 将储金球放置在中央热力区

- 牙冠表面面向铸圈
- 用蜡清洗剂清洗蜡形
- 铸圈固定在安放好蜡形的铸造底座上

填入包埋材料

 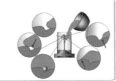

包埋材料的选择
- 按规定的粉液比取一定量的包埋液
- 真空搅拌器中按规定时间搅拌

- 用小器械注入搅拌均匀的包埋材料
- 避免气泡和空气进入

预热铸圈，熔化并倒入金属

- 铸圈放置在离心铸造机中
- 设置预热温度
- 熔化铸造金属，请勿过热
- 保持短时间铸造翘曲，触发

铸造过程
- 铸入后缓慢均匀地冷却
- 不要急速冷却

打磨和抛光

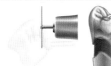 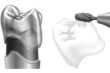

- 小心开圈，注意不要损坏铸件
- 用喷砂机彻底清洁，使用正确的喷砂剂
- 在铸道铸件接触处切割铸道
- 将铸件在代型上试戴，去除

阻碍点
- 抛光表面，修整窝沟点隙
- 修整外形，检查边缘密合
- 在不损害边缘密合的前提下进行抛光

检查咬合/最终检查

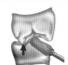 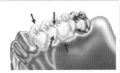

最终检查包括
- 就位，固位/功能检查
  - 精确的边缘密合，良好的就位
  - 咬合接触点/邻面触点

外形检查
- 表面突度唇面/舌面
- 咬合面形状，中央沟的走向

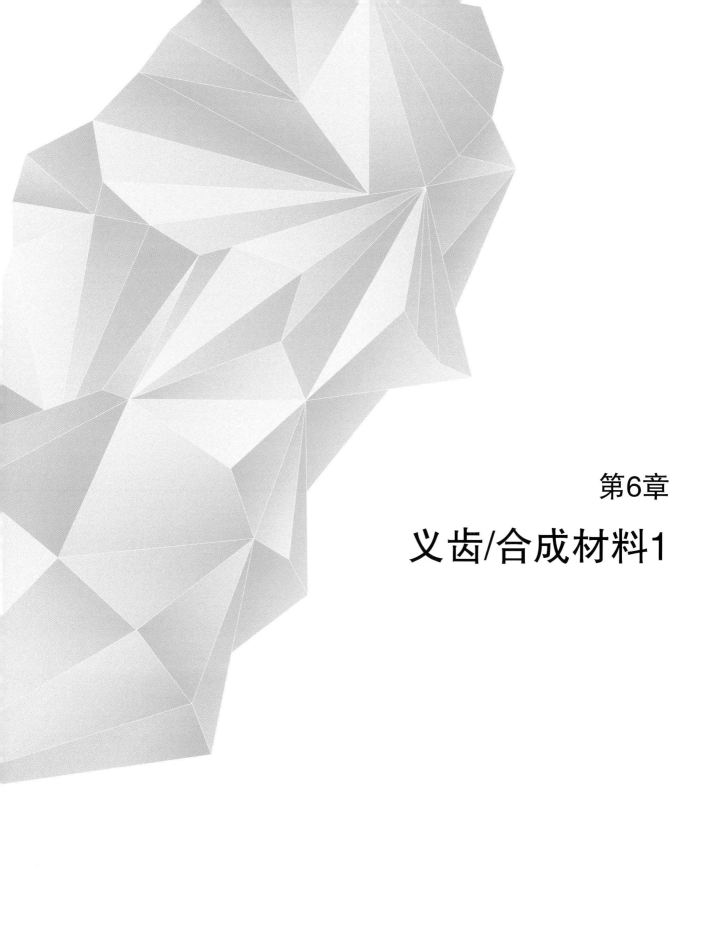

第6章

义齿/合成材料1

设计、制作和评估即刻和临时义齿

制定目标：

认识到牙齿脱落后立即修复齿隙的必要性。具备根据各种标准评估殆缺损的类型，并能通过即刻和临时义齿进行修复。

需要熟悉各种类型的卡环，可以正确使用这些类型 的卡环并论证使用的合理性，并熟知各种材料属性和卡环功能之间的关系。

需要全面了解义齿合成材料、辅助材料及其加工方法。运用这些知识，在充分的健康防护和工作安全的考量下，生产或修复义齿，并且能够在操作技术的层面发现并避免错误的发生。

内容：

· 即刻和临时义齿的应用领域
· 颌缺损的类型的评估
· 卡环及其功能
· 义齿合成材料的化学组成
· 义齿合成材料的特性，特别是合成总量和溶剂的状态
· 辅助材料
· 材料的相互作用/结合
· 主要材料和辅助材料的选择与评估
· 义齿合成材料的加工方法
· 卡环的弯曲状态，胡克定律参见第1章
· 健康保护，尤其是呼吸道和眼睛
· 职业病学的特征，尤其是MAK和TRK值
· 有害物质，特别是过敏原和致癌物的影响
· 安全操作数据表，操作说明
· 污染物去除
· 疑难分析

按义齿佩戴的时长区分
– 永久性义齿，义齿可使用更长的时间
– 过渡义齿或立刻佩戴义齿用于特殊适应证
立刻佩戴义齿包含
– 临时修复体，临时义齿，即刻义齿
– 过渡性的，临时修复，直到植入永久性义齿
使用范围/适应证
– 牙槽骨吸收后
 – 填充旧的义齿
– 拔牙后
 – 扩展现有义齿
  – 使用人工折弯的卡环建立固位
– 制作新的临时义齿
即刻佩戴义齿
– 传统的可摘临时修复体
– 即刻义齿（即刻=当即，患者治疗后立刻）
 – 拔牙前制作完成（手术前）
 – 戴到佩戴永久性义齿前
 – 使用拔除要被替换的牙齿之前的模型进行制作
 – 牙齿在模型上被磨除
 – 用预制好的塑料牙替代
 – 拔牙后立即可以佩戴
– 临时义齿（临时=过程中）
 – 拔牙后制作（手术后）
 – 拔牙后当即
 – 作为闭合伤口的用途进行制作和佩

戴
 – 拔牙后取模
 – 模型制作后制作义齿
即刻佩戴义齿的功能
– 伤口愈合良好
– 保持语音功能
– 保持咬合高度
– 美学替代，直至佩戴永久义齿
– 实现自然的咀嚼动作
– 牙槽骨组织适应负荷
– 牙槽骨组织的萎缩小于没有立即修复的情况
– 占位功能，牙间隙两侧牙齿不会移动
– 简化颌位关系的确定
制作即刻义齿
– 使用藻酸盐取对侧颌的模型，选择牙齿颜色，若需要，确定颌位关系
– 模型制作，上殆架（中位殆架）
– 当需要即刻修复时：磨除要拔出的牙齿
 – 弯曲并固定弯制卡环
 – 在蜡托上排牙
 – 使用失蜡铸造技术制作义齿
 – 完善和抛光即刻义齿
弯制锻丝卡环
– 由弹性硬化的V2A钢或贵金属合金制成
 – 弹性硬化，适应口内
 – 钢为0.8mm直径，贵金属合金为1.0mm直径

– 半成品，例如十字卡环预成品
– 受限的应用领域
 – 锚固和支撑功能不完善
 – 用于过渡义齿
– 廉价，技术上简单的夹持元件
锻丝卡环的缺点
– 弯曲角度无法十分精确
– 处于静止位置
 – 无法全无压力的紧贴牙齿表面
 – 无法均匀的紧贴牙齿表面
– 没有足够水平方向的位置
 – 因为锻丝弹性模量太大
 – 尽管应变硬化，但回弹力太大
– 没有牙体表面的紧密贴附
 – 卡环受力齿未受防扭转力保护
 – 卡环受力牙因压力不均而扭转
– 戴牙过程中的卡环矫正（重新弯曲）
 – 在卡环受力牙上产生无法控制的力
 – 卡环导致受力牙在静息位倾斜或扭转
– 咬合面支撑
 – 许多锻丝卡环设计中缺少
 – 即使设计支撑端，大多不够稳定=>义齿移动，卡环下沉
– 下陷的卡环失去固位功能
 – 因为夹臂不再紧贴牙齿
 – 被再次调整的卡环在使用中会再次变松

锻丝卡还的适应证
- 即刻义齿作为暂时使用
  - 短时间佩戴，几乎无害
- 对于只有少量牙齿的残留牙列，当静息状态下刚性支撑不能实现的时候
- 正畸保持器
  - 由于其高弹性模量作为弹性元件使用
  - 用于调节牙齿错位

锻丝的弯曲特性
- 锻丝卡环具有弹性
- 在应力作用下弯曲
- 回弹指向初始状态位
- 过度用力永久变形

- 变形与所需的力成正比回弹力=弹性系数×弹簧行程（$F = c . s$）

弹力（F）
- 压缩，伸长，弯曲弹簧时所产生的力量

弹簧行程（s）
- 弹簧的变形量（压缩、伸长、弯曲）
- 弯曲锻丝卡环臂
- S_0为在施加力之前的初始位置；
- S_{max}为最大弹簧行程

弹力系数
- 是一个基准数

- 取决于弹簧的材料和形状

胡克定律
- 表示弹簧力和弹簧行程的比例
- 在弹性范围内变形是线性的
- 称为线弹性
- 线弹性直线下的积分面积代表弹性势能

胡克线定律/线弹性
- 弹簧材质越硬，线越陡
  - 即弹力系数越大
- 如下应力-应变图所示
- 显示了应力成形过程中的典型材料特性

- 直至成比例极限，应力与应变的比例符合胡克线符合胡克线定律：
  $$\sigma = E \cdot \varepsilon$$
  - σ是应力
  - ε是应变
- 显示弹性延伸
  - 弹性模量（E）=抵抗弹性变形的量度
  - 弹性模量越大，胡克线越陡，形变所需的力量越大

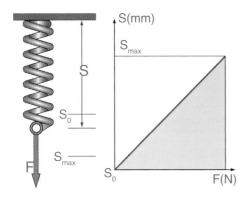

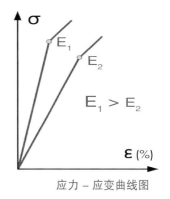

应力 - 应变曲线图

	卡环结构		
单臂卡	C形卡环是一种单臂式卡环，其反向支承是义齿的边缘；用作临时解决方案	双弓形卡环也被引导围绕鞍座中的假牙	J形卡环是带有长弹簧臂的单臂卡环
双臂卡	双臂卡环从T形卡环叉处弯曲出来，并在下部连接两侧	双牙弓卡环包括两个牙齿的舌面和颊面	双臂卡环也可以由两个单臂夹形成
三臂卡	带𬌗支托的双臂卡环也称为三臂卡环，从卡环的交叉处弯曲	T形十字交叉的末端可以放在咬合面上	在使用G形卡环的情况下，将舌侧卡环臂引导至远中的咬合位置
改良	一个单臂带预制的球形头的半成品卡环，将沿着牙齿颊侧隆起的下方塑形	杰克逊卡环是一个封闭的环形卡环，保持牙列的近似闭合部分	球头卡环或吊夹由半成品制成，并进入两牙之间

碳元素的技术数据
- Carboneum，化学符号C，非金属
- 同位素混合物：98.89%碳12和1.11%碳14
- 碳12是原子量的参考质量
- 同位素碳14是由高能辐射产生的
    - 放射性β发射体
    - 5730年的半衰期
    - 用于年龄确定（碳法）
- 熔点3550℃；沸点4200℃
- 无味、反应慢
- 溶于熔融金属=>碳化物
- 与氧气反应
    - 一氧化碳（CO）或二氧化碳（CO₂）
    - 和氢反应形成碳氢化合物
- 碳的两种结构：
    - 立方晶状非导电金刚石
    - 六角形导电石墨

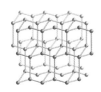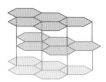

- 严重污染的形式
    =>所有煤炭矿床的主要成分
- 作为碳酸盐
    =>成岩矿物基质

碳的原子基态
碳原子连接
- 成链和环
- 含碳分子比无碳分子多
- 碳是所有生物体的组成部分
- 碳原子具有4个价电子：
    - s轨道被两个电子占用
    - 两个p轨道各被一个电子占据
- 碳原子可以结合4个氢原子

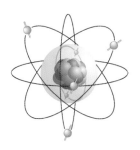

原子键结合
- 非金属原子之间的同极性、非极性或凸键
- 原子以固定比例结合
- 非金属原子与共同轨道形成电子对
    - 两个原子的轨道重叠
    - 所需的低能耗条件
    - 形成分子或原子晶格
    - 原子晶格，例如钻石
碳氢化合物的结构
碳氢化合物
- C和H原子的化合物

主要分类
- 苯中的芳香族化合物
- 脂环族化合物
- 碳原子链中的脂族化合物
脂族化合物的结构
- 饱和与不饱和的碳氢化合物
烷烃（石蜡）
- 碳原子之间的单键
- 分子式CₙH₂ₙ₊₂以甲烷（CH₄）开头，乙烷（C₂H₆），丙烷（C₃H8）和丁烷（C₄H₁₀）
- 源自希腊数字的名称，以"-an"结尾
烯烃（烯烃）
- 碳原子之间的双键
- 由于双键反应
- 以"-en"结尾的烷烃名称：乙烷=>乙烯，丙烷=>丙烯，丁烷=> 丁烯等
- 分子式：CₙH₂ₙ
- 活性烃
- 用作燃料气体

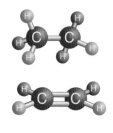

炔烃（乙炔）
- 碳原子之间的三键
- 分子式为CₙH₂ₙ₋₂
- 以"-in"结尾：乙炔，丙炔，丁炔
- 最重要的炔烃是乙炔，非常活泼
- 常温下是气态，加压后可形成是液态和固态
- 极易形成多聚反应
酯化（亲核取代）
- 醇和酸反应的化学过程
- 产生脂作为化学产物同时产生水

- 分子中的一个原子/原子团释放电子对
- 反应的另一方接收电子对

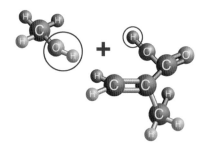

- 中和反应生成盐
- 同极性原子之间的反应
- 慢慢地达到平衡

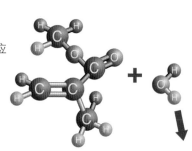

单体烃多聚反应
多聚反应
- 化学反应形成大分子（聚合物）

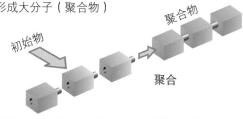

- 单体的多种组合以形成大分子而不会生成反应产物
- 具有双键或三键的化合物，例如β-烯烃、炔烃等
- 必须使基本分子具有反应性
甲基丙烯酸甲酯（MMA）的聚合过程
1. 开始反应
- 通过能量供应激活基本分子
- 吸热过程
- 激活剂：热，压力，光，超声
- 基本分子的双键分裂

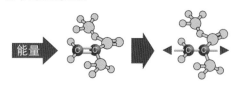

- 单体变成反应性自由基
2. 生长期
- 活化的分子形成链
- 可能会爆炸
- 反应速度取决于开始反应的基质数量
    - 基质多=>快速生长
- 反应热随反应速率增加

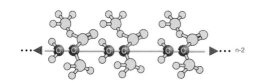

- 因此，必须进行温度控制，这样反应混合物就不会过热
3. 终止反应
- 当所有单体都用完时
- 当冷却时=>能量不足时
- 通过化学抑制剂

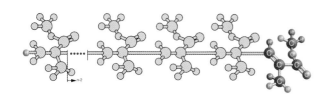

- 链端通过以下方式被饱和
    - 环形成（两个自由基链的重组）
    - 添加剂（引发剂自由基）
    - H原子重排

多聚反应的影响因素
- 影响多聚反应
- 通过聚合剂
- 提高聚合度
- 避免沸腾的气泡
- 减少收缩

聚合剂
- 物理和化学手段作为能量提供
- 例如热、压力、紫外线、化学催化剂

聚合度/聚合数
- 聚合物中结合的单体数量
    - 自聚合过程大约4000
    - 热聚合过程大约6000
    - 有机玻璃大约10000
- 合成物质的性能取决于高分子结合单体的数量

- 大分子链越长
    =>聚合度越高
    =>属性越好
        - 更坚硬，更耐磨，更坚韧，更防断裂
        - 耐老化，耐高温
        - 化学耐受性更高
    =>残留单体越少，过敏性越低

温度控制
- 恒压

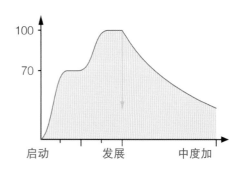

- 高热起始反应
    =>聚合基质少
    =>长链少（聚合度高）
    =>大量热量=>更多聚合基质
        =>更多短链

生长期
- 散热，以免合成物质团过热
    =>否则有沸腾气泡、气孔的产生的风险

- 终止阶段=>能量排出
    =>保护性地逐渐冷却合成物

聚合反应压力调节
- 聚合压力越高（7bar）（1bar=100kPa）
    =>合成物质越致密
    =>气泡越少
    =>孔隙越小
    =>机械性能越高

化学聚合剂
- 通过氧化还原反应进行自由基聚合
- 以自由价作用于单体分子
- 分裂双键
- 还原性添加剂起稳定剂的作用（例如对苯二酚）
- 加速剂加速
- 减速剂抑制了反应进程
    =>氧化加速剂起到氧化还原系统的作用

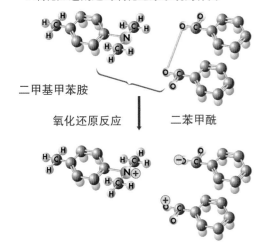

二甲基甲苯胺　　　　　　　二苯甲酰

氧化还原反应　　　　　　　

=> 举例：过氧化二苯甲酰与二甲基甲苯胺
- 以粉末和液体形式分布
- 成分分解并引发多聚反应
- 光引发剂（光敏剂）
    - 举例：茋烯酮
    - 触发光固化
    - 在紫外线下分解自由基，从而引发聚合反应

加聚反应
- 化学反应形成大分子（加成聚合物，加合物）

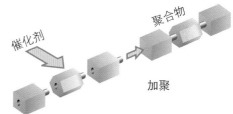

加聚

- 不同或相同的基本分子形成大分子链
- 两种分子的重复反应
- 不分离或产生副产物

缩聚反应
- 双功能类型分子的重复反应
- 产物包括酒精或水
- 形成缩聚物（聚酯、聚酰胺）
- 步骤反应：每步之后中断
    =>之后继续

- 由于物质损失=>高反应收缩
- 硅氧树脂通过缩聚形成大分子
- 由催化剂触发
    - 为启动反应提供活化能
    - 催化剂
        - 不参与化学反应
        - 保持完全不变
        - 是金属有机基、酸、碱

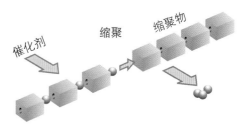

缩聚　　缩聚物

甲基丙烯酸甲酯

– 单体/液态，甲基丙烯酸甲酯，MMA
– 消除水使甲基丙烯酸和甲醇酯化
– 普通牙科合成物质的原料
– 是液态化合物
  – 无色油状液体，有芳香气味
  – 易蒸发，易燃
  – 沸点100.3℃
  – 与水混溶
    =>沸点降至78～83℃
  – 密度0.935g/cm³
    自聚合密度1.2g/cm³

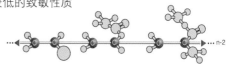

– 甲基丙烯酸甲酯在光诱导的放热自聚合中自发聚合，因此
  =>将单体储存在棕色瓶中的阴凉处
  =>与抑制剂混合存放，可防止过早反应
– 具有细胞毒性，与成牙本质细胞接触会导致牙髓损伤
– 反复接触单体会导致过敏，超敏反应和过敏反应
  =>避免皮肤接触
  =>残留单体导致口腔黏膜过敏

多聚体/粉末

– 聚合的甲基丙烯酸甲酯
  =>聚甲基丙烯酸甲酯（PMMA）
– 很好的理化性质；
  – 容易处理
  – 颜色稳定且生物相容性好
  – 通过先进的加工技术产生：热，冷，微波和光固化
– 根据生产来区分
– 碎片多聚体
  – 通过机械粉碎一块多聚物
  – 不含高聚合度的添加剂
  – 碎片表面积大
  – 吸收液体快，流动性差

– 溶胀时间短，加工范围窄
– 混合比例为1：1 =>高收缩率
– 微珠聚合物
  – 单体喷入热水
  – 需要添加防止珠子粘在一起的添加剂
  – 尺寸1/200～1/2mm
  – 加工范围长
  – 液体少，流动性好

合成聚合物的分类
根据内部化学结构

– 聚合物　　　　　=通过多聚反应形成链
– 加聚物　　　　　=通过加聚反应形成链
– 缩聚物　　　　　=通过缩聚反应形成链
– 混聚物和共聚物
  – 不同单体的混合物
– 聚合链无序排列
– 耐冲击，抗弯曲，溶胀能力低
– 残留单体少
  举例：Luxene =>用于熔化的橡胶弹性板
– 以永久聚合物的形式
  – 原料处于聚合潜伏期
  – 黏稠的塑料状
  – 在压力（2bar）和加热作用下开启或停止聚合反应
– 聚合温度为100℃
  – 单体很容易蒸发
  =>较低的致敏性质

氯乙烯

乙酸乙烯酯

甲基丙烯酸甲酯

...◄ ◆ ► ...n-2

共聚物

塑料分类
根据分子结构/交联的合成材料分类
可逆的热塑性材料

– 加热变软，冷却变硬
– 未交联，线性，支链/线状分子
– 中等聚合度
– 共聚物、缩聚物和加聚物
– 通过凝聚力凝聚
  – 无方向性，无定形的无光泽、半晶体或类晶体结构
– 特性：流动特性始于大约70℃
– 机械性质取决于温度
– 溶于单体，可溶胀
– 低强度，最大值为1200N/mm²
– 应用：托盘材料，热成形箔；熔融压制，注塑成形

弹性材料/Elaste

– 低耦合链接
– 同向线链，不结实
– 柔软，弹性，橡胶状
– 低交联度决定性能：
  – 不可塑性变形，不溶于单体
  – 溶胀，吸收水，不熔融，不耐老化
– 软塑料
– 由预聚合材料和增塑剂制成
– 举例：聚氯乙烯（PVC）的共聚物，丙烯酸衍生物，丙烯酸酯、有机硅的共聚物
– 不耐化学腐蚀
– 佩戴时间：最长2年
– 应用
  – 面部赝复体，填充假体
  – 下颌义齿软基
  – 软硬腭交界AH线的软基，或者下颌舌下支架的翼展
  – 损坏的义齿和填充物

对软塑料的性能要求

– 口腔和组织相容性　　　　　　– 恒定的柔软度
– 高弹性，耐塑性形和耐磨性　　– 可抛光，颜色恒定

软塑料的缺点

– 吸水率高，膨胀大　　　　　　– 耐老化性低
– 细菌易附着

柔软剂

– 高分子物质　　　– 外用柔软剂
– 很快被洗掉　　　– 邻苯二甲酸二丁酯或己二酸苄基丁酯
– 被微生物破坏　　– 线性长链分子的润滑剂

热固性材料

– 高度交联的塑料=>高度交联
– 具有Bouwen交联剂基质的光固化塑料
– 通过交联物质在空间上交联的分子链
– 属性取决于
  交联度
  – 更硬，更坚固，耐腐蚀
  – 耐化学腐蚀
  – 耐热高达150℃
  – 过热时分解
  – 不溶于溶剂（单体）
– 化学加工
  – 与粉末–液体混合物
    =>单体=来自基质分子的液体
  – 多聚体，即聚合塑料形式的粉末

交联

– 通过双功能分子发生
– 双功能分子
  – 有两个双键
  – 在两个成长链上
  – 交联在立体维度中进行

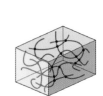

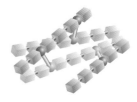

– 根据交联程度之间的区别可划分：热塑性塑料，弹性材料和
　热固性材料
交联剂是：
– 双功能分子 有两个双键
– 举例：二乙烯基苯
　– 双功能交联剂
　– 有两个双键
　– 结合在两个分子链中并使两条多聚链耦合在一起
– 举例：Bis – GMA（Bouwen交联剂）

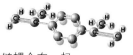

硅氧树脂
– 反应中心原子：硅和氧原子
– 带有有机残基和卤素原子
– 不同的硅氧烷单元衍生自甲硅烷［氢化硅（SiH₄）］

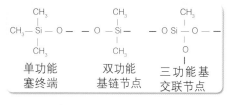

单功能　　双功能　　三功能基
塞终端　　基链节点　交联节点

双酚A甲基丙烯酸缩水甘油酯

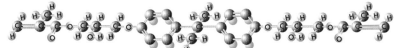

交联塑料的优点
– 机械上更具抵抗力
– 更坚硬，更坚固，更耐磨，更坚韧，更防断裂，更耐老化
　=>更高的研磨和抛光强度
– 化学上耐受性更高
　– 不溶于单体=>因此在对塑料牙的修补和填充时需要进行表
　　面处理
　– 吸水率低
– 更耐热，耐热性高
　– 可以在更高的温度下研磨和抛光
　– 交联多聚塑料可以进行热处理
=>提炼和调质处理
　– 在120℃的烤箱中约30分钟，用基质将假体固定在石膏模型上
　– 蒸发残留单体
　– 降低聚合反应所产生的张力

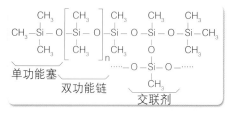

单功能塞
双功能链
交联剂

– 响应能力取决于
　– 氧原子的数量和位置
　– 硅原子之间的链连接
　– 仅通过氧桥
– 双功能链和单功能塞
　– 形成线性聚合物
　– 橡胶样的流动属性
– 所有3个硅氧烷单元的耦合
　剂混合物

– 形成交联的树脂状硬质
　有机硅
– 需要与软化剂混合
– 有机硅和丙烯酸酯的共聚
　物
– 是软塑料
– 对义齿材料具有足够的
　附着力

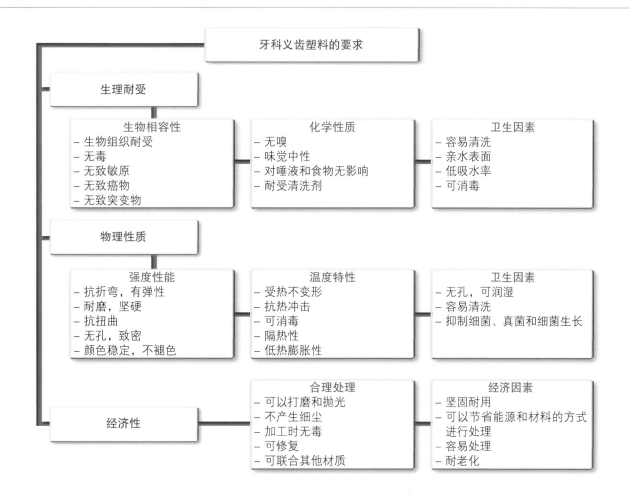

牙科义齿塑料的要求

生理耐受

生物相容性	化学性质	卫生因素
– 生物组织耐受 – 无毒 – 无致敏原 – 无致癌物 – 无致突变物	– 无嗅 – 味觉中性 – 对唾液和食物无影响 – 耐受清洗剂	– 容易清洗 – 亲水表面 – 低吸水率 – 可消毒

物理性质

强度性能	温度特性	卫生因素
– 抗折弯，有弹性 – 耐磨，坚硬 – 抗扭曲 – 无孔，致密 – 颜色稳定，不褪色	– 受热不变形 – 抗热冲击 – 可消毒 – 隔热性 – 低热膨胀性	– 无孔，可润湿 – 容易清洗 – 抑制细菌、真菌和细菌生长

经济性

合理处理	经济因素
– 可以打磨和抛光 – 不产生细尘 – 加工时无毒 – 可修复 – 可联合其他材质	– 坚固耐用 – 可以节省能源和材料的方式进行处理 – 容易处理 – 耐老化

义齿塑料基托
– 粉色塑料
– 用于活动义齿的修复体
根据DIN EN ISO 1567区分4种类型：
– 类型1：热聚合塑料：
　　– A组：粉末–液体系统
　　– B组：压力注入法
– 类型2：冷聚合塑料
– 类型3：浇铸塑料
– 类型4：热塑性材料/颗粒
– 未记录光固化材料
– 根据化学成分区分
　　– 聚甲基丙烯酸甲酯（95%）
　　– 聚碳酸酯，聚乙酸盐，聚酰胺，luxene

1型热凝塑料
– 两件式模具加工
– 在约95℃的水浴中聚合
– 1小时内
– 过氧化二苯甲酰引发聚合成聚甲基丙烯酸甲酯（PMMA）
– 非常坚硬，抗弯曲，抗冲击
– 残余单体含量比冷固化PMMA低
– 聚合度比冷固化PMMA高
– 技术质量值取决于加工方式
– A组粉末与液体系统
　　– 液体（90%甲基丙烯酸甲酯，8%耦合剂，丁二醇二甲基丙烯酸酯）
– 2%添加剂（稳定剂，紫外线稳定剂）粉末–99%聚甲基丙烯酸甲酯珠状聚合物
– 1%过氧化二苯甲酰作为引发剂
– 可做热固化和冷固化
– 通过将3份粉末与1份液体混合，可将约30%的聚合收缩率降低至约5%
– B组注射后加压技术
　　– 预先配制的药筒中精确比例的义齿树脂
　　– 两部分阴模正常包埋
　　– 包埋模板=>注射口通道
　　– 阴模放入带有压力附件的夹持框架中
　　– 聚合过程中的加压压力（6bar）
　　– 注入树脂混合物，根据计算收缩比率后的用量
　　– 用水浴或微波炉提供热量
　　– 聚合收缩率最多只有1%，少气孔，因张力小而更准确

2型冷聚合塑料
– 自聚物，自固化
– 使用化学聚合剂聚合
– 引发剂成分
　=>混合后接触
– 首先，聚合反应缓慢

– 处理时间8~15分钟
– 然后在发热下加速反应（放热反应）
– 冷聚合物可节省时间和能源
– 由于采用开放式设计，因此具有更高的贴合度（导板技术）

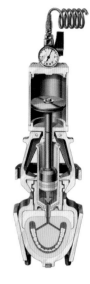

3型浇铸塑料
– 可倾倒的冷聚合物，减缓反应速度
– 在压力罐中于40℃聚合约15分钟
– 既不是冷聚合也不是热聚合
– 较高的单体含量=>残留单体风险
– 使用硅橡胶包埋
– 留出浇铸和排气的通道
– 石膏模经过热清洗，洗去蜡型的部分，塑料牙嵌入硅橡胶阴模的倒凹
– 精确将石膏模嵌入具有宽高底边的阴模
– 缺点：塑料牙在倒凹的阴模中可能会位移

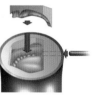

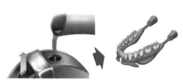

<table>
<tr><td colspan="6" align="center">符合DIN EN ISO 1567的
聚合物质量和测试标准</td></tr>
</table>

机械性能
– 硬度	– 耐磨性
– 耐冲击性	– 光固化聚合的硬化深度
– 抗拉强度	– 结构形态稳定，溶胀比率
– 耐长时间折弯性	

化学性质
– 残留单体	– 吸水率
– 聚合度	– 表面质地
– 密度	– 微生物亲和力
– 添加剂比例	

温度性质
– 导热系数	– 热稳定性
– 膨胀系数	– 隔热性

光学性质
– 颜色	– 透光度
– 褪色概率	– 透明度

生物学方面
– 生物相容性	– 牙菌斑附着
– 微生物渗透性	– 可消毒性

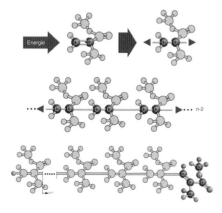

聚甲基丙烯酸甲酯（PMMA）
密度	$1.18g/mm^3$
WAK（热膨胀系数）	$80 \times 10^{-6}/K$
热收缩/10℃	0.08%lin
热导率	0.2~0.3W/mk
弹性模量	$2500~4000N/mm^2$
0.2%延展强度	$26~28N/mm^2$
硬度5	13~19
锥浮点	$330~490N/mm^2$
抗弯强度	$62~87N/mm^2$
抗压强度	$120N/mm^2$
吸水率	最高约2.5%
可溶性	最高约0.6%

4型热塑性材料
- 聚甲基丙烯酸酯或共聚物
- 没有单体成分
- 聚合物颗粒熔化
- 注入模具并在模具中硬化

- 与塑料牙齿无粘接
- 注塑工艺用热塑性塑料：
  - 聚甲醛；尼龙12
  （Polyapress）
- 处理非常复杂

环氧树脂
- 是环氧树脂低聚物组
- 缩聚或加聚分子称为低聚物
- 末端带有环氧基的缩合分子
- 是链状，非交联的，黏性的
- 可熔化，用硬化剂制成热固性塑料

环氧树脂类
- 在1938年作为人造树脂的铸造树脂引入
- 很短的时间后不再上市

- 在口腔中材料机械特性会改变
- 细菌极易附着

环氧塑料模型
- 向树脂和固化剂中添加重填料
- 被混合并放置在印模中
- 不要摇晃，沉重的填料会下沉
- 大约8小时的固化时间

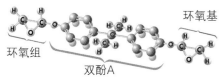

环氧基
环氧组
双酚A
双酚A环氧树脂低聚物

对整体器官的负累
- 由于磨耗而产生的物质
- 由于残留的单体
- 蒸发出来的物质成分
- 由于微生物的负累而对口腔菌群的污染

组织和义齿材料之间的相互作用

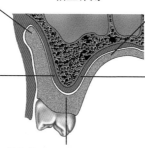

表面变化
- 通过吸入液体
- 牙菌斑
- 可消毒性缺陷
- 使用后变粗糙的表面
- 微生物附着

组织被覆盖而产生的负累
- 被覆盖的部分是复杂组织包括黏膜、骨骼、脂肪和腺体组织、血管和神经
- 说话和咀嚼时由于义齿移动，所产生的压力和剪切应力
- 被紧缚的效应：组织改变，细胞代谢功能改变
- 由于吸附和碾压作用而产生的非生理的机械性负担

老化效应
- 变色，微裂纹
- 气孔，膨胀
- 变形，易折断
- 支架与基托的连接部分形成裂隙

牙槽、脸颊和舌头黏膜上的化学负累
- 由于残留的单体（过氧化苯甲酰）蒸发的成分
- 味觉障碍
- 黏膜刺激
- 皮肤流泪，组织角化
- 过敏反应
- 致癌，肿瘤形成
- 上皮湿疹

基托树脂加工过程中的误差分析

1. 牙床蜡型制作
- 避免蜡型过厚
  =>由于聚合收缩而产生空泡
- 由于导热系数低而在塑料中积聚的热量导致产生气泡的危险
- 基托体部分造型纤细
  - 舌侧空出=>给舌头较大的空间
  - 前庭侧纤细
  - 表面光滑，否则会夹杂石膏

2. 包埋义齿蜡型
- 避免倒凹
  - 否则注入树脂时会形成气穴
- 避免模具中出现气泡
  - 注入时加压注满
- 包埋阴模有3个部分
  =>脱模时需要小心

3. 热清洗石膏模
- 清洗到没有灰尘和油脂，清洁工作
- 使用热水清洗，去除石膏模上的残留杂物
- 佩戴橡胶手套
  =>防止单体污染

4. 隔离石膏模
- 薄薄均匀地喷洒隔离剂
吹走多余的
  - 当隔离不良时
  - 单体会渗入石膏
  - 水蒸气渗透到塑料中
  - 单体的沸点降低=>产生沸腾的气泡
  - 变色，塑料解聚

5. 搅拌混合树脂材料
- 清洁的容器，搅拌棒

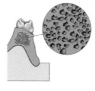

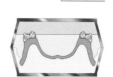
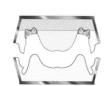
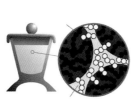

- 严格按照混合比例
- 按照溶胀时间操作
  =>单体会渗入树脂分子间隙
- 否则单体会从粉末中被挤出
- 盖上容器=>单体会蒸发

6. 填入和加压注入
- 将足够的塑料填充到模具中
- 塑料=>不要太大压力，否则将单体从粉末中挤出，石膏模折断，塑料牙折损
- 试压，可测试模具填充是否已满

7. 调节多聚反应进程
- 保持合适的聚合压力
- 正确的温度控制
- 聚合进行方向是从外向内
- 大的义齿基托先在前庭部分发生聚合，然后是口内部分聚合
  =>最大的体积变化
- 在义齿中产生张力

8. 聚合后冷却
- 均匀缓慢冷却，而不要在冷水浴中冷却
- 否则会有热应力，有折裂的危险
  - 由于高热膨胀
  - 以及导热系数低

9. 精加工和抛光
- 不要去除表面=>内部平衡的扰动，因此需要精确的蜡型
- 研磨/抛光时不要过热
  - 不要在一个地方磨太久
  - 适用的磨料和抛光剂
  - 锋利的砂纸打磨，砂纸颗粒从粗到细的渐变
- 每次操作后清洁

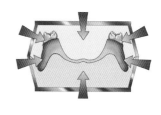

多聚反应中引起的收缩
义齿基托内部
– 制作过程中最后聚合和收缩
  =>牙齿移位
  =>倾倒于舌侧向
  =>改变咬合面的整体平面
  => 上腭板向下掀起
  => AH线贴合不紧产生间隙
  =>因此必须在原石膏模上制
    作AH线凹槽
    （使用注入并加压方式制作
    间隙会小得多）
– 在全口义齿中导致咬合升高
– 由于后牙移位
  =>咬合面被改变

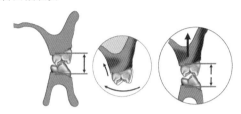

– 咬合面给最后一颗磨牙留出1mm
  =>大量提升前牙区咬合高度
– 通过调殆和精磨来矫正咬合
饰面材料
– 牙齿色塑料覆盖（饰面）装饰金属支架
– 饰面材料被区分为MMA基质材料和树脂材料
饰面材料性质的需求
– 形态稳定，有弹性，耐磨
– 生物相容，可清洁

– 耐老化，易于护理
– 天然牙齿的光学特性
  – 颜色稳定，不褪色
  – 可个性化定色
– 高效，可见的工艺加工方法
  – 良好的可磨性和抛光性
  – 可修复性，也包括口腔内的修复
  – 使用牙科工具的可加工性
塑料与金属的粘接
塑料材料展示了
– 吸水率
  – 在口腔和清洁浴中
  – 膨胀、产生粗糙、多孔的表面
  – 与金属部分分离
  – 改变颜色
– 聚合收缩
  – 与金属支架形成间隙
– 热应力
  – 塑料饰面扭曲
– 塑料的老化
胶粘剂机制的塑料–金属材料
1. 通过不同种保持力和摩擦力实现的机械固位
2. 通过化学的粘接剂
– 耐水解中间层
– 与所有材料聚合在一起
可区分为：
– 氧化的中间层
  – 硅化金属表面
– 有机的区域间胶粘剂
  – 单体粘接剂
  – 疏水性单体粘接剂
  – 硅化粘接剂

光固化复合材料
– 复合材料
– 带有有机塑料基质
– 带有嵌入的附加材料
– 60%塑料基质，有弹性
  – 实现可塑性
  – 先是可塑的，然后是牢固的
– 38%无机的附加材料，用于补偿聚合收缩
– 1%光引发剂和彩色颜料
– 1%的硅烷层，用于附加材料和基质之间的结合
复合材料的优势
– 牙齿般的半透明
– 比陶瓷更高的灵活性
– 力学性能比PMMA高
– 色牢度比PMMA高
复合材料的缺点
– 聚合收缩率低（约5%）
– 聚合深度有限
– 牙菌斑积累的趋势
– 灵活性低于PMMA
塑料基质
– 是双官能单体
  =>耦合塑料：双GMA双酚A甲基丙烯酸缩水甘油酯

– 紫外线聚合
  =>用光引发剂固化紫外线
附加材料
– 改善性能
– 粒度为0.01～0.04mm的微填料
– 微填料可以抛光至高光泽度
– 石英，玻璃，玻璃陶瓷，气相二氧化硅
– 填料带有硅烷层
  – 将填料与塑料基质连接
  – 由具有甲基丙烯酸单元的烷氧
附加材料的特性需求
– 像聚合物一样的折射率
– 口中的水解稳定性
– 高光泽、可抛光
硅化金属表面
– 用于塑料金属复合材料
– 通过有机硅中间层实现
– 聚合到塑料中
– 通过喷砂增加表面积
  =>大表面粗糙度=>大面积
– 亲有机中间层将被涂抹上去
  =>例如：摩擦静电SiO$_x$涂层（Rocatec）

烷氧基硅烷
与填料 用塑料
反应 聚合

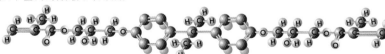

– 更好的机械性能，高灵活性
– 聚合收缩少
– 吸水率最低
– 低残留单体
– 高反应活性，聚合更快

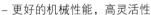

SiO$_x$ - C
OH$^-$官能团

硅烷胶
SiO$_x$ - C
金属

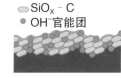
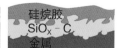

用于紫外线固化的光引发剂
- 通过光产生活化能例如：樟脑醌
- 光固化塑料的光引发剂
- 在460nm的光频率下会分解为自由基
- 被染成黄色的物质
  - 不影响塑料的颜色
- 由具有3个CH_3^-基团的碳原子制成的双环结构

有机的域间胶粘剂
单体胶粘剂
- 偏苯三酸和均苯四酸衍生物的甲基丙烯酸单体和助粘剂
- 羧基与金属氧化物结合
- 甲基丙烯酸酯基团与塑料结合
- 金属支架烧红，以产生黏着氧化物

疏水性单体胶粘剂
- 具有拒水作用
- 多氟单体混合物
- 对金属非常好的粘接力

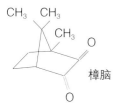

樟脑

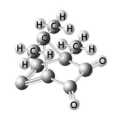

- 大大降低的吸水率
硅化粘接剂
- 具有两个有机官能团的硅
- 一个官能团与金属氧化物反应，另一个官能团与塑料反应
- 金属框架需要预处理

胶粘技术（酸蚀技术）
- 将填充物、贴面、半冠粘接到牙齿上
- 酸减少了晶界
- 溶解有机物质
- 牙釉质增加了粗糙度深度
- 牙釉质经过化学处理
- 胶粘剂非常流质地涂抹在表面
- 锚固在粗糙的表面
- 主要用于牙釉质覆盖的区域
- 很少使用牙本质
- 磷酸会损害牙髓和成牙本质细胞
  缺点：程序错误的可能性很高

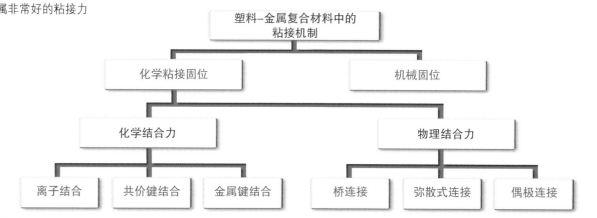

牙科技术中的隔离
- 可以有效分离物料和辅助物料
- 通过组成成分之间的隔离层
隔离目的
- 有效分离物料
- 防止有害影响
- 防止材料之间的相互作用
石膏的隔离
- 用于安全地分离石膏部分与
  - 预制体，包埋槽
  - 已经切割好的石膏模
  - 塑料，蜡，陶瓷
- 粗糙的多孔石膏表面具有保持力

- 隔离剂：
  - 锁闭和光滑石膏表面
  - 隔离层必须薄
  - 不覆盖表面细节
  - 必须是化学中性的
石膏与塑料的分离
- 带有藻酸盐隔离剂，硅氧树脂
蜡与蜡的分离
- 类脂肪物质，凡士林或油
- 硬脂酸锌粉，咬合面喷雾
石膏与蜡的分离
- 油、凡士林或类脂肪物质
- 给模型浇水通常就足够了

- 仅薄的隔离层；如有必要，稀释隔离剂
- 蜡不得溶解
- 石膏模硬化剂不提供隔离效果
塑料与塑料的分离
- 聚乙烯箔，锡箔当填充和压塑料时
- 薄蜡层
隔离金属技术
- 焊接过程中的防助焊剂可防止焊料沿不希望的方向流动
- 用隔热保护膏在焊接时的隔热

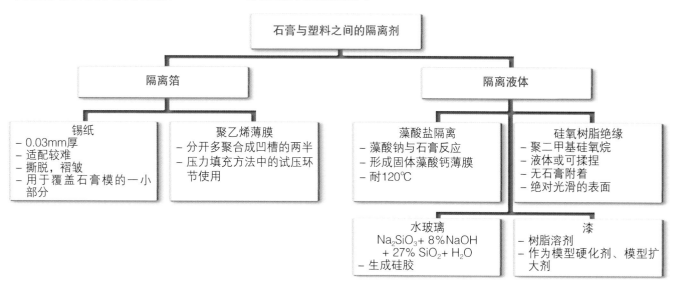

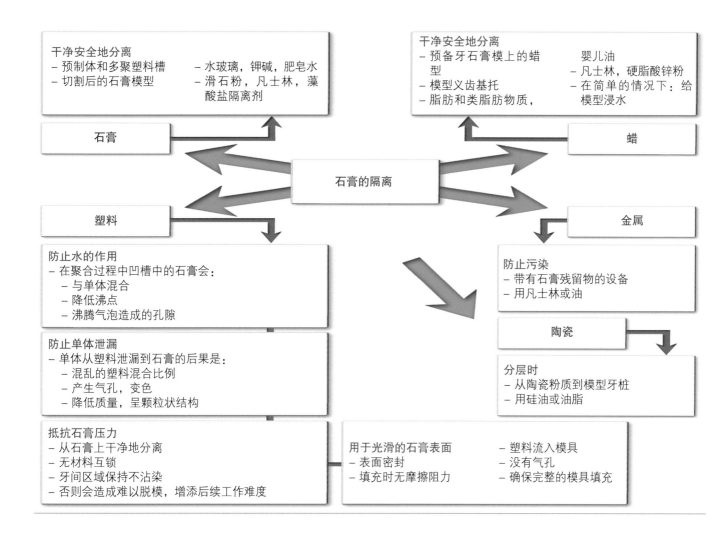

干净安全地分离
- 预制体和多聚塑料槽
- 切割后的石膏模型
- 水玻璃，钾碱，肥皂水
- 滑石粉，凡士林，藻酸盐隔离剂

干净安全地分离
- 预备牙石膏模上的蜡型
- 模型义齿基托
- 脂肪和类脂肪物质，
- 婴儿油
- 凡士林，硬脂酸锌粉
- 在简单的情况下：给模型浸水

| 石膏 | | 蜡 |

石膏的隔离

| 塑料 | | 金属 |

防止水的作用
- 在聚合过程中凹槽中的石膏会：
  - 与单体混合
  - 降低沸点
  - 沸腾气泡造成的孔隙

防止单体泄漏
- 单体从塑料泄漏到石膏的后果是：
  - 混乱的塑料混合比例
  - 产生气孔，变色
  - 降低质量，呈颗粒状结构

抵抗石膏压力
- 从石膏上干净地分离
- 无材料互锁
- 牙间区域保持不沾染
- 否则会造成难以脱模，增添后续工作难度

防止污染
- 带有石膏残留物的设备
- 用凡士林或油

| 陶瓷 |

分层时
- 从陶瓷粉质到模型牙桩
- 用硅油或油脂

用于光滑的石膏表面
- 表面密封
- 填充时无摩擦阻力
- 塑料流入模具
- 没有气孔
- 确保完整的模具填充

隔离剂要求
- 有效分离物料
- 专门防止材料间的化学或机械相互作用
- 必须形成薄的、光滑的、均匀的隔离膜，以准确复制表面细节
- 对材料本身化学性为中性
- 耐化学、耐机械和耐热
- 易于加工

石膏与塑料之间的隔离剂
锡箔隔离材料厚度为（0.03 mm）
- 安全地分离，但技术上非常复杂
- 薄膜难以适配位置，容易撕裂或起皱

聚乙烯薄膜隔离
- 只能在有限的范围内使用
- 在热压过程中将塑料分开凹槽的半部分（在填充过程中进行试压）

藻酸盐隔离材料
- 藻酸钠或藻酸钾盐
- 涂抹在石膏模表面，它的化学反应是：
藻酸钠 + 硫酸钙 =>
藻酸钙 + 硫酸钠
- 形成固体藻酸钙膜
- 薄薄地涂在石膏表面
- 耐单体和高达120℃的水

有机硅隔离材料
- 可刷，液体或可塑形固体
- 由可聚合的二甲基硅氧烷 $SiO(CH_3)_2$ 大分子链
- 在包埋前涂抹在蜡模型上，撒上固位珠
- 制作非常光滑、细腻、有光泽的塑料表面

保水绝缘
- 通过氯化钙富集提高石膏表面水的沸点
- 水玻璃制成的隔离层可防止单体进入
- 低价值材料，但对材料有损害

油漆树脂，溶剂中的高分子

天然物质
- 用于薄分隔面，如果溶剂蒸发
- 用于硬化、平滑石膏表面
- 通过厚层涂抹，放大石膏模型

模型固化剂
- 泵喷雾瓶中的溶剂和清漆
- 用于非常薄（最大5mm）的层

光固化密封漆
- 多官能丙烯酸酯和丙烯酸甲酯
- 用于密封塑料假体的表面

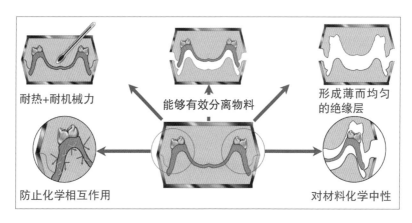

耐热+耐机械力　　能够有效分离物料　　形成薄而均匀的绝缘层

防止化学相互作用　　对材料化学中性

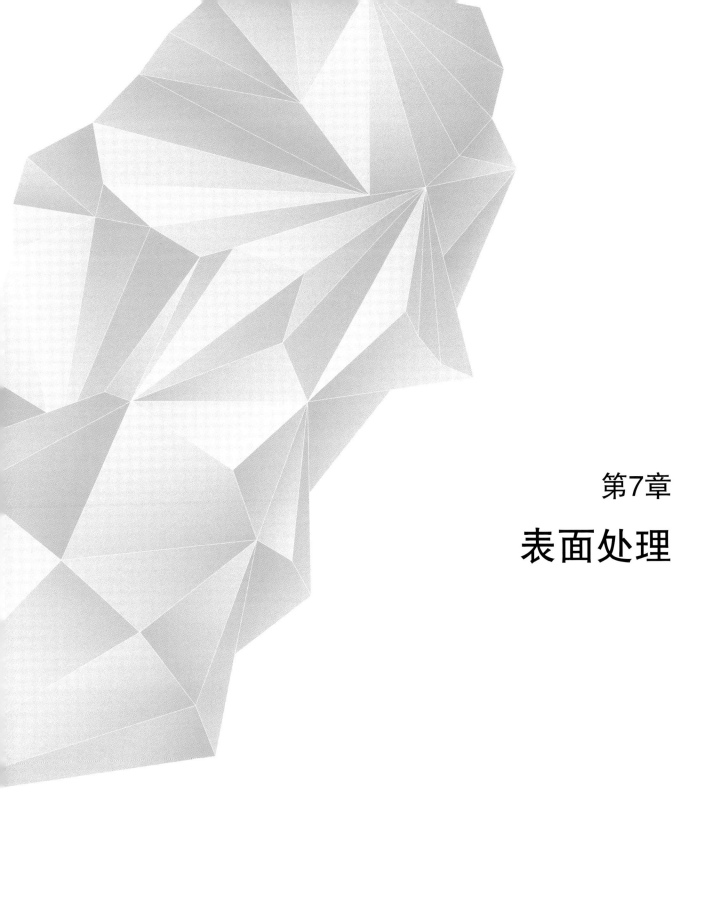

第7章

表面处理

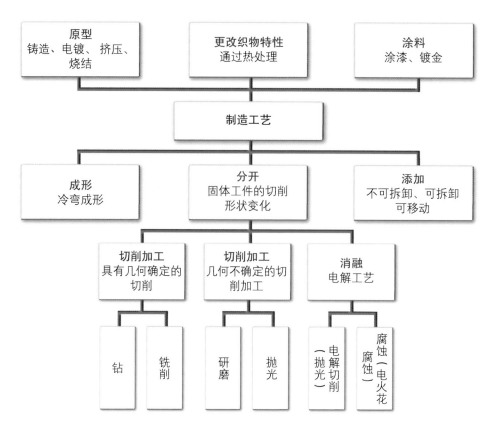

将根据DIN 8580的制造过程转移到牙科加工过程中

牙科技术产品的表面设计和生物相容性

制定目标:

意识到内置假体的特殊要求。

知道要放置在假体表面上的要求,并且知道表面质量会提高义齿的接受度,并决定性地影响假体的生物相容性,但最重要的是患者的健康。

具有牙科技术用于表面处理的所有基本知识和技能,并且可以宏观和微观地评估表面质量。遵守健康保护和职业安全的所有要求。

可以评估唾液作为电解质的作用,并熟悉电化学过程的基础知识以及它们在材料与生物之间的相互作用。

可以检查所用设备的正确功能并进行必要的维护。 电解液以环保的方式处理。

内容:

· 从美学、卫生和材料的角度进行表面处理的必要性
· 健康保护和职业安全,尤其是呼吸道、眼睛和皮肤的保护
· 生物相容性
· 唾液分泌,牙菌斑残留
· 电化学基础
· 口腔中的腐蚀和腐蚀迹象
· 电化学过程,特别是上光、电镀
· 表面的宏观和微观
· 表面机械处理的基础,特别是通过铣削、磨削、抛光和喷砂处理
· 设备的功能测试和维护

重塑成形
- 材料的塑料形状变化
- 薄板，电线，半成品或半成品

- 改变工件的形状而不破坏它
- =>保留体积和内聚力
- 通过外力

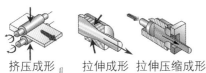

挤压成形　拉伸成形　拉伸压缩成形

折弯成形　剪切成形

- **弹性变形**
  - 原子在加载后会弹回其原始位置，而不会更改其结构或形状
- **塑性变形**
  - 原子彼此之间的位置改变
  - 不会破坏材料的内聚力
  - 工件永久变形

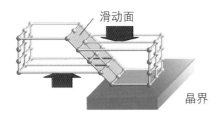

滑动面

晶界

拉伸试验
- 确定弹性和塑性变形能力
- 如应力–应变图所示
- 定性和定量地记录变形性
  - 延展性是非常好的塑性

- 脆性低弹性
- 断裂而不变形
- 成形力取决于强度
- 强度取决于温度，并且随着温度的升高而降低

- 热成形比冷成形更容易
  - 热成形过程中结构应力平衡
- 冷成形需要很大的努力
  - 通过冷成形，工件凝固 =>冷却硬化

硬化
- 产生于结构晶粒的变形
- 原子的进一步位移受到阻碍
- 原子沿着晶格平面滑动
  - 与相邻原子的键断裂
  - 正在建立新的联系
  - 原子改变的过程越多，晶格平面被阻挡得越多
  - 由于原子被推到受约束的位置，增加的变形使结构凝固
- 晶格结构中会产生张力，抵消进一步的变形
- 机械性能变化：

- 强度、硬度和弹性增加
- 弹性降低
- 工件容易腐蚀
- 电阻增加
- 技术上使用强化
  - 冷成形材料可确保成形件稳定

铸造金属的冷成形
- 激活铸造弯钩时发生
- 应变硬化难以估计地增加弹簧力
- 在静止位置，弯钩会施加弹簧力
- 处于紧张状态，佩戴时会弯曲
- 弯钩发生塑性变形并断裂

牙科技工成形过程
- 弯制材料制作弯钩，弹簧或镫形物
- 热塑性薄膜的热成形

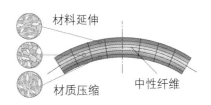

材料延伸

中性纤维

材质压缩

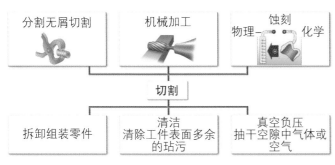

分割无屑切割　机械加工　物理–蚀刻–化学

切割

拆卸组装零件　清洁 清除工件表面多余的玷污　真空负压 抽干空隙中气体或空气

切割/机械加工
- 通过切割工件成形
- 切割方法有：
  - 切：无屑分离，例如切割
  - 切屑：铣削和磨削加工
  - 蚀刻：物理化学或电化学方法处理表面，使得表面损耗
  - 拆卸组装零件
  - 清洁：去除不需要的颗粒
  - 真空抽干：去除腔隙空气

机械加工几何成形
刨，刮，刺
- 直线切割工具
- 一个或多个楔形切削刃
  - 刨刀、刮刀、剪刀、钳子、锯
  - 用于软质材料（蜡，塑料）

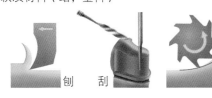

刨　刮　铣

钻孔以加深空隙
  - 钻头部分可以磨削工件
铣是指平面切削
  - 铣刀具有凿形削刃
  - 利用其侧面的刃进行平面切削
  - 用于切割塑料、金属和石膏
  - 提供光滑、低粗糙的表面
  - 大碎屑，可以控制热量的产生
磨光使表面平滑

表面几何形态不确定的机械加工
  - 打磨、磨光、抛光

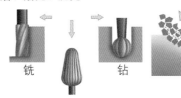

铣　钻　磨

  - 带有适用于所有材料的旋转磨体
用粗磨到细磨
  - 用于定型和形状校正
  - 用于最终成形，去除毛边及毛刺
抛光：使用最精细的磨料进行极精细的打磨
- 通过可能的方式进行热塑性表面压实
- 抛光过程中的摩擦热熔化表层材料，表面微小凹陷被熔化材料填平
- 抛光目的：
  - 产生光滑、有光泽、紧实的表面
  - 美学，圆滑保护，卫生
  - 紧实的表面是指：
    - 牙菌斑积累少，食物残余不容易聚集在光滑面
    - 塑料紧实表面的吸水率低

材料机械加工
- 用旋转的、多个切刃的工具
  - 在铣刀上具有凿形的切削刃
  - 磨头表面带有尖锐颗粒

- 切削刃或磨头旋转运动
- 旋转越快，切削范围越大

切削速度
- 工具周长乘以转速得出的结果

$$V = d \cdot \pi \cdot n \ (mm/min)$$

$$V = \frac{d \cdot \pi \cdot n}{1000 \cdot 60} \ (m/s)$$

$$d = 直径 \ (mm)$$

$$n = 速度 \ (min^{-1})$$

- 在相同的磨削性能下，直径越小，速度越大

切割速度取决于
- 工具强度
- 工件硬度
- 遵守速度指导值

磨削性能/切削性能
- 是每单位时间的加工量，取决于：
  - 速度、磨削时的压力，磨头向前推进
  - 工具的锋利度

- 材料的可加工性

中等切割性能
- 减少磨损，延长使用寿命

使用寿命是使用期限
- 具有中等切削性能，在此期间磨具或铣刀磨损
- 工具承受机械和热负荷
- 铣刀磨损，变钝

磨耗是由于：
- 在高转速时离心力
- 由于过度压入
- 工作压力太高

转度太快　过度压入　磨削力太高

磨耗可以通过以下方式减少
- 调整速度以降低摩擦热
- 正确的工具/工件配对
- 工具旋转振动时的同心度
- 小的磨削压力，磨头向前推进少

磨头推进
- 可在两个方向推进
- 与磨头无关
- 在使用铣刀时可分为以下两类

逆铣
- 逆着旋转反方向进行
- 产生光滑的表面

顺铣
- 顺旋转方向推进
- 铣刀切入
- 形成微痕，楞嵴
- 高磨耗

磨削面
- 有一定的粗糙度，取决于工具

粗糙度
- 最大轮廓高度（粗糙度深度；R_y）
- 是表面轮廓的最高点和最低点之间的距离
- 算术平均粗糙度（R_a）取决于
  - 最大峰顶高度（R_p）
  - 最大峰谷深度（R_m）

磨削和抛光的区别
- 磨削是一种去碎屑的切削加工

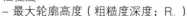

- 抛光是热塑性表面整平加工方法
- 精磨已经是一种热塑性工艺，抛光仍然具有去碎屑切削加工的特性

在磨削和抛光时的摩擦热
- 对工具和工件材料有害
- 磨削点必须冷却
- 抛光热量会改变材料结构

切削几何

旋转工具的切割形式
- 影响
  - 切屑的磨削性能和碎屑的形状
  - 工件和工具上产生热量
  - 工具磨损
- 磨料对工具头具有有效的角度
  - 不受磨头影响
  - 磨头表面颗粒不一致
- 铣刀在切削楔上具有有效角度

切削楔是切削出碎屑的刀刃
- 有效角度是
  - 间隙角（α），楔角（β）和碎屑角（γ）
  - 一起形成一个直角
  - 增大碎屑角或间隙角会削弱切削楔
- 切削楔的楔形表面形成楔角
  - 碎屑切削面是指碎屑被切除处
  - 开放空间，位于工件的切割表面
- 楔角（β）确定加工时所需的力
  - 楔角越小，切削楔越尖
  - 切割楔越窄，所需的力就越少
  - 材料越硬，楔角越大
  - 如果楔角太窄，切削刃很容易断裂
  - 必须与材料匹配

间隙角（α）是
- 切削楔和切削面工件之间形成的角度

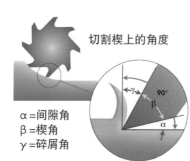

切割楔上的角度

α =间隙角
β =楔角
γ =碎屑角

- 确定切割楔与材料之间的摩擦
- 间隙角越大，摩擦越小
  - 切削刃受热少，磨损减少
  - 切削刃更好地渗透到材料中
  - 但楔角小且切削刃不稳定
- 间隙角为6°～8°是有利的

碎屑角（γ）是
- 切削面与切削楔之间的角度且垂直于切削面
- 影响
  - 碎屑形成和发热
  - 切削性能和切削力
- 碎屑角越大
  - 切割楔越窄，所需的切割力越低
  - 摩擦和发热量越低

牙科技工铣刀
- 碎屑角为负
- 切削楔和间隙角之间超过90°，切削性能下降
  =>非常短的刨屑
- 力和热量少，工具和工件负载低
- 切削刃磨损小

扭转角度和扭转方向
- 扭转是铣刀中弯曲的切削刃走行
- 可向右或向左旋转
- 影响切削性能和切屑形成
- 旋转的切削刃可用于轴径向切屑的去除
  - 刨屑被"剥离"并自动移除
- 带旋转切刃的铣刀
  - 安静，噪声低
  - 创造更光滑的表面

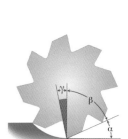

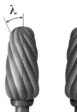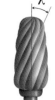

旋转工具上的负荷
扭转负荷
- 柄沿纵轴的旋转
- 电机转动以抵抗刀具在工件表面上的切削或磨削阻力
- 很少大到以至于刀柄断裂
- 扭转力取决于
  - 工作压力和转速
  - 切割与磨削阻力
  - 铣齿或沙砾
  - 刀具直径和切割宽度
- 如果负荷太高
  - 工具被卡住
  - 磨具/刀具在刀头处断裂
  - 轴可以在筒夹中打滑
  - 轴很少扭曲和变形
弯曲负荷
- 柄在旋转过程中不断地沿不断变化的方向加载
- 要求工具具有较高的抗折强度
  - 在最大弯曲应力处
  - 在夹紧点（夹头）最大
- 弯曲应力取决于
  - 切削压力和转速
  - 工具间歇式点触
  - 同心度误差产生的离心力
  - 工具松弛长度及柄的直径
  - 轴径

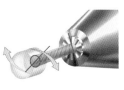

- 切削压力不要太高
  - 接触压力×松弛长度=弯矩
  - 刀具弯曲，不再圆周转动并撞击
  - 切削刃损坏
  - 发生偏心磨损

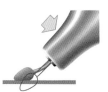

刀具寿命受以下因素影响
- 工具材料的硬度和热硬度
- 刀具的切削和沙砾形状
- 速度和同心度误差
- 推进及切削压力
- 刀具和工件的材料配对
- 磨削高温时：
  - 硬度，强度受热迅速降低
  - 切削刃折断
  - 磨头磨损不均匀
  - 磨头旋转运行不平稳，撞击
  - 工具和工件振动
钝的铣刀或研磨工具
- 要想获得相同的切削结果，需更高的压力
  - 研磨热量大大增加
  - 工件表面已改变
  - 钝的工具打滑
  - 工具和工件产生焊接效应

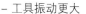

轴径
- 有两种尺寸：2.35mm和3mm
- 轴长：标准44.5mm
  - 长轴：64.5mm，超长：70.0mm
- 较大的直径可以承受更高的载荷
- 轴直径与三次方一起用于计算抗弯强度：
  - 直径3mm的轴承可以承受直径2.35mm的轴的两倍的载荷
- 刀具直径
  - 长达6mm需要2.35mm的轴
  - 直径3mm以上的轴需要超过6mm

旋转仪器的旋转误差
- 径向（外周）和轴向同心度误差
- 径向（外周）同心度误差
  - 产生于所有旋转工具
  - 圆周与理想旋转轴的尺寸偏差
  - 工具柄弯曲是极端的例子
- 轴向同心度误差
  - 发生于磨片和砂轮
  - 砂轮，振颤
- 和最终加工技术相关
  - 可允许的误差
  - 最大同心度误差在0.02~0.08mm之间
- 磨削工具必须校正
同心度误差的效应
- 点或线状机械切割
- 切削能力从开始迅速下降
- 使用寿命短
- 加工表面质量差
- 离心力导致断裂的风险增加
- 撞击工具同心度误差可见
  - 立即更换=>非常高的受伤风险
  - 在高速旋转时可突然断裂或者折断
  - 随着速度的增加，同心度误差增加
  - 由于偏心旋转，离心力更大
工具的松弛长度
- 松弛长度越长
  - 更大的弯矩和弯曲应力
  - 夹头更少地夹住柄
  - 更大的偏心率和同心度误差

- 工具振动更大
- 差的工件表面
- 更大的事故风险
转速影响
- 速度越高，在以下情况中离心力越大
  - 偏心磨头
  - 重的工具
  - 工具直径大
砂轮和橡胶抛光轮
- 有很大的重量和偏心度
- 仅在低速下运行
- 必须练习训练，否则
  - 橡胶抛光或砂轮会被撕裂
  - 高速飞出

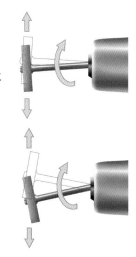

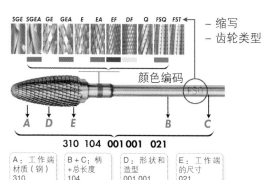

| 缩写 |
| 齿轮类型 |
| 颜色编码 |

310 104 001001 021

| A：工作端材质（钢）310 | B+C：柄+总长度104 | D：形状和造型001 001 | E：工作端的尺寸021 |

ISO标准，用于描述铣刀和磨具

磨具包括
– 硬磨料和软粘接剂
– 磨料
    – 压碎,过筛,分类
    – 粒度等级为24～400（极细）

磨料
金刚砂（C）
– 结晶碳
– 硬度约10060HV
– 热硬度约900℃
– 八面体形状,尖锐的边缘
– 非常容易切割
– 产生相对粗糙的表面

氧化铝（Al₂O₃）
– 在200℃下从胶泥中获得
– 在电炉中
– 硬度约2800HV
– 热硬度2000℃
– 刚玉粒致密,钝角
– 不会深渗透
– 创造良好的表面
– 发热量大

碳化硅（SiC）
– 石英和焦炭制成
– 硬度约3500HV
– 很脆

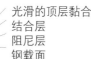

光滑的顶层黏合
结合层
阻尼层
钢载面

– 热硬度1300℃
– 碳化硅晶粒是棱形的、尖的、锋利的、非常容易切割
– 脆,断裂=>高磨损

连接（结合）
– 较磨沙砾柔软
– 由此沙砾可以被破坏
– 粘接硬度用颜色编码

柔性结合
    – 高磨损=>良好的研磨性能
    – 适合高速
刚性结合
    – 低磨损=>低磨削性能
    – 适合低速

嵌入磨粒
最佳嵌入
– 密集的
平面嵌入
– 沙砾分布分散
– 用于软质材料
深层嵌入
– 用于固体,硬质材料
覆盖密度与晶粒尺寸有关
粗沙砾
– 无法密布
中等砂砾
– 分部密度大
– 易切割
– 高磨削性能
细沙砾
– 最大分布密度
– 刚性结合
– 轻柔的磨削
– 光滑的表面
– 低磨削性能
研磨性能取决于
– 磨料和粘接硬度
– 晶粒尺寸,晶粒类型,覆盖密度,嵌入深度

– 高磨削性能通过
    – 粗粒
    – 密集嵌入
    – 平齐嵌入
– 低磨削性能通过
    – 非常细的沙砾
    – 低密度分布和深层嵌入

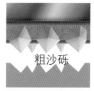
粗沙砾

中等沙砾

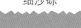
细沙砾

铣刀
钨（WS）
– 钨–钒合金
– 低耐磨性
– 工具钢切削刃有锋利的边缘
– 在低磨削压力下可行
– 硬度约850HV
– 热硬度180℃

硬质金属（HM）
– 烧结金属
    由金属碳化物（钨）制成
– 粘接剂金属（钴）
– 将细磨的碳化物和金属粉末混合,压制,在900～1500℃下烧结
– 直接和间接成形
– HM切削刃为钝角
– 硬度约1600HV
– 热硬度约900℃
– 高耐磨

铣刀表面切刃类型
直刃铣刀
– 出色的切割性能
– 用于切割软质材料
– 强烈振动
– 粗糙的表面
– 卡壳风险
螺旋刃刀
– 出色的切割性能
– 用于硬质材料
– 低振动

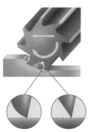

– 光滑的表面
– 针状屑
– 受伤的风险
十字花刃
– 出色的切割性能
– 无振动和疲劳
– 使用寿命长
– 非常经济
– 切削压力低
– 颗粒屑
– 所有材料通用

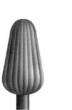
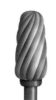
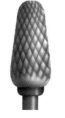

横切磨头
– 切削性能低
– 小碎屑
– 高磨损
切刃数量
粗刃铣刀
– 极高的切割性能
– 最强烈的振动
– 粗糙的表面
– 用于软质材料
标准刃铣刀
– 高切削性能
– 表面更光滑
– 也用于硬质材料
细刃铣刀
– 切削性能低
– 非常光滑的表面
– 适用于金属
– 十字花刃也用于陶瓷

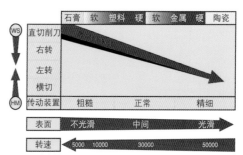

该图一方面显示了切削刃的数量和刃的类型之间的关系,另一方面显示了表面质量和加工量之间的关系。

精细研磨或抛光剂（工具和材料）
- 水性浆料
- 硬脂和蜡结合（硬脂酸）的抛光膏
  - 与毛毡、刷子或抛光剂一起使用
- 带有弹性黏合剂的抛光体
- 精磨主要是碎屑磨除改形
- 主要抛光热塑性流程

细磨料
- 在具有弹性结合力的抛光体中根据莫氏硬度等级最好的沙砾
  - 钻石：HM10
  - 碳化硅：HM9.5
  - 氧化铝：HM9

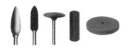

膏状抛光加工
- 膏状金属氧化物（预抛光和高光泽度）
  - 氧化镁（MgO，HM6，白色）
  - 氧化铬（Cr_2O_3，HM6，绿色）
  - 氧化铁（Fe_2O_3，HM6，红色）
  - 氧化锌（ZnO，HM 5，白色）

作为浆料抛光剂
- 硬度为6HM的硅藻土，海藻的化石天然产物
- 硬度为5HM的浮石，熔岩：SiO_2，Al_2O_3，Fe_2O_3，$CaCO_3$
- 白土粉（$CaCO_3$，HM3）

抛光工具
抛光电机的旋转工具
- 毡锥和毛毡轮
  - 具有不同的尺寸、硬度和形状
- 由天然毛、塑料硬毛或金属丝硬毛制成的单排或多排刷子
- 由羊毛线、纺织布制成的抛光轮、法兰绒、荨麻、毡布或皮革条

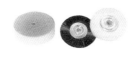

手持器械的旋转器械
- 抛光轮、滚筒或刀头
- 安装在托架上或可更换在心轴上
- 固定的电刷轮或电刷
- 由人造毛或金属硬毛制成

旋转工具的使用原则——检查机器
工具必须牢固固定
- 无振动和间隙跳动
- 夹头同心度误差
- 定期检查
- 定期检查车针

工具控制/存储工具
- 小心处理柄
- 存放干净且防腐蚀
- 不折断，损坏

- 不要超过工作压力
- 淘汰产生撞击的工具
  => 最高受伤风险

遵守速度标准
- 否则离心力太高
- 工具弯曲，折断
- 受伤的风险

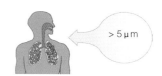
> 5 μm

防尘
- 用于眼睛、手、呼吸道、肺
- 负压吸引细小的灰尘、蒸汽、病菌
- 细小的灰尘落在肺部
  - 硅肺的危险
  - 致癌，有毒，致敏
- 戴护目镜（眼镜）和口罩

使用工具的支撑模式
- 无支撑是错误的
- 两只手都支撑在吸尘器旁，无振动、无疲劳式

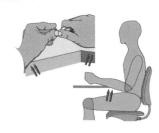

金属的生物效应
- 修复材料有异物刺激
- 机械、热和化学刺激
- 会引起组织改变
- 唾液充当电解质
  - 不同的金属在口腔中接触
  - 吸收金属离子
  - 产生电化学元件，导致
    - 味觉减退（金属味）
    - 神经刺激（疼痛）
    - 金属零件变色
    - 金属离子进入体内
- 金合金和汞合金在嘴中的电位差约为500mV

金属和金属键
- 会引起化学毒性反应
- 取决于吸收量
  - 急性或慢性炎症
  - 组织生长（肿瘤形成）

生物相互作用
牙科材料与组织之间的化学毒性作用，与污染物（抗原）接触的过敏反应：
- 抗体形成=>
- 致敏作用未引起注意且与剂量有关
- 过敏反应与剂量无关
- 毒性作用取决于：
  - 数量、类型和化学条件
  - 离子附着在蛋白质上
  - 改变它们的功能

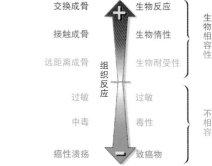
化学和电化学
机械
热和细菌
牙菌斑
有机体

生物相容性/组织相容性
- 材料对组织无影响
- 生物相容性程度（例如在种植学中）：

交换成骨　生物反应　生物相容性
接触成骨　生物惰性
远距离成骨　生物耐受性　组织反应
过敏　过敏
中毒　毒性　不相容
癌性溃疡　致癌物

- 生物耐受对组织无刺激性
  例如EMF合金、钴铬钼合金
- 生物惰性（拉丁语iners）=>不活跃，无组织反应的
- 生物反应性对组织有刺激作用
  例如羟磷灰石、磷酸钙

金属的电位差说明
- 非贵重金属将贵金属排除在解决方案之外
- 合金发生电化学腐蚀
  - 如果晶界内部不均匀
  - 在电解质环境中创建阳极和阴极区域

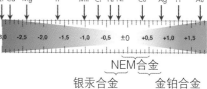
转变为离子态的趋势降低
Li Ca Mg Ti Mn Cr Fe Ni Cu Ag Pt Au
NEM合金
银汞合金　金铂合金

电化学系列
- 金属按趋势排序
  - 过渡到离子态
  - 在电解液中形成正离子
- 金属原子形成正离子
  - 化学活性不同
- 化学钝化金属称为贵金属
  - 很难电离
  - 在右边的周期表中具有高原子序数
- 化学活性金属是贱金属
  - 易于电离
  - 它们的原子核不束缚电子
- 非贵重金属替代贵金属
  - 从其盐的溶液作为氧化还原反应：
  - 贵金属被还原，元素沉积
  - 非贵重金属被氧化
- 电压作用于金属之间
  - 相对于氢电极进行测量
  - 氢可以形成正阳离子
  - 包含在电压系列中

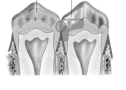

- 是两种不同的金属合而为一电解液浸没
  - 产生电压，例如稀硫酸中的铜棒和锌棒
  - 导致电压差为 1.1V 铜（＋0.34V），锌（－0.76V）
  - 当电路闭合时，贱金属离子化并逐渐溶解
- 叫作电化学腐蚀

腐蚀（拉丁语；corrosum，=啃咬破坏）
- 通过与环境的反应破坏金属
- 化学腐蚀是化学分解过程
  - 在没有电解液的情况下运行
- 唾液作为电解质的电化学腐蚀
  - 包括被侵蚀的金属的氧化和侵蚀剂的还原
  - 金属变成离子形式并溶解
- 当两种不同的金属在电解液中聚集在一起时，例如

- 唾液中的金冠和铸造义齿作为电解质接触
- 形成腐蚀元素，变成唾液中的电化学元件

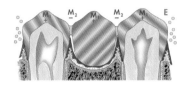

- 不同合金与对向的冠或桥的接触（接触腐蚀）
- 修复体中的不同合金，

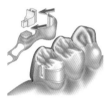 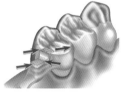

- 不均匀的混合晶体形成局部元素
- 由V2A钢制成的塑料义齿支架
- 勺子、叉子、刀子可作为腐蚀元素，唾液可作为电解质
- 腐蚀过程引发以下主诉：
- 味觉变化（金属味）

腐蚀元件的例子
- 焊接接头不如焊接合金贵
  - 是腐蚀的起点

例如组合铸造义齿和套筒冠在种植体上固位

- 牙痛，牙髓坏死，神经疾病
- 黏膜和舌头发炎和发红
- 中毒症状（例如在胃、肠、肝、心脏、神经上），过敏反应
- 由于沉积物使金属变色而引起的美学干扰

防腐形式
异质合金中的局部元素
- 在贵金属和非贵重金属成分之间
  - 例如不均匀的金合金，偏析，气孔
  - 沿晶界的晶间腐蚀
  - 晶粒内直接发生晶内腐蚀
- 由于表面通气不同，唾液中的氧饱和度不同而导致局部产生浅孔

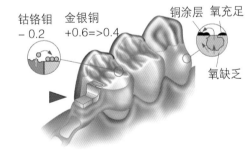

钴铬钼　金银铜　　铜涂层　氧充足
－0.2　　+0.6=>0.4
　　　　　　　　　　　　　　　　氧缺乏

通气元件的形成
- 因为金属在氧缺乏电解液中的溶解比氧充足电解液中的溶解更快
- 并且金属与两种电解质接触
- 通气良好的区域（被唾液和空气冲洗）
  - 在狭窄的空隙中比不通风的区域具有更高的电势
- 合金中的孔或间隙产生腐蚀
  - 如果较少的贵金属离子溶解在低氧唾液内部
  - 与孔外的氧气发生反应
缝隙腐蚀
- 是在间隙中腐蚀的通气元件

- 如钢丝、塑料义齿中，存在唾液可触及的缝隙
点蚀腐蚀
- 在有限的地方，浅孔深度扩大
- 到达金属表面的气孔形成带有点蚀的通气元件
- 如果氧化物沉积在晶界上，则会在没有电解液的情况下发生内部晶体腐蚀
发生接触腐蚀
- 在接触合金中
- 接触元件形成短的闭合电化学元件
- 非贵重金属溶解在唾液中（电解质）
- 贵金属表冠和汞合金填充物在接触时腐蚀
发生应力开裂腐蚀
- 具有电化学和机械应力
- 晶内应力腐蚀
- 通过开裂和腐蚀快速破坏
腐蚀产物
- 挥发性，可溶或附着的金属化合物
- 可以去除可溶性腐蚀产物
- 黏附钝化金属
腐蚀试验
- 是实验室和临床系列测试
- 提供有关离子随时间释放的信息：
  - 几个小时又几天后
- 义齿附件向唾液中释放的离子更少

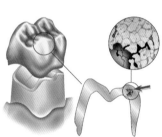

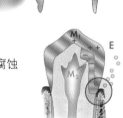

电镀元素
- 将两个不同的金属棒浸入电解液中，例如酸
- 导致电化学元素
- 构造为电压源
  - 金属棒中有过多的电子
    - 锌，贱金属，变成负极
    - 断电时分解
  - 另一个金属棒缺电子
    - 例如铜，贵金属，变成正极
- 作为电解过程结构
  - 分解成基本物质
  - 电解液中的两个相同的金属棒，例如氯化钠溶液
  - 向金属条施加直流电压
    - 钠的正阳离子与负极（阴极）
      - 阴极还原，离子还原
      - 钠吸收电子
    - 负氯离子至正极（阳极）
      - 阳极氧化，离子被氧化
      - 氯释放电子
      - 元素氯和钠分离
- 负极电子过多
  - 因此为负，是电子流失的阴极
- 正极缺少电子
  - 是正的，是电子流动的阳极
- 阳极可为溶液电极
  - 被电解分解
- 阴极是沉淀电极

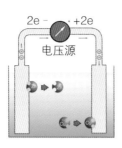

电压源

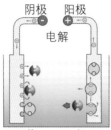

阴极　阳极

电解

工作 ← 银

电镀金属沉积
- 电解是电元素的逆向
- 电流触发的化学反应
- 电镀金属分离

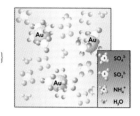

铵–亚硫酸金配合物
$(NH_4)_2\{Au(SO_3)_2\}$

- 在工件的导电表面上
- 悬挂在电解槽中作为阴极
- 镀液中含有要沉积的金属盐
- 阳极（正极）和阴极（负极）构成直流电压低（最高12 V）的电路
  - 电解槽中的盐解离
  - 正金属离子迁移到阴极
- 厚的纯金属层沉积在导电表面上
  - 电镀期间0.1～10μm厚
  - 电铸过程中的涂层厚度可达1mm

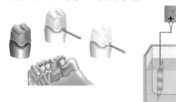

电镀成形
- 与银漆导电的复制牙预备体
  - 作为阴极连接到电导体
  - 挂在电解浴（亚硫酸金浴）中
- 在直流电压下沉积一层厚度不超过1mm的层
- 电镀金盖非常耐腐蚀
- 是用于烧制陶瓷的载体盖
- 适用于套筒冠外冠

模型上的**电镀金属涂层**
- 由铜、银或镍制成
- 用电喷雾喷涂印模材料（硅树脂）
  - 导电石墨、喷银粉
  - 与负极连接
  - 在2.8～6V、10mA下进入电解液浴12小时
  - 金属离子占据负极硅化接触层
- 电镀后，用石膏倒模，制作普通的可卸代型
- 费时，昂贵和设备高消耗
- 出色的表面质量

电解抛光，上光（抛光裂解）
- 工件（铸造义齿支架）
  - 作为阳极（正极）悬挂在电解液中
  - 电解质是酸性溶液
  - 容器壁上的阴极（铜阴极）
  （–电镀银的反转）
- 电流流动时去除表面材料
- 抛光的溶解表面
  - 粗糙度深度为0.1μm，去除了40μm的材料
  - 更耐腐蚀，更耐机械

- 清除量取决于几个因素：
  - 表面必须没有灰尘和氧化物
  - 电流和电压上限

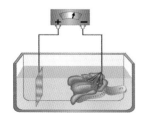

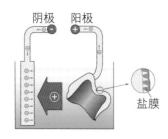

阴极　阳极

盐膜

- 2～4A时9～12V电压
  - 高安培数，高材料去除率
- 3次裂解，每次时间为5分钟。浴温40～50℃

电火花加工（电蚀作用）
- 硬质金属的去除材料工艺
- 将工具（负极）和工件（正极）浸入（非导电）电介质中，在该电介质中会点燃放电
- 火花形式的放电
  - 火花是很小的光弧
  - 在撞击点产生非常高的温度
  - 由离子化气体制成的火花通道作为等离子通道
  - 工件汽化金属产生的等离子体
  - 金属通过火花蒸发=>去除材料

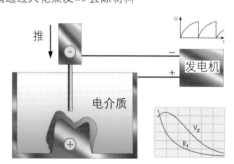

推

发电机

电介质

- 脉冲发生器产生火花
  - 频繁放电会清除材料颗粒
  - 被电介质扫走
- 清除量（烧蚀体积）取决于
  - 放电量（电流和电压）
  - 放电频率（5～6kHz）
- 工具是特殊形状的石墨电极
  - 作为精密附着体、杆、条锁的适配表面
- 不同EMF合金的工件

电解解离和pH

离子键
– 在水溶液中解离（崩解）
– 水减少静电吸引
  – 离子脱离晶格
  – 离子晶格裂解，离子可以自由移动
  – 然后导电
  – 称为电解解离

物质
离子可以离解并传导电流
– 是真正的电解质：盐，酸和碱
– 解离度是解离的分子与分子总数之比
  – 小于1的值
  – 或以百分比给出

水受制于电解解离
– 分解为正氢离子（H_3O^+）和负氢氧根离子（OH^-）
– $H_2O + H_2O <=> H_3O^+ + OH$
– 离子携带电荷
  – 氢氧根离子获得电子
  – 氢离子（质子）变成水合氢离子

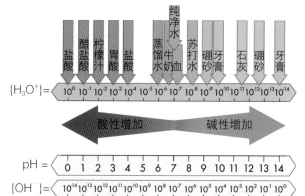

– 正阳离子迁移到负阴极
  – 属于正阳离子
  – 所有金属离子（例如 Cu^{2+}、Al^{3+}、K^+）
  – 氢离子（H^+）或水合氢离子（HO^+）
– 铵离子（NH_4^+）
– 负离子迁移到正阳极
  – 属于负离子
  – 所有酸区（例如Cl^-、SO_4^{2-}、NO_3^-）
  – 氢氧根离子（OH^-）

酸解离
– 酸释放氢离子（质子）
– 形成负残基（此处为盐酸的氯原子）和正氢离子
– 氢离子附着在水分子上形成水合氢离子

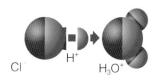

– 水合氢离子浓度（H_3O^+）是一种度量
  – 用于酸的强度
  – 称为pH（氢电位）
  – 离子浓度的负对数
  – 表示溶液的酸性或碱性

中性水
– 水合氢盐浓度为10^7mol/L

– 负十进制对数为7
– 中性水的pH为7.0
– pH介于
  – 0和3被认为是强酸性
  – 3和7为弱酸性
  – 7和11为弱碱性
  – 11和14是强碱性

纯净水

盐酸 醋盐酸 柠檬汁 胃酸 盐酸 蒸馏水 牛奶 血 苏打水 硼砂 牙膏 石灰 硼砂 牙膏

$\{H_3O^+\}$= 10^0 10^1 10^2 10^3 10^4 10^5 10^6 10^7 10^8 10^9 10^{10} 10^{11} 10^{12} 10^{13} 10^{14}

酸性增加　碱性增加

pH = 0 1 2 3 4 5 6 7 8 9 10 11 12 13 14

$\{OH^-\}$= 10^{14} 10^{13} 10^{12} 10^{11} 10^{10} 10^9 10^8 10^7 10^6 10^5 10^4 10^3 10^2 10^1 10^0

酸
– 氢和非金属的化合物
  – 如果氢被金属取代，则会形成盐
– 在水溶液中解离（崩解）
  – 在负酸残基和正氢离子中
  – 离解的氢离子形成水合氢离子
– 水溶液中的酸是强电解质
– 酸的典型性质
  – 酸性，pH <7
  – 颜色指示器（例如石蕊变成红色）
  – 被碱基所中和
  – 酸的名称不一致（原文指的是在德语中的拼写）
  （德语中）酸残基上带有"酸"一词的中心原子的名称，例如硫酸、磷酸
  – 低氧化水平标志
  => （德语单词中）结尾为"ige"，例如亚硝酸（HNO_2）
    – 前缀"Per-"意为"过氧化"高氯酸（$HClO_4$）
    – 前缀："Meta"或"Ortho"表示水含量，例如正磷酸、偏硅酸

碱（希腊语basis意为碱的）
– 化学结构为
  – 正金属离子和氢氧离子（OH^-）结合
– 所有金属均可形成碱（金属氢氧化物）
– 所有碱的特征成分是可解离的一价氢氧根
– 通过中和与酸形成盐

碱溶液
– 是碱在水中的溶液
– 碱性可由颜色指示剂确定
  – 石蕊在碱液中从红色变为蓝色
– 味道像肥皂溶液
– 使皮肤柔软，使其膨胀
– 腐蚀贱金属
– 传导电流
– 用作去脂清洁剂

苛性钠（烧碱）
– 氢氧化钠（NaOH）
– 在水溶液中=>氢氧化钠溶液
– 白色，结晶，易碎，非常吸湿
– 氢氧化钠溶液溶解脂肪
– 苏打漂白剂浸泡木头
– 与大多数酸相比，具有高度腐蚀性的3级毒药对皮肤和组织的危害更大

苛性钾
– 氢氧化钾（KOH）形成氢氧化钾溶液
– 白色，易碎，结晶且非常吸湿
– 与空气中的二氧化碳消除水而形成碳酸钾（K_2CO_3）
– 钾碱液：澄清，无色，腐蚀性液体
  – 与氢氧化钠相当的性能
  – 3级毒性

氨水氢氧化铵（NH_4OH）
– 用于清洁和脱脂的弱碱，去除研磨和抛光剂残留

盐是酸残基和金属离子的化合物
– 命名盐
  – 以单原子结尾的酸残基"-id"，例如氯化钠（NaCl）
  – 多原子酸残基"-at"例如碳酸钠（Na_2CO_3）

在牙科技术中的应用
– 酸洗，电解液，助焊剂，清洁剂
– 稀酸混合物在加热时可作为酸洗剂
  – 从金属上去除氧化物
– 电解液是酸的混合物
– 多种材料和酸的反应产物：
  – 蜡和塑料中的酯
  – 水门汀和包埋材料的搅拌混合液
– 牙科技术中的盐是助焊剂和熔融剂
  – 用于电镀液和电解

健康保护
– 酸会导致灼伤，溃疡
– 急救：脱掉浸透酸的衣服
  – 用水冲洗，无菌包扎
  – 用大量水冲洗眼睛
  – 新鲜空气供应，必要时吸氧，并立即去医院
– 酸具有不同的毒性，如果吞入，会立即寻求医疗帮助，并向医生说明酸的种类

名称/分子式	功能特征	盐	应用	特点	健康防护
氢氰酸 （氰化氢，HCN）	- 在26℃沸腾的无色液体 - 易溶于水 - 剧毒 - 鱼腥-杏仁味	氰化物：氯化钠（NaCN），氯化钾（KCN） - 易溶，剧毒盐 - 致死剂量：150mg	- 用于电镀电解、用于干氰化物浸出 - 在金和银的提取中 - 没有在牙科技术中的应用	剧毒 - 150mg在几秒钟内可致命因为 - HCN阻止呼吸酶	氢氰酸及其盐必须保存在锁柜
硼酸 H₃BO₃	- 硼酸，三氧硼酸 - 白色无味鳞状晶体 - 密度1.46g/cm³，溶于热水 - 加热至70℃时，会生成偏硼酸并脱水	- 盐： - 硼酸 - 偏硼酸 - 四硼酸 - 具有溶解氧化物的作用	- 助焊剂和铸造用助焊剂成分 - 电镀液的添加物 - 硼砂（Na₂B₄O₇·10H₂O）在878℃熔化	氮化硼（BN）进行两种修改 - 类石墨和类金刚石 - 碳化硼坚硬 - 高温材料 - 硼酸晶体（HBO）₂在160℃时可熔化	- 5g结晶硼酸有致命作用 - 少量连续服用会导致消瘦
氢氟酸 水溶液（HF） H—F	密度1.13g/cm³；沸点或冷凝点−19.6℃ - 水溶液中无色有毒有刺激性气味 - 溶于水中的卤化酸的浓度为40%、50%、72% - 氟化氢只能溶解许多金属、贵金属、铝和铜 - 溶解玻璃、石英和硅酸盐为唯一的酸 - 储存在聚乙烯容器中	氟化物： - 四氟化硅（Si₄F） - 氟化钠（NaF），剧毒 - 氟化钙（Ca₂F，萤石）	- 陶瓷表面的粗糙化，例如支克冠 - 烘烤框架表面酸洗以去除硅酸盐残留物和氧化物 - 氟化饮用水预防龋齿 - 焊接时的助焊剂	氢氟酸处于毒物管制之下 - 一级毒药（剧毒） - 盐是二级毒药（剧毒） - HF灼伤皮肤，黏膜，导致难以愈合的伤口，呼吸道发炎及手指甲床、骨骼和关节发炎 - 防护服、手套、眼镜；通风	彻底灼伤皮肤 - 如果烧伤眼睛，请用水或氯化钙溶液冲洗 - 吞咽后用3.5%硫酸镁溶液冲洗 - 将100g氧化镁溶于0.5L水中 - 立即就医 - 义务上报的职业病
磷酸（H₃PO₄） O=P—O—H	- 正磷酸 - 密度1.88g/cm³；熔点42.3℃ - 白色，吸湿，结晶性粉末 - 与水结合形成各种磷酸 - 氧化磷（P₂O₅）糖浆，无毒磷溶液	对应于酸的磷酸盐： - 偏磷酸盐 - 正磷酸盐 - 二磷酸盐	- 磷酸盐水门汀的液体，例如磷酸氧化锌 - 磷酸盐作为化妆品制剂的添加剂	磷酸是 - 饮料中的酸化剂 - 磷酸钙是一种 - 种植磷酸添加物	氢化磷（例如PH₃） - 剧毒气体 - 无色 - 刺鼻的气味 - 来自亚磷酸盐和水
蚁酸（HCOOH） H—C—O—H	- 甲酸 - 强酸有机酸 - 辛辣气味的液体 - 熔点8.4℃；沸点100.5℃	盐和酯： 甲烷酸盐或甲酸酯	- 羊毛染色 - 防腐剂，消毒剂 - 钯合金的酸洗液，20%的酸	生产： - 甲醇氧化 - 常见的动植物酸（蚂蚁，蜜蜂，荨麻）	皮肤刺激性，腐蚀性
醋酸 （CH₃COOH）	- 乙酸 - 辛辣味的液体 - 熔点16.6℃；沸点118℃ - 在固态冰块状晶体中	盐和酯：醋酸盐（无水物）	- 醋的一部分 - 贵金属上色 - 过氧化氢最有效	生产： - 甲醇与CO反应或低链烷烃氧化	皮肤刺激性，腐蚀性
甲基丙烯酸 [CHC₂（CH）COOH]	- 熔点16℃；沸点163℃ - 二甲基丙烯酸	甲基丙烯酸酯	- 醋酸产品是义齿塑料的单体； - 烯酸化氢—元醇	- 聚合到高聚度； - 变得坚硬和玻璃状（有机玻璃）	单体及其蒸汽有刺激性 （皮肤湿疹），可能会引起过敏

名称/分子式	功能特征	盐	应用	特点	健康防护
硝酸（HNO₃）	－ 密度1.5g/cm³ － 熔点41.65℃，沸点84℃ － 浓度： 　－ 红色，产烟98%（沸点86℃） 　－ 浓缩68%（沸点122℃） 　－ 稀释25.5%（沸点106℃） － 无色油状液体 － 暴露于光下会分解为二氧化氮，对稻草、木材、甘油有氧化作用 － 硝酸溶解所有金属，但先前的氧化作用除外 　－ 金，铂，铱	硝酸盐： － 化肥，炸药 － 硝酸银（照片） － 硝酸金镀金氮化的 － 苯-染料 － 三硝基甲苯作为爆炸性醋化反应 － 乙二醇，甘油炸药	－ 电解槽 － 分离水以提取纯金、铂和铱的 － 测试酸由各种稀释度的HNO₃组成 － 不同浓度的酸洗液用于黄金的酸洗 － 黄色酸色成分 － 助焊剂成分 － 在任何科技中很少使用	－ 三级毒药，有毒 － 使用硝酸时，产生有毒的亚硝酸气体 － 氮氧化物，有毒 － 仅在以后才发现肺部受损 － 呼吸可能致命 － 因此房间需通风良好 － 使用通风孔或更好地使用过滤呼吸器	－ 如果皮肤灼伤，请用大量清水冲洗；吸入亚硝酸气体后的症状： 　－ 咳嗽，呼吸急促，呕吐 　－ 窒息 － 急救： 　－ 立即呼吸新鲜空气 　－ 可能是氧气装置 　－ 没有口对口的复苏 　－ 没有液体 　－ 立即医院
盐酸 （盐酸；辛辣气味；强酸；卤化酸）HCl水溶液	－ 密度1.2～1.02g/cm³；沸点110℃ － 氯化氢气体水溶液 － 不同浓度 － 烟雾状40%的盐酸会释放出HCl气体，直到混合物恒定为止 　－ 浓盐酸：24%～36% 　－ 恒定混合物：20.24% 　－ 用于实验室目的7%HCl	氯化物： － NaCl＝食盐 － NH₄Cl＝氨（氯化铵） － KCl＝钾石盐 － HCl与乙炔结合形成氯乙烯 　CH–CH + HCl => 　CH₂=CHCl	－ 通过析氢溶解有贱金属及其混合物，如果这些其没有氧化 － 主水的一部分 － 将金/铂溶解为氧化物 － 黄金/铂科技术中已过时 － 牙科技术中上色 － 助焊剂（软焊剂）	盐酸及其混合物： － 是三级毒药，有毒 － 放在密闭容器中 － HCl可将铜钝化 － 氯与水结合形成 　－ 氯气氧化（HClO） 　－ 它们的盐是氯酸盐或亚氯酸盐	盐酸和HCl蒸气： － 对健康有害 － 形成难以愈合的伤口 － 用大量水冲洗 － 立即用强力喷水冲洗掉皮肤上的飞溅物
硫酸（H₂SO₄）	－ 密度1.84g/cm³，熔点10.3℃，沸点300℃ － 浓度： 　－ 精制硫酸：98.3% 　－ 粗制硫酸：94% 　－ Glover酸：78%～80% 　－ Kammer酸：60%～70% 　－ 稀硫酸：10% － 无色无味液体 － 极易吸湿，因此在稀释时先加水，再加酸	硫酸盐： － 硫酸铜（CuSO₄） － 硫酸钙（石膏）（CaSO₄·2H₂O）	－ 用于金和银合金的染色（10%酸） － 部分测试酸 － 牙科技术中常用的酸 － 贵金属上色	最强酸之一： － 溶解所有金属氧化物 － 沸腾时，仅水蒸发，酸不蒸发 于是 － 没有有害的蒸汽 － 但酸性变强 － 当稀酸变热时，酸液变热，酸液飞溅会溅	根据中毒法规： － Ⅲ类毒药 － 对水有很好的亲和力 － 浓缩的H₂SO₄甚至可以从有机物质中提取化学结合的水 － 具有炭化作用 － 如果发生烫伤，请用大量水冲洗
王水	混合物由以下组成： － 3份浓盐酸 － 1份浓硝酸 － 硝酸被氧化 － 盐酸被氧化物 － 形成亚硝酰氯NOCl + Cl	氯化物： － 氯化金（AuCl₃） － 从而释放出亚硝酸气体	－ 王水溶解所有金属形成氯化物 － 溶解金和铂 － 用于镀金浴的氯化物生产 － 稀酸形式对其他金属的腐蚀作用	配制混合物后 － 酸成分立刻分解 － 因此需要重新配制	三级毒，有毒 － 使用过程中产生亚硝酸气体 － 与硝酸一样危险

气体是气态物质
- 分子间力低
- 分子向各个方向扩散
- 完全填满空间

燃料气体
- 易燃气体和混合气体
  - 自然发生，例如天然气
  - 人工制造的气体

$$常数 = \frac{压力 \times 体积}{温度} = \frac{p \times V}{T}$$

- 储存被压缩，溶解在液体中或液化
  - 氧气以压缩形式存储在钢瓶中
  - 乙炔溶解在液体中并储存

气瓶
- 钢制压力容器，用于容纳气体
  - 在压力下压缩、液化或溶解
- 遵守压缩气体法规

丙烷和丁烷混合物的瓶装尺寸（基于填充重量）

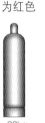

425g　5kg　11kg　22kg　33kg

- 提取
  - 从固体或液体燃料脱气
  - 液态气体蒸发
  - 通过气体燃料的物理分离、化学裂变和合成
- 通过煤气管线或煤气瓶送到消费者
- 气体状态分为3种尺寸

- 气瓶阀的形状不同：
  - 用于不易燃气体的右旋螺纹
  - 用于易燃气体左旋螺纹
  - 用于带夹子连接的乙炔
  - 用于标准化配件
- 气瓶瓶身以标准化的方式上色：
  - 蓝色表示氧气，黄色表示乙炔
  - 对于所有其他易燃气体为红色

氧气瓶
- 在高压下储存大量气体：
  - 200bar压力下40dm³体积
  - 总共8000L氧气
请遵守存储注意事项：
- 请勿将阀门与油脂连接=>油脂会被纯氧点燃
- 请勿使用纯氧进行室内通风或吹干工作服
- 保护整个氧气瓶不被加热，否则，导致危险压力升高
- 固定氧气瓶以防跌落，并仅用保护盖运输

乙炔气瓶
- 40dm³钢瓶，带有浮石、硅藻土和充满丙酮的16dm³为溶液液体
- 以15bar 6000dm³乙炔填充
- 纯乙炔在约2bar下爆炸
  - 最大压力为1.5bar

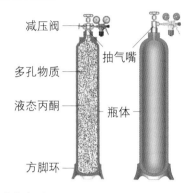

减压阀　抽气嘴　多孔物质　液态丙酮　瓶体　方脚环

乙炔气瓶的注意事项：
- 不要加热
  =>压力增加时乙炔爆炸
- 每小时不要抽出超过1000L的乙炔，否则丙酮将被抽走
- 完成工作后，请关闭燃气管道

名称	技术数据/性能		技术参数/特性	
压缩空气 - 大气 - 线网 - 灰色压缩气体瓶（200bar）	地球大气（空气）的混合气体 - 氧气，氮气，氩气，二氧化碳，水蒸气 - 空气压力：1013.2mbar是空气由于重力作用在表面上的压力 - 用气压计测量		压缩空气设备需压缩空气，如 - 喷砂 - 压力罐，压紧装置	- 真空压铸设备 - 混合气鼓风机 - 喷气喷嘴
氧 - 大气 - 运输形式：蓝色压缩气体瓶（150~200bar液化）	氧气（氧；O） - 气态，非金属，是地球上最常见的元素 - 无色，无味，无味 - 密度1.4290g/L	- 化学上非常活跃 - 通过空气液化获得 - 通过绿色植物的光合作用释放大气中的氧气	氧气，乙炔，天然气，丙烷或丁烷的燃料气体混合物的鼓风机提供： - 高工作温度	- 用于熔化金属 - 氢氧形成爆炸气燃烧温度高达3300℃
氢 - 燃气 - 运输形式：红色压缩气体瓶（200bar）	氢（H） - 是最轻的化学元素 - 无色无味气体 - 在0℃时的密度为	0.08988g/cm³ - 熔点−259.14℃；沸点−252.5℃ - 中度反应	通过电解水获得与氢氧（氢氧气体）形成高度爆炸性的	混合物 - 用于焊接 - 用于熔化金属
天然气 - 燃气 - 运输形式：管网自带压力	无毒天然气混合物 - 甲烷中80%~95% - 2%~4%的饱和碳氢化合物（例如乙醇、丙烷、丁烷、戊烷）	- 4%~11%的氮，二氧化碳，硫化氢，氢气 - 发热量33600~37800kJ/m³ - 存储在地壳中；最多的国家：美国和乌兹别克斯坦	产热燃气 - 加热系统和燃气热水器 - 预热炉，燃气灶燃气 - 本生灯	- 鼓风燃气炉燃烧氧气或压缩空气进行熔化或焊接
乙炔 - 燃气 - 运输形式：黄色压缩气体瓶（18bar）	乙炔（HC≡CH） - 简单不饱和烃 - 三重键 - 无色，无毒，几乎无味，	反应性强 - 通过电石的水解获得	带有燃气混合物的鼓风机来自氧气和乙炔 - 最高工作温度	- 用于熔化金属 - 氧气−乙炔混合物，燃烧温度高达3100℃
丙烷/丁烷 - 燃料气体 - 运输形式：红色液化气体瓶（10bar）	- 碳氢化合物混合物 - 至少95%丙烷（C₃H₈） - 丁烷（C₄H₁₀）和乙烷（C₂H₆）的添加	- 液态气，比空气重 - 无色无味，无毒	与天然气用途相同 - 热值高（3倍） - 用于所有鼓风机或烧炉	- 用于焊接和熔化 - 需要其他形式的燃烧器

颜色
– 环境的组成部分
– 材料性能，美观和装饰
– 具有特定的信息和沟通
– 光线交换时有多种颜色
  – 通过照明物体的反射、衰减和吸收以及光的光谱分布

可见光
– 具有波特性的电磁辐射
– 在380~780nm的波长范围内
  – 临界的紫外线和红外线
– 以光速直线传播
– 光速（c）是一个通用常数
  – 在所有介质中均比在真空中小：在
    真空中c=300000km/s
    钻石中c=124000km/s
    水中c=225000km/s
    玻璃中c=198000km/s

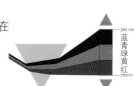
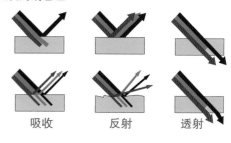

光的折射
– 当光束从一种介质传递到另一种介质时，光束在界面处发生折射
  – 从低密度的介质进入高密度的介质时，折射靠近法线
  – 从高密度的介质进入低密度的介质时，折射远离法线

光学棱镜上的光分离（色散）
– 光束折射两次
  – 进出玻璃杯时
    – 第一次相对于法线折射进入
    – 第二次相对于法线折射出
  – 在同一方向上有两次折射
– 短波被强折射
– 白光分解为彩虹色
  – 形成光谱

吸收
– 入射白光被吸收并转化为热量
– 某些波长被淘汰
– 剩下的是特别清晰的亮色（彩色）
– 当所有波长分量被吸收时，会产生灰色
=>不同灰度的消色差

吸收　　　　反射　　　　透射

反射
– 来自物体的光的直线反射
– 在理想的光滑表面上反射光，发生平行反射=>金属光泽
– 如果表面粗糙，则光会漫反射
  =>表面无光泽
– 所有光线均被反射=>银白色表面

定向反射
– 定向反射来自吸收和反射
– 光穿透物体，然后在晶格中变向并被反射回去
– 产生浑浊分散的表面

透射率或透光率
– 用于透明物质
– 吸收很少
– 光保持平行定向
– 半透明物质
  – 吸收一小部分光
  – 散射光如毛玻璃或描图纸

颜色感知（色觉）
– 在身体、生理和心理层面
– 光线在眼睛内产生刺激
– 在复杂的生物过程中导致大脑有意识的色彩体验
– 颜色的多样性是一种特殊的材料特性

生理色觉
– 是视觉感的功能表现
– 眼睛和大脑形成整体器官
  – 眼睛是外周器官
  – 大脑是视觉的中枢器官
– 视觉刺激
  – 通过眼睛的晶状体投射到视网膜上
  – 通过视神经转发到大脑相应区域
  – 信息量和感知模式的比较与解读

眼
– 大脑皮层的脑回，视网膜来自同一大脑层和同一感觉层
– 视锥细胞和视杆细胞组成的感觉层
– 视锥细胞对颜色敏感
  – 集中在视网膜中央，大约600万个
– 视杆细胞
  – 仅对弱光刺激敏感
  – 分布在整个视网膜上，约1.2亿个
  – 具有大脑神经纤维的中央视觉细胞
  – 边缘的几个视觉细胞共享神经纤维
  – 边缘区域传输最小的光强度刺激

颜色敏感的视锥细胞
– 专用于特定波长范围
  – 短波长（380~436nm=蓝色）
  – 中等波长（495~566nm=绿色）
  – 长波长（627~780nm=红色）
– 区分光谱灵敏度
– 眼静（可见）原色（蓝色，绿色，红色）
– 人类体验6种原色
  – 红色，绿色和蓝色
  – 黄色，黑色和白色
– 主要眼睛的颜色同时受到刺激
  – 产生眼睛次要颜色
  – 红色和绿色给人以黄色的颜色感觉
  – 红色和蓝色混合给人以洋红色的感觉
  – 绿色和蓝色混合给人以青色的感觉
– 由于最高的受体密度，视网膜中央的圆锥细胞可提供最大的感知能力
– 眼后极有黄斑（Macula lutea）
  – 最清晰的视点
  – 在黄斑的中央（中央凹）只有视锥细胞才能获得最清晰的视力
  – 感知清晰度向边缘降低
– 清晰视野是有边界的
– 弱光条件视力是在弱光下
  – 色觉受到严重限制
  – 在黄昏时，红色为最暗，绿色、蓝色和黄色为较亮

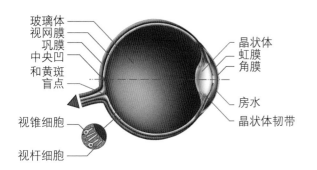

玻璃体
视网膜
巩膜
中央凹
和黄斑
盲点
视锥细胞
视杆细胞

晶状体
虹膜
角膜
房水
晶状体韧带

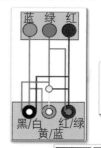
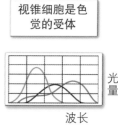

视锥细胞是色觉的受体

蓝　绿　红

黑/白　红/绿
黄/蓝

光量

波长

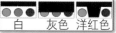

白　　灰色　　洋红色

混色类型
加色混合
- 不同颜色的灯的组成
- 混合色比最亮的颜色成分更亮
- 添加混合颜色：
  - 红色+绿色=黄色
  - 蓝色+绿色=青色
  - 蓝色+红色=洋红色
- 另外就是将光能添加到现有的光通量中
- 基本颜色是红色（红色），绿色（绿色），蓝色（蓝色）
  - 用于计算机、彩色电视机和其他设备的RGB色彩空间
  - 比减色色轮的原色深
  - 通过将红色光添加到中性白色来形成青色

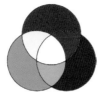

减色混合
- 吸收某些波长范围
- 光能来自光通量
- 混合色看起来不太亮：
  - 青色+黄色=绿色
  - 青色+洋红色=蓝色
  - 洋红色+黄色=红色
- 基本颜色：黄色，洋红色青色在附加色轮上亮的
  - 青色、洋红色、黄色和黑色构成CMYK颜色空间；"K"是黑色的最后一个字母
- 来自白光通过合适的滤光片滤除红色时，形成青色

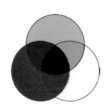

部分（光学）混合
- 颜色区域分为许多小色点
- 产生所有颜色的平均亮度，例如彩色电视、四色印刷、彩色物质

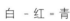

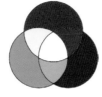

- 部分混色结合了平均的光能量
- 如果将黄色和蓝色的光量减半并合并，则会形成灰色
  - 例如红色+绿色=赭石色为混合色

三维色阶系统
- 代表颜色的主要特征（色价）
  - 色相，饱和度和亮度
- 色价定义三维颜色空间
  - 垂直轴是亮度
  - 水平面是饱和度和色相
  - 光谱的色调排列成圆形

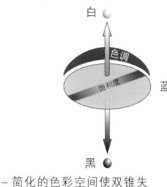 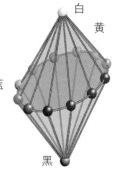

- 简化的色彩空间使双锥失真，因为
  - 色轮边缘上的颜色
    - 最大饱和
    - 有不同的亮度
  - 色轮向亮度轴倾斜

- 明亮的纯色向上滑动
  - 深色滑落
- 灰色序列位于中心轴上
  - 从锥尖白色到锥尖黑色

颜色
- 分组显示
- 在颜色顺序系统中表示
- 通过色价确定度量标准：
  - 色相–亮度–饱和度
- 二维的24色轮，带有
  - 相同颜色的三角形
  - 根据亮度和饱和度
  - 提供度量标准分配的参考颜色

对于平衡的色量，紫色占黄色面积的3倍，蓝色占橙色面积的2倍，而绿色和红色的面积大致相等。这就是为什么饰面瓷的黄金边缘看起来如此醒目。

底色强调色彩对比：相邻的颜色朝着其反色的方向增加；反之亦然。相反，它们更强大、更明亮。由于黏膜周围的红色边框，因此模糊的牙齿阴影具有更强烈的效果。

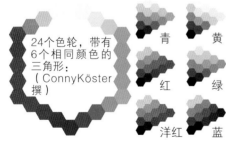

24个色轮，带有6个相同颜色的三角形：（Conny Köster 撰）

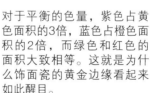

青　黄
红　绿
洋红　蓝

色彩对比是
- 差异，不同，相反
- 心理–身体两极
- 如果同时或连续看到几种颜色
- 客观色彩特性或主观效果

– 区别
- 视觉过程功能产生的对比后继对比，同时对比
- 通过心理评估的主观对比
- 例如冷–热–对比或主动–被动对比

饱和度对比度可以突出具有特定纯度的某些色调。浑浊的色调之间会发出黄色调，以达到充分的辐射效果。如果单板太轻，无法抵挡浑浊的天然牙齿，则具有辐射侵入的外观。

- 颜色区域大小的数量对比
- 客观的主要对比亮度，色相和饱和度对比
- 亮度对比：在色环中，黄色是最高的，蓝色是最暗的
- 亮度对比改变大小的印象
- 同样大面积的背景色：
  - 黑色背景上的白色区域看起来大于黑色区域
  - 深色口腔内的亮白牙齿看上去比深色牙齿大
- 色调对比始终以亮度和饱和度的梯度进行，并且在使用反色时效果最强
- 饱和度对比最有效
  - 扩展的浑浊色调
  - 当纯色意外出现时

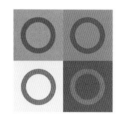

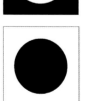

牙齿颜色的确定
- 颜色是定义材料的属性
- 色彩复制是形式的基本复制要素
- 牙齿的客观颜色确定通过裸眼非常容易出错
- 认识颜色差异是一个心理过程
  - 学习到的（学习过的颜色熟练程度）
  - 受到许多外部和内部影响
- 主观色彩印象取决于与周围色彩的对比度
  - 中性的白色背景上的灰色区域比较不同背景
  - 背景越暗，灰色区域越亮

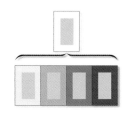

- 颜色确定的要求
  - 视网膜的完美功能
  - 清晰的色彩记忆
  - 没有部分色盲
  - 视力正常的人可以分辨300种颜色
    - 通过不同的亮度和色彩饱和度，可以分辨出大约600000个细微差别
    - 锥体和杆状细胞可实现高达1/10亿Lux的亮度区分
    - 通过相同的颜色观察，非常专业的视觉单元的性能很快耗尽
- 光源是导致错误的主要原因
  - 太阳辐射提供自然光，是光谱分布/色温的量度
  - 中度日光：色温为6500K。
  - 足够的照度可实现1200～1500Lux的自然色温
  - 色温是人体一定温度下的色辐射

- 金属加热到高温
  - 发出不同颜色的光：
    - 暗红色（600℃）=>深红色（700℃）
    =>鲜红色（850℃）=>橙色（900℃）
    =>黄色（1050℃）至白色（1200℃）

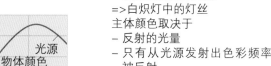

  - 发光金属用作光源
  =>白炽灯中的灯丝
  主体颜色取决于
  - 反射的光量
  - 只有从光源发射出色彩频率被反射
  - 当色彩频率从主体或者光源不被遮盖时出现色彩偏移
  颜色测定
  - 带有滤光片色度计，类似于照度（曝光）计
  - 测量色温

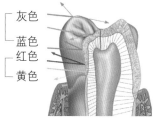

- 可以进行客观的颜色比较
- 所有的物体在色温不同的情况下使用不同的光源，牙齿显示出不同的阴影
牙齿颜色是混合的
- 折射，反射和吸收，以及透明和半透明
- 被光的光谱成分改变
- 牙齿吸收的波长越多，牙齿颜色向该颜色值的偏移就越大

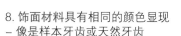

光被转移到牙齿物质的边界层
- 弥散破碎，分散，反射
- 典型的色彩印象
- 切面较灰
  - 牙冠外周在蓝色阴影下
  - 在牙颈上占主导地位的红黄颜色印象

颜色确定的原理
1. 颜色确定者不得部分或全部是色盲的
   - 色觉测试可提供信息
2. 照明条件应最佳
   - 理想的照明条件是在春季或秋季的上午11点照明
   - 这些照明条件必须被模仿
   - 中光强度（1500 lux）的白色日光
3. 对患者的颜色确定
   - 应始终在相同的照明条件下进行
   - 牙科技师工作场所的颜色对比
4. 患者和工作场所的颜色比较
   - 比色板的相同样本牙完成
5. 颜色比较的背景是中性色
   - 地板、天花板、墙壁等的吸收和反射会改变牙齿的颜色印象
   - 窗帘或工作服的鲜艳颜色会影响颜色确定的质量
   牙齿的颜色印象
   - 受周围颜色的影响
   - 这是同一颗牙 针对不同颜色的背景
   - 适用于选择牙色的背景
   - 选择中性的背景
   - 无环境色
6. 天然牙齿不含唾液
   - 唾液涂层导致光线折射，从而导致不同的颜色强度
   - 没有完全干燥，只能用棉球擦拭
7. 必须使用比色样件进行客观的颜色比较
   - 显示相同的缓解、反射和吸收
   - 相同的透明度、半透明性和荧光性

8. 饰面材料具有相同的颜色显现
- 像是样本牙或天然牙齿
人造牙的光学特性
- 反射的颜色混合，射入深层，反射和散射光
- 自然色是由有色物质和添加剂产生的
- 荧光、乳光和衰减都被模拟
9. 层厚足以实现色彩饱和
- 牙齿的比色样块
  - 必须完全模仿天然牙齿的颜色显现
  - 具有与色层相同的层厚度，在色层中光束被折射、散射、反射

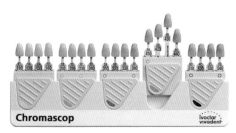

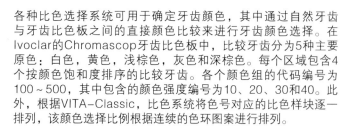

各种比色选择系统可用于确定牙齿颜色，其中通过自然牙齿与牙齿比色板之间的直接颜色比较来进行牙齿颜色选择。在Ivoclar的Chromascop牙齿比色板中，比较牙齿分为5种主要原色：白色，黄色，浅棕色，灰色和深棕色。每个区域包含4个按颜色饱和度排序的比较牙齿。各个颜色组的代码编号为100～500，其中包含的颜色强度编号为10、20、30和40。此外，根据VITA-Classic，比色系统将色号对应的比色样块逐一排列，该颜色选择比例根据连续的色环图案进行排列。

使用Vita Toothguide 3D–Master选择牙齿阴影
– 确定牙齿颜色的系统程序
– 色彩系统定义牙齿的色彩空间
  – 根据色相、饱和度和亮度分类
  – 黄红色调在较高的亮度范围内
  – 完全清晰地覆盖牙齿颜色

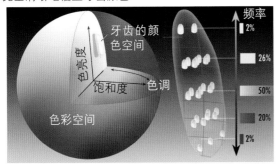

– 便于取色、色彩交流和色彩再现
– 可以清楚地识别出牙齿颜色
  – 不依赖于感知
  – 因为使用了比色排序原理
  – 放置方式应根据系统标准获取颜色：亮度，颜色强度和颜色值
– 牙齿颜色比色板等级根据颜色价排列
  – 根据色彩饱和度和色调5个亮度等级

患者的颜色采集分3步进行
1. 确定亮度等级（数值）
  – 比较牙齿的5个亮度等级
  – 只专注于明暗

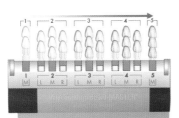

2. 确定色彩饱和度（色度）
  – 从最接近比较牙齿的M组中选择阴影强度
  – 仅集中在浅色和丰富的颜色上

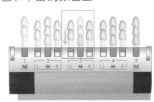

3. 确定色调
  – 仅专注于黄红色渐变
  – 亮度级别2、3、4分别具有两个强度级别，分别为淡黄色（L）和淡红色（R）
  – 散射光（例如日光）中的彩色
  – 将比色板靠近牙齿保持一臂之长

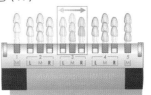

第一步：更浅–较深　　第二步：较浅–更饱和

第三步：淡黄色–淡红色

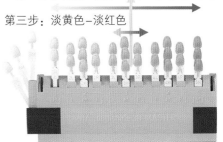

第8章

金属

基本单位	图标	技术尺寸	定义
计量器	m	长度	光在真空中传播的距离以1/299792458秒为单位 m^2=>平方米=>面积 m^3=>立方米=>体积=> 1升=$10^{-3}m^3$
千克	kg	质量	在法国Sèvres保存的铂铱合金圆柱形原型的质量。 克=> 1克=10^{-3}千克；吨=> 1吨=10^3千克 密度=>千克/立方米=> kg/m^3
秒	s	时间	铯133原子在9192631770处振动所经过的时间 分钟=>1分钟=60秒；小时=>1h=60分钟=3600秒
开	K	温度	1/273.15水的三点热力学温度 K=273.15+t（℃）
安培	A	电流强度	流过两个无限长的横截面可忽略不计的导体的电流强度，这些导体在真空中以1m的距离平行排列，并且每1m产生2.107N的力
摩尔	mol	物质的量	由12g碳同位素中碳12包含的原子，分子或离子组成的物质的数量
坎德拉	cd	发光强度	在辐射强度的方向上发出频率为540×10^{-12} Hz的单色辐射的辐射源的发光强度为1/683W。

金属材料的成形

制定目标：

应了解所选金属和牙科合金，它们的特性和金属义齿成形过程中的性能变化。
意识到在牙科合金加工过程中对患者的责任，特别是对生物相容性的影响。能够正确处理辅助材料，并实施生产过程中使用的技术，同时考虑到健康、安全、环境保护和合理使用能源，以实现合金的最佳性能。
可以记录处理过程并找出错误的原因。

内容：

· 所选金属的特性
· 热学基础
· 晶体学
· 牙科合金，材料特性参数，测试方法
· 牙科合金的选择和评估
· 铸造准备措施
· 辅助材料，特别是模型材料、包埋材料
· 熔铸工艺
· 合理使用能源
· 安全和健康保护，特别是在铸造过程中
· 确保拟合质量和准确性的措施，尤其是热膨胀系数（WAK）和体积变化特性
· 冷成形
· 由于热影响，特别是重结晶，均质化，回火而引起的合金性能变化
· 电镀成形
· 电火花腐蚀

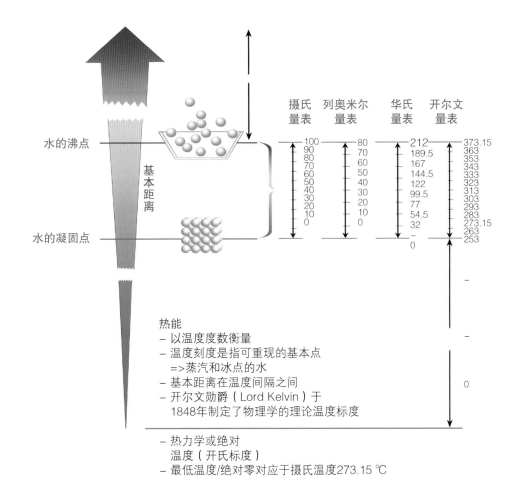

水的沸点

基本距离

水的凝固点

摄氏量表	列奥米尔量表	华氏量表	开尔文量表
100	80	212	373.15
90	70	189.5	363
80	60	167	353
70	50	144.5	343
60		122	333
50	40	99.5	323
40	30	77	313
30	20	54.5	303
20		32	293
10	10		283
0	0	–	273.15
			263
			253

热能
- 以温度度数衡量
- 温度刻度是指可重现的基本点
  => 蒸汽和冰点的水
- 基本距离在温度间隔之间
- 开尔文勋爵（Lord Kelvin）于
  1848年制定了物理学的理论温度标度

- 热力学或绝对
  温度（开氏标度）
- 最低温度/绝对零对应于摄氏温度273.15 ℃

金属特性
- 表征金属状态
- 根据金属分类

特点

金属是：
- 在室温下为固体（汞除外）
- 可塑性延展的晶体结构
- 有光泽的金属，不透明，无自然色
- 良好的热和电导体（一等导体）
- 互溶，可形成合金

金属形成正离子
- 释放价电子
- 是电子供体（拉丁语don–ator = 供体）
- 104种已知元素中有82种是金属

非金属
- 接收电子
- 电子受体（拉丁语acce–ptor = 受体）

半金属
- 可以释放或接收电子

静电相互作用
- 带电元件零件的吸引和排斥
- 纵坐标与所有力的合力相交
  - 排斥力和吸引力= 0
  - α_0是晶格常数

根据金属性质分类

金属
- 密度
  - 重金属
    $\rho > 4.5 g/cm^3$
    Au=19.3g/cm^3
    Pt=21.45g/cm^3
  - 轻金属
    $\rho < 4.5 g/cm^3$
    Na=0.9g/cm^3
    Al=2.7g/cm^3
- 熔化温度
  - 高熔点金属
    ts>1000℃
    Au=1063℃
  - 低熔点金属
    ts<1000℃
    Sn=232℃
- 反应性
  - 贵金属，耐化学腐蚀，铂族金属
  - 非贵金属，化学上不稳定，例如钛、铜

金属键
- 形成常规的金属晶格
- 金属键的解释模型

键力平衡
- 金属原子释放价电子
- 电离形成金属离子（原子核）
- 自由电子导电
- 原子核交互作用
- 排斥力
  - 正原子核电荷盈余
- 吸引力
  - 自由电子结合原子体
- 电子云吸引相邻正价原子
- 原子的质量吸引力
- 排斥力和吸引力的平衡
  - 在原子之间形成固定距离
  - 形成具有密集堆积的空间网格
  - 原子在晶格内振动

金属晶格中的原子
- 彼此保持固定距离
- 对应于平衡位置
- 形成有规则的空间晶格

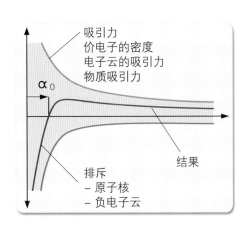

吸引力
价电子的密度
电子云的吸引力
物质吸引力

α_0

结果

排斥
- 原子核
- 负电子云

金属的晶体结构
固体中的原子
- 可以随机排列，无定形=无固定形状
- 或规则排列的，结晶的（结晶=冰）
- 金属是固态晶体结构
- 金属原子彼此之间有固定的距离
  - 形成三维晶格

晶胞是保持晶格构型的最小单位
- 晶格常数=晶胞的边长
- 晶格线=原子距离相等的线
- 晶格平面=原子排列相同的平面

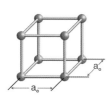
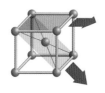

晶格形状不同在于
- 空间填充密度和变形性
- 填充越紧密，越容易改变形状
- 晶胞具有不同的堆积密度
- 描述模型：

1. 立方晶格形状
- 立方原晶格
  - 晶格点上的原子
  - 不存在
  - 52%的空间填充
- 体心立方晶格
  - 每个原子在晶格点上一个，中间一个原子
  - 铁，钼，铬
  - 68%的空间填充
- 面心立方晶格
  - 每个原子在晶格点上一个，在立方体表面上一个原子
  - 例如铝、铜、镍、金、银、铱、铂
  - 74%的致密度

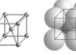

2. 密排六方晶格形状
- 六角形密封包裹
  - 7个原子分别作为顶层和底层，3个原子构成中间层
  - 铍，钌，镉，钛；74%的空间填充

3. 四边形网格形状
- 希腊语.tetras= 4个，gonia=角落
- 侧面是矩形
- 正面和底面是正方形
- 面以铟和锡为中心

4 ~ 7 三角形，菱形，单斜晶和三斜晶格形状

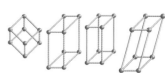
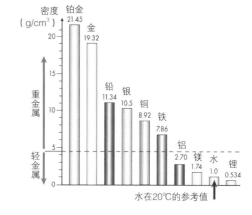

水在20℃的参考值

材料常数
- 取决于材料的值通过实验确定
- 描述加热时的物理性质、化学行为和晶格结构行为
- 金属键产生金属状态
  - 典型的晶体金属网格
  - 特性

密度（ρ）
- 质量（m）与体积（V）的比率
- 以g/cm³给出，表示1cm³的材料有多少质量
- 根据密度进行区分：
  - 重金属：4.5 ~ 22.7g/cm³
  - 轻金属：最高4.5g/cm³

$$\rho = \frac{m}{V} \ (g/cm^3)$$

- 密度在20℃下测量
- 密度随温度升高而降低两块金属
- 重量相同
- 但体积不同
- 有不同的密度
- 重量百分比的指示不能准确反映体积比

热膨胀系数（WAK）
- 意思是一个1 m长的金属杆，在加热1K时可被拉伸的长度

$$\alpha = \frac{\Delta l}{l_0 \cdot \Delta K}$$

- 固态金属的热膨胀几乎是线性的，温度几乎均匀升高
- 牙科合金从室温膨胀到熔点的1.2% ~ 2.3%

熔点
- 纯金属的温度点从固态变为液态
- 与压力有关，随压力增加而增加
- 在相同温度下冷却凝固，熔点等于凝固点

沸点
- 纯金属从液态变为气态的温度（取决于压力）
- 等于凝结点

熔化比热（q）
- 用于液化1g的热量
- 没有温度升高

导热系数（λ）
- 是物质的热导率
- λ=W/K·m（每开氏米的瓦数）
- 与银的比较数（最佳导热体）
  λ Ag= 418.47W/K·m

金属晶格的模型
- 金属原子规则排列
- 共同形成晶格系统
- 立体晶格中的规则间距
  - 只有与相邻原子才有可能
  - 对角线距离较大
- 几何上不可能进行规则排列
- 原子之间存在张力状态
- 原子在晶格部位振动
- 振动取决于温度
- 随着温度升高变得更强
- 原子彼此之间的距离更大
- 晶格膨胀=>热膨胀
- 在更多加热情况下热膨胀
  - 振动越来越大
  - 原子从金属网格游离
  - 晶格破裂–金属熔化

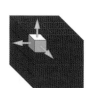
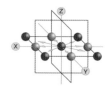

加热时纯金属的表现
能量供应的晶格结构表现
图：
1. 纯金属中的温度升高
– 原子振动增加，晶格膨胀
– 持续的热膨胀
– 晶格结构的发生变化
2. 温度保持恒定
– 金属开始熔化=>熔点
– 原子脱离晶格结构
– 相变需要能量（聚变热）
– 温度不升高，大量的体积膨胀
3. 温度再次上升
– 晶格结构已完全溶解
– 热膨胀再次连续
– 原子的振动增加
4. 温度再次保持恒定
– 金属蒸发=>沸点

– 相变需要蒸发能量
– 克服内聚力
– 根据气体定律改变体积
金属凝固
– 金属凝固后原子自动排列
– 以金属典型的方式形成空间晶格系统
1. 凝固过程开始
– 在许多地方同时处于一个温度点
– 凝固点=熔点
– 产生结晶热，以前产生熔化热
– 凝固的起源是晶核（外加剂，杂质或随机排列）
– 从那里生长出不规则形式的晶体结构，称为微晶或晶粒

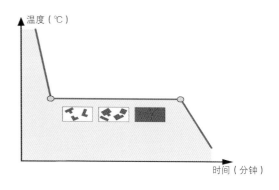

2. 晶体向面生长
– 作为晶体骨架，直到颗粒碰撞
3. 晶体生长为完整的结构
– 晶界不均匀
– 晶粒大小取决于晶胞
    – 晶胞越多，颗粒越细
    – 晶格越细，性能越好
– 目的是建立细粒度的结构
微细结构
– 凝固金属的内部晶体结构
– 形状、大小不同的晶体，微晶或晶粒形成晶粒结构
    – 在显微镜下可见
    – 金属片的切割表面经过研磨、抛光和蚀刻
– 在显微照片上，晶粒被晶界分开
– 各个晶粒的亮度差异是由于不同的晶格方向导致的

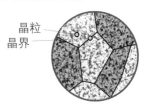

晶粒
晶界

  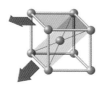 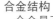

晶格的晶胞
– 图示的易滑动平面
– 立方晶格中的对角线是易滑动平面
– 水平方向是不易滑动平面
– 原子可以在滑动平面上倾向于移动
– 只能在巨大的作用力下才能对着滑动平面进行推动
– 与滑动平面平行，电子流动不受抑制，电阻更低
单晶体
– 表现出各向异性特征
– 人工生产，从晶胞凝固
– 图示所谓的各向异性（isos=相等，tropos=方向），是电流流动方向，滑动平面和变形方向的首选方向

– 电子呈直线流动，没有任何障碍
– 与晶格排列成对角线，它们必须避开原子核=> 电阻更高
多晶体
– 许多晶胞正常凝固
– 到细粒度的结构
– 显示各向同性的特性
– 没有特性的首选方向
– 普通材料由无限数量的具有不同晶格取向的单晶组成
– 即为各向略同性

合金结构
– 合金是不同元素的混合物
    – 金属与金属或非金属
– 添加非贵金属
    – 一种或多种金属（合金成分）
    – 到2个、3个或多个组件的系统
– 合金成分形成解决方案
– 合金是通过熔化、烧结（伪合金）或扩散而产生的

形成合金
– 以改变金属特性
    – 物理性质
        – 更硬，更坚硬，更坚强，更密
        – 易于加工：可倾倒，可燃
    – 化学性质
        – 耐腐蚀，耐酸
        – 色彩匹配
    – 生物相容性
金属从原子核到结构的构造阶段

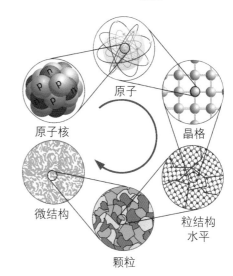

原子
晶格
原子核
微结构
粒结构水平
颗粒

合金的技术要求
1. 在处理过程中
– 易变形，可打磨
– 浇铸精致模型时薄
– 铸造和研磨时无毒
2. 处理后
– 坚硬，结实，坚韧，延展性，有弹性
– 牢不可破，耐磨，刚性
– 耐口腔环境，绝对无毒
– 对组织中性

金属在牙科技术中的使用
– 主要是合金，很少是纯净形式
– 由于化学性质
  – 它们的生物相容性，大多数为贵金属（Au，Ag，Pt，Ir，Pd）
  – 特殊规格合金（钴铬钼合金）
  – 可燃非贵金属
– 由于机械性能
  – 用于铸造卡环义齿的贱金属合金
  – 弹力钢做舌杆和卡环
– 由于热性能
  – 可强化的合金

金属在合金中的溶解度
– 金属可以混合：
  – 无论以任何比例
– 或仅以一定比例
– 或它们根本不混溶
– 固态溶解度很重要

固态时的完全互溶性
– 元素组合在一起以形成空间网格系统
– 形成混合晶体

固态部分互溶性
– 部分原子不能互溶
– 保持一定比例混合，它们就会出现
– 晶体混合物与混合晶体相邻

固态完全不互溶
– 元素完全分开
– 形成晶体混合物

混合晶体的性质
– 原子显示出直径和结合力的差异
– 因此，网格变形，张力和凝固，更密集的空间填充，塑性更大

交换混合晶体/取代混合晶体
– 规则晶格位上的外来原子
– 前提条件：类似的晶格类型和原子直径
– 原子随机排列或形成上层结构
– 在固态下有完全互溶性

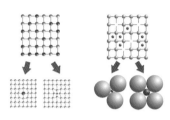

镶嵌混合晶体
– 外来原子位于间隙位置
– 排列不规则，溶解度有限
– 副原子小于主原子d/D<0.58

凝固图表
– 熔化区间
  – 合金凝固的温度范围
– 液相线点（1）
  – 合金为液态的上温度点
– 固相线点（2）
  – 合金凝固的下温度点

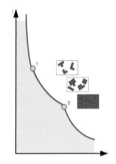

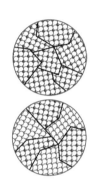

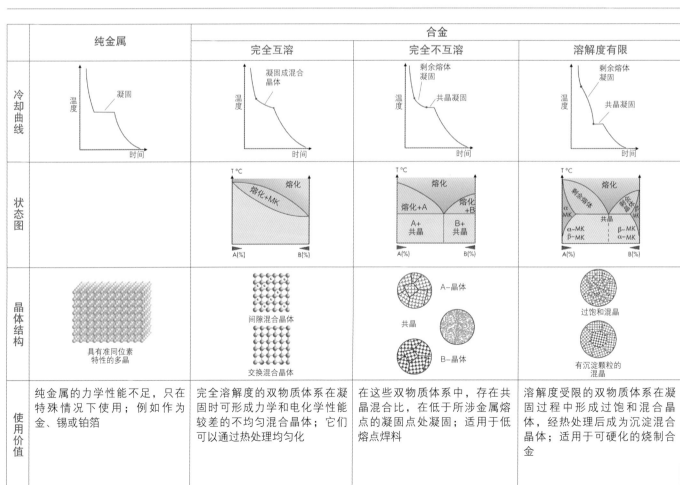

	纯金属	合金		
		完全互溶	完全不互溶	溶解度有限
冷却曲线	温度 凝固 时间	温度 凝固成混合晶体 时间	温度 剩余熔体凝固 共晶凝固 时间	温度 剩余熔体凝固 共晶凝固 时间
状态图		T°C 熔化 熔化+MK A(%) B(%)	T°C 熔化 熔化+A 熔化+B A+共晶 B+共晶 A(%) B(%)	T°C 熔化 剩余熔体 α-MK 共晶 β-MK α-MK β-MK A(%) B(%)
晶体结构	具有准同位素特性的多晶	间隙混合晶体 交换混合晶体	A–晶体 共晶 B–晶体	过饱和混晶 有沉淀颗粒的混晶
使用价值	纯金属的力学性能不足，只在特殊情况下使用；例如作为金、锡或铂箔	完全溶解度的双物质体系在凝固时可形成力学和电化学性能较差的不均匀混合晶体；它们可以通过热处理均匀化	在这些双物质体系中，存在共晶混合比，在低于所涉金属熔点的凝固点处凝固；适用于低熔点焊料	溶解度受限的双物质体系在凝固过程中形成过饱和混合晶体，经热处理后成为沉淀混合晶体；适用于可硬化的烧制合金

材料特性
- 定义并与基本负荷有关：
  - 压力：缩短物体
  - 张力：扩展物体
  - 弯曲：弯曲物料体
  - 扭曲：产生扭矩
  - 剪切：移动实体的部分
- 由测试程序确定：
  - 机械技术测试方法，例如拉伸测试、硬度测试等
  - 热膨胀：电导率等的物理测试方法
  - 化学测试方法：腐蚀行为的测定等
  - 金相检验
  - 使用超声波、X射线等程序进行无损检测
  - 破坏性程序（拉伸试验）

强度性能
材料
- 加载负荷后，恢复其原始形状，它们具有弹性
- 在负载下永久变形，有弹性

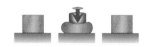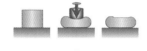

- 在负载下断裂易碎
- 金属显示出所有3种强度特性

硬度
- 一个物体对另一个物体渗透的抵抗
  - 阻力越大，硬度越大
- 硬度就是抗压强度

Mohs（1811）进行的Ritz刮擦硬度测试
- 矿物相对硬度的测试

  1. 滑石 [$Mg_3(Si_2O_5)_2(OH)_2$]
  2. 石膏（$CaSO_4 \cdot 2H_2O$）
  3. 石灰石（$CaCO_3$）
  4. 萤石（CaF_2）
  5. 磷灰石 [$Ca_5(PO_4)_3(F, Cl)$]
  6. 长石（$KAlSi_3O_8$）
  7. 石英（SiO_2）
  8. 黄玉 [$Al_2SiO_4(F, OH)$]
  9. 刚玉（Al_2O_3）
  10. 金刚石（C）

- 划痕硬度工艺只能在有限的技术范围内使用

肖氏硬度测试
- 掉落的重锤回弹高度的测量
- 用于硬弹性试样
- 用于确定弹性
- 坠落物体（0.2N）从112mm的高度落入垂直玻璃管中
- 坠落的能量导致坠落的物体被弹回

- 10种矿物质的硬度等级，以下是前一种的划痕

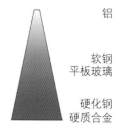

铝

软钢
平板玻璃

硬化钢
硬质合金

- 样品越硬，返回高度越大
  肖氏A硬度（HS-A）
- 橡胶弹性材料（弹性体）的可印性
- 像千分表一样的测试仪
  - 通过弹簧力将测试锥体压入测试材料
  - 将测试锥压入设备的距离越远，硬度越大，弹性越低

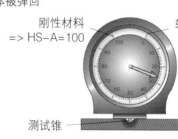

刚性材料 => HS-A=100

软质材料=>HS-A=0

测试锥

金属材料的硬度测试
- 是压痕硬度测试方法
  - 将非常硬的样品垂直压入样品表面
  - 有可测量和可比较的压入深度
- 方法不同
  - 根据试样的形状（球形，圆锥形，金字塔形）
  - 在材料（钢，硬质金属，金刚石）中
  - 负载（0.02~30000N）
  - 负载的类型和持续时间

根据布氏硬度测试
- 钢球直径（D），用测试力（F）垂直压入
- 根据布氏硬度，使用以下公式测量压痕直径，并计算硬度
- 硬度特性HB
- 标准化球（直径10mm、5mm、2.5mm和1mm）
  - 钢制（<400HB）
  - 硬质合金/碳化钨（>400HB）
- 用于硬质材料样品
  => 压扁测试球
  => 伪造的，印象深度不够
- 火山口形成，边缘带有易延展材料的凸起
- 延展性
  - 拉伸性，塑性变形性
  - 塑性测量性
  - 用于金属：固态流动性

根据维氏硬度测试
- 由于测试球变平而导致硬度>400HB的不准确性，因此开发了硬度测试
  - 代替球
    有规律的四面菱形金字塔

$d_{最小}= 0.2D$

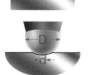

$d_{最大}=0.7D$

- 使用136°的点角
- 垂直压入试样
- 测量或读取压痕对角线和维氏硬度，通过

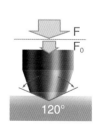

- 压模对角线平均值的硬度表
- 压模有很锋利的边缘
- 压模的形状在几何上保持相同
- 双重测试力产生2倍的压印面积
- 136°的尖角可防止形成火山口
- 硬度值，带缩写符号HV
- HV 10/60表示：
  - 10秒内达到测试力
  - 维持60秒的暴露时间

根据洛氏硬度测试
- 压头（球形或锥形）
- 分两个被压入阶段
- 在表盘规上可读取压痕深度
- 较大的测量误差（超过20%）
- 程序简单快捷
- 可以在工业上很好地使用
- 可区分两种方法
  - 带金刚石锥的Rockwell-C工艺
  - Rockwell-B钢球工艺

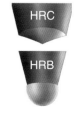

强度

- 物质抗变形的能力
- 区分：抗压，抗拉，抗弯，抗扭，抗剪切和耐磨性
- 静强度，无冲击，恒定负载
- 冲击负荷下的动态强度
- 长期性重复负荷下的疲劳强度

测定强度的试验方法

拉伸试验

- 标准化拉伸试验均匀拉伸
- 连续测量应变和伸长率：
  - 测试棒被拉伸
  收缩和撕裂，记录在应力应变图中
  - 是强度延伸图
  - 测试力绘制在纵坐标上（垂直）
  - 在横坐标（水平）上绘制伸长率（ε）
  - 伸长率（A_L）与初始长度L_0的比率

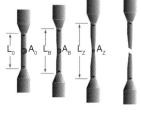

ε 是弹性（伸长率）的量度

- 直到断裂的变形性
- 取决于温度：拉伸性随着温度的升高而增加

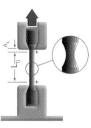

应力－应变图

- 显示在冷成形过程中强度和变形参数的典型材料行为
- 显示弹性延伸
  - 弹性模量（N/mm）= 弹性变形抵抗力的量度
  - 相对于截面积，带有张力的大小
  - 弹性模量越大，胡克角越陡，变形力越大
- 比例限制R_P
  - 根据胡克定律得出胡克直线
应力和应变成正比

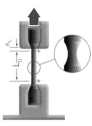

σ (N/mm²)

$R_{p0.2}$ R_{eH} Rm 破坏

R_P R_{eL}

A_g A A_t 拉伸

弹性变形 无收缩塑性变形 塑性变形有收缩

0.2% 塑性变形

A=断裂伸长率
Ag=均匀应变，At=总应变

- 弹性极限$R_{p0,2}$
- 是指使试样永久变形0.2%（或0.01%）的张力
- 从这里开始，永久伸展
- 屈服强度R_e
  - 上下限屈服强度R_{eH}和R_{eL}
  - 出现典型的不稳定性=>电压波动
  - 测试杆被拉伸
  - 直到完全加工硬化（直到完成塑性形变）
- 拉伸强度R_m
  - 在拉力作用下抵抗破坏的最大能力
  - 试件在整个长度上均匀拉伸=>均匀伸长率
  - 然后样本开始收缩
  - 仅在收缩处伸长直至断裂
- 断裂强度
  - 材料发生断裂时的拉力与断裂横截面积的比值，即应力

胡克直线（胡克定律）

- 显示工件的弹性行为
- 陡峭的高胡克直线
  - 很大的力使材料弹性变形
  - 大弹性模量（N/mm）
- 以相同的力，材料（E_1）的拉伸小于材料 E_2
- 弹性模量$E_1 > E_2$

σ

E_1
E_2

$E_1 > E_2$

ε (%)

弯曲试验

- 用于脆性材料的强度测定
- 纵向弯曲加载在拉力和压力上
- 中轴采用中性纤维
- 确定矿物、硬质金属、碳化物和模型材料的弹性模量

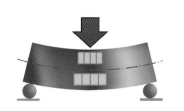

疲劳试验（连续振动试验）

- 带有连续弯曲机
- 电线夹在电动机中
- 稍微弯曲并旋转
- 产生快速变化的压缩和拉伸应力
- 负载变化在1000万到1亿之间

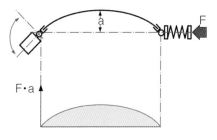

F·a

耐磨性

- 应用表面粗糙度仪测试
- 固定负载的测试针（1.2～5N）
- 在试件表面滑动
  - 测量划痕深度
  =>磨损深度在2～30μm之间
  - 通过重量间接测量

疲劳试验（连续振动试验）

- 测试方法模拟疲劳断裂
- 在检查下的材料行为
  - 连续的，经常重复的
  - 快速变化的负载
- 产生周期性重复出现的均匀交变应力
- 在没有先前变形的情况下发生连续断裂
- 永久性断裂点具有以下特征：
  - 所谓的休息线，抛光或腐蚀
  - 粗碎，部分变形的残余断裂为剧烈断裂

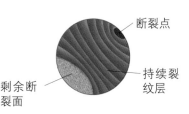

断裂点

剩余断裂面 持续裂纹层

工件中的应力类型

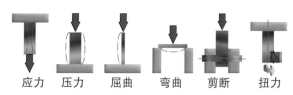

应力　压力　屈曲　弯曲　剪断　扭力

拉伸力产生拉伸应力，压缩力产生压缩应力，弯曲产生弯曲力，剪切产生剪切应力，旋转产生扭转应力

金属铸造
- 使用丢失的蜡和丢失的形状
静态铸造
- 重力式填充模具
- 流动性低、熔点低的铸造金属；应用：锡基铸造
离心铸造（使用高频离心铸造机）
- 通过离心力填充模具
- 手弹弓，皮带弹弓
- 马达旋转
- 应用：任何牙科铸件

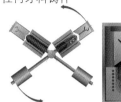

真空压铸（使用真空加压铸造机）
- 在空的空心模具中通过重力和压缩空气填充模具
- 应用：任何牙科铸造
金属熔化发生
- 带着明火
  - 燃气–氧气混合物不得氧化铸造金属，必须设置为还原性
  - 不同的温度分布

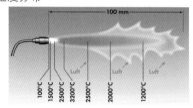

- 带电阻加热
  - 加热线圈嵌入在火锅中并加热坩埚
  - 通过电控制器进行温度控制
  - 无过热，温和，缓慢熔化
- 带感应加热
  - 通过高频交流电直接输入能量
  - 在铸造金属中产生涡流
  - 熔化非常迅速
  - 自动温度控制，防止过热
坩埚的材料
- 石墨，具有还原作用
- 陶瓷，需要保护气体
铸造过程分为3个阶段
- 预热模具
  - 均匀温度控制
  - 启用变换扩展（石英裂缝）
  - 用于精确扩张模具
- 熔化金属
  - 避免过热，光电监控
- 主动铸造工艺
  - 自动化
  - 铸造延迟短
铸造工作的影响因素
- 铸造设备质量
  - 安全便捷的操作
  - 防事故，节能，节省材料

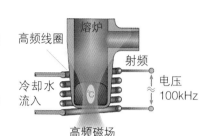

- 铸造金属的特性
  - 模具填充能力好
  - 低凝固收缩
  - 对热裂纹的敏感性低
- 包埋材料的性质
  - 耐热，用于预热
  - 多孔的，使其通气
  - 细颗粒，表面光滑
  - 防边缘，防断裂
  - 膨胀以补偿金属收缩
- 铸件的受控凝固
金属的收缩
- 金属熔化时会膨胀
  - 从室温到铸造温度
  - 冷却/固化时，它再次会收缩
  - 这种收缩必须得到补偿，否则铸件将变得太小
- 收缩补偿：
- 处于液态/熔化由于过多的铸造金属/铸锥
- 在熔炼间隔/凝固收缩中通过在浇铸通道系统中控制凝固来补偿
  - 凝固前沿从薄边缘区域通过厚物体区域发展到熔体储层区
- 在固态冷却至室温时，通过扩大包埋进行补偿

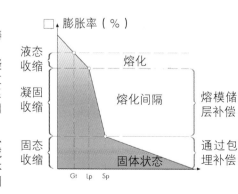

铸造通道系统的原理：
铸件
- 从不会在茂福炉的中央，而是设置在边缘
- 与边缘充分嵌入质量层
铸道
- 尺寸，可快速，完整地填充模具
- 从最厚的点开始
- 与咬合面成45°角开始
- 熔浆流入而没有改变方向
  - 总是来自热中心
  - 从厚流到薄的部分
- 必须平稳地连接，以免熔体边缘被撕裂
- 直接进入铸件
  - 必须光滑且无边缘
- 厚度取决于铸件的壁厚
单冠铸道
- 直径5mm（无头部损失）
  - 长度10~15mm
  - 从茂福炉中心引出铸造物体
- 直径1.5mm，头部丢失
  - 与物体的距离约1.5mm
  - 头直径约6mm或以上
  - 没有收缩的方法
末端缩窄的铸造通道
- 喷嘴效应，提高熔浆流速和压力
- 金属熔浆会喷射
- 流动不会堵塞
- 出现气孔

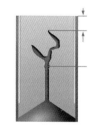
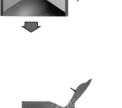

长桥修复体
- 使用直形或环形的分铸道
- 封闭或马蹄形分铸道系统，6mm厚度
- 铸铁通向分配器的通道（2~3个），5mm厚
- 与铸造件的连接
  - 连接每个桥体
  - 1.5mm长、2.5mm直径的铸道

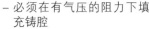

散热铸道/冷却杆
- 桥体连接处之间发生热量积聚
- 将导热片或排热线放在近似的桥上
- 直径约1mm
- 被引到包埋圈边缘
  =>邻面连接体先凝固

铸造件包埋材料
- 颗粒细小，表面光滑，致密
- 如果熔体流入，可能会积聚空气

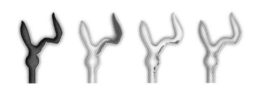

- 空气通过密集的包埋材料和铸道逸出
- 熔体因空气逸出而涡旋并不均匀
- 但是排气过程堵塞也会压缩熔浆
- 边缘区域可能因为排气不顺导致无法铸造完全

根据Sabath的铸造系统
- 附加其他空气存储空间
  - 铸件上的所谓储金球
- 熔体流动更快

- 必须在有气压的阻力下填充铸腔
  - 铸腔空气被压缩
  - 产生均匀的合金结构

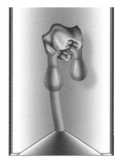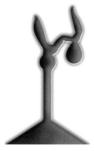
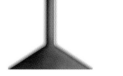

- 储金球是空气存储空间和熔浆存储池
- 真空压铸和离心铸造的插铸道的方式与尺寸相同
- 将铸造通道连接到表冠的尖端
  - 相邻隆起上的储金球
  - 都朝着热中心

- 熔浆将空气推入储金球
- 空气堵塞可确保均匀填充型腔
- 避免了通过浇口的空气回流
- 不会出现气孔
- 压缩的残留空气积聚在储金球中

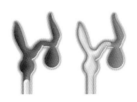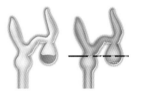

铸造缺陷分析
来自铸件中的杂质
- 金属或铸造坩埚中的杂质，蜡中的杂质，不正确的蜡排出，磨碎的包埋材料
- 在开放火焰下铸造=>过热的危险
  - 用非还原性火焰形成氧化物和氧化铜
  - 使用更好的石墨坩埚，保护性气体或电磁感应设备熔炼
  - 助焊剂残留

铸件上铸造毛刺边缘
- 是由包埋材料裂痕引起的，如果茂福炉太湿，加热得太快
- 混合比例错误，缺少石棉纸
- 包埋材料没有均匀搅拌，加热不均

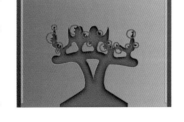

铸件上的珠子
- 排气过程中气体嵌入包埋材料
- 铸件错误的包埋
- 颈部开口向下或进入倒凹
- 包埋材料没有在真空中混合，填充得不正确和太快
- 脱脂喷雾的残留物

熔浆未完全倒出
- 错误安插了铸道
- 铸件太薄/有裂痕
- 金属太少，浇铸温度太低
- 包埋材料质量伪收缩
  - 用于扁平、大型铸件
  - 包埋圈的一侧或略微预热

孔隙（气孔）
- 由于浇铸铸道太细，缺少储金功能
- 没有自然冷却的凝固
- 熔体或包埋圈过热
- 过冷模具，边缘的温差导致快速冷却
- 未保持预热温度和时间
- 在明火下熔化时
  - 气体吸收引起的气泡

- 熔体过热，热量积聚
- 更好的煤坩埚，保护气体，真空
- 安装铸道不正确
  - 物体比熔池更厚
  - 茂福炉中物体的错误位置
  - 大量的物体在铸件中跳跃

误差来源	铸件空间		误差来源
铸道太细			铸件太深
铸件太大			茂福炉内太冷
铸道太尖			茂福炉内太热
铸道方向变化太大			熔浆太热

就位的准确性
- 蜡型中有张力，而不是松弛的蜡
- 蜡型不均匀
- 脱模时蜡型变形
- 软胶未粘在模型上
- 错配包埋材料比例
- 不同的包埋材料用混了
- 错误的预热温度和时间

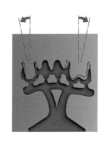

包埋材料

– 用于制造的膨胀和耐热材料，是坚固耐用的，失蜡铸造空心模具
  – 失蜡过程之后
– 用于由蜡或塑料制成的自由形状部件
  – 在金属或陶瓷中实现

根据应用领域分类
– 金属铸造用铸造包埋材料
  => 贵金属和非贵金属合金
  => 膨胀包埋
– 焊料模型的焊接包埋材料
  => 固定需要焊接的部件
– 用于核心嵌入的精细包埋材料
  => 用于光滑的铸造表面
– 耐火模具材料
  => 金属和陶瓷的烧结技术
– 耐火材料
  => 用于压制陶瓷的一件和两件模具

根据预热温度分类：
– 高达750℃的预热温度
  => 用于低熔点贵金属
– 750～950℃的预热温度
  => 用于高熔点贵金属、钯和钛合金
– 950～1100℃预热温度
  => 用于非贵金属合金

根据粘接剂系统分类：
– 石膏粘接的包埋材料
  => 最高750℃的预热温度
– 磷酸盐粘接的包埋材料
  => 最高1200℃的预热温度
– 与硅酸乙酯粘接的包埋材料
  => 最高1100℃的预热温度
– 金属–有机粘接包埋
  => 最高1100℃的预热温度

包埋材料要求
– 可塑性加工
  – 精确封装成形零件
  – 加工范围大

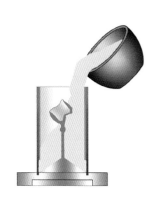

– 足够的加工范围
  – 快速无气泡的模具填充
  – 甚至更多的茂福炉
– 可在很短的凝固时间内凝固
– 膨胀
  – 具有指定的公差
  – 根据材料

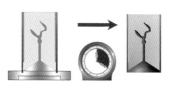
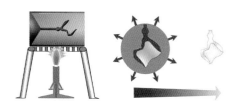

– 耐热
  – 在铸造、锡焊和烧结温度下不分解
– 耐温度变化
  – 没有开裂和剥落
– 多孔
  – 允许空气在铸造过程中从铸造腔中逸出
– 细粒
  – 光滑的表面
  – 最精细的表面结构
– 防边缘，防断裂，耐热以承受铸造压力
– 化学中性
  – 造型材料（蜡，塑料）
  – 热熔体（金属，陶瓷）
– 容易剥离

粒度，孔隙率和强度
– 三者关系紧密
– 包埋材料的颗粒越细表面越致密、越光滑
– 包埋材料越密集：
  – 包埋材料强度越大
  – 透气性越差（孔隙越小）
  => 铸腔中出现空气栓塞
– 粗粒的包埋材料
  – 密度较小但具有多孔性或透气性
  – 形成粗糙的表面
– 颗粒不均匀的包埋材料
  – 更致密，孔隙更少

包埋材料的组成
耐火成分
  – 石英、SiO_2作为石英砂
  – 更改变种：方石英、鳞石英
  – 铝、锆、钛的氧化物

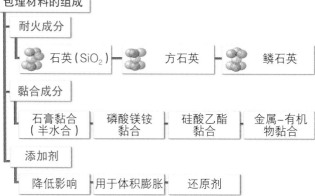

– 黏合剂/成形组分
  – 石膏（$CaSO_4 \cdot 2H_2O$）
    – 从750℃开始分解
    – 产生有害硫
  – 磷酸盐
    – 金属氧化物（MgO，CaO）和磷酸盐 => 磷酸镁
  – 硅酸乙酯盐
    – $Si(OC_2H_5)_4 + 4H_2O => Si(OH)_4 + 4C_2H_5OH$
    – 有机金属结合的硅酸乙酯粘接剂
– 添加剂
  – 影响环境（硼砂，硫酸钠）
  – 用于流动性和膨胀性（氯化物）
  – 用于在铸造过程中还原金属氧化物（石墨）

包埋膨胀
– 与铸造金属匹配
– 通过预热完成
– 应该补偿从凝固到冷却到室温的金属收缩率（1.7%～2.5%）
– 凝固的收缩通过使用浇铸通道系统的定向凝固过程来补偿
– 固态收缩可通过加大包埋材料的空腔来补偿
– 膨胀模型显示放大
  – 包埋颗粒子与封闭腔之间的距离相同
– 包埋材料膨胀方式
1. 固化膨胀
– 凝固组分
– 是磷酸盐，硅酸乙酯或石膏的化学转化膨胀
– 在0.1%～0.4%线性波动
– 大范围膨胀会使蜡物体变形
– 真空包埋情况下，设置膨胀更少

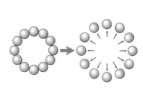

2. 热膨胀
– 所有组件的正常热膨胀
– 石英和粘接剂的膨胀不同
– 磷酸盐粘接剂正常，线性膨胀
– 石膏完全脱水，然后膨胀
  – 硬石膏在600℃时有2%线性收缩
  – 石膏越多，总膨胀越少
3. 石英的转换膨胀
– 很大程度上决定了膨胀
– 石英在900℃时最多可在0.4% ~ 1%之间膨胀
– 方石英在300℃以上膨胀率在0.8% ~ 3.9%之间
– 鳞石英膨胀到4.2%
– 方石英越多，膨胀越高
– 添加氯化物增加膨胀
  =>补偿石膏引起的收缩

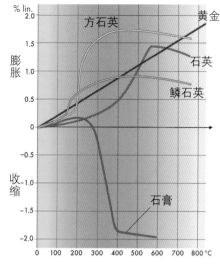

SiO₂改性剂的体积变化

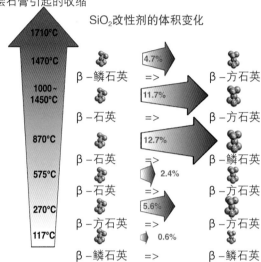

4. 通过以下方式控制膨胀：
– 水 – 粉末的比例
  – 粉末更多=膨胀更大
  – 可变剂量的液体
– 预热期间的温度控制
  =>在石英变体的转化膨胀间隔内进行精确的温度控制
包埋铸件–原理
– 使用膨胀包埋材料
  – 补偿金属收缩
  – 中空铸模通过精确的预热膨胀到确定程度
  – 铸造包埋材料的膨胀值与金属膨胀有关
– 铸件清洁和脱脂
  – 使用合适的松弛剂或湿润剂（酒精，蜡质）
  – 包埋材料封闭物体，无气泡

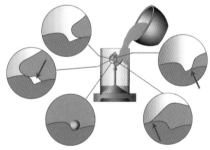

– 注意混合比例
  – 使用规定的液体
  – 膨胀值可以通过改变液体浓度来控制
  – 稀释的混合液会降低整体膨胀率
  – 使用来自计量填充袋的粉末，避免通过储存分离质量
– 在茂福炉内置包埋纤维布（石棉纸）
– 用水润湿，使包埋的液体含量保持不变
– 用于无阻碍的设定膨胀和热膨胀

– 坚持搅拌时间
  – 不太长=>固化太快
  – 不太短=>混合不良
– 真空嵌入
  – 抽真空约40秒钟和到约20mbar，在真空下混合物料
  – 压实质量，为了表面光滑，无气泡
  – 增加力量
– 保持预热速度和温度
– 避免热应力和裂纹
– 坚持预热时间
  – 茂福炉完全加热
  – 保持预热温度约1小时
– 保持较低的铸造延迟时间
  =>否则，茂福炉冷却
  =>膨胀值更改

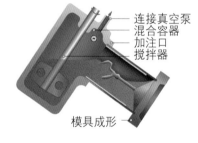

模具成形

两次包埋法
– 以增加贴合的准确性
– 通过畅通的膨胀设置
A. 内层包埋
– 只在冠内侧填充包埋材料
– 用于外部观测镜
B. 外层包埋
– 整个铸造件周围均匀的包埋材料
– 内部观测镜的应用
– 使用精细的包埋材料以实现表面光滑

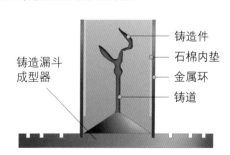

铸造漏斗
成型器

铸造件
石棉内垫
金属环
铸道

– 根据铸造设备选择铸造模具
– 保持铸件在茂福炉中的确切位置
  – 边缘和底部的层厚度为5 ~ 10mm

金属中的结构缺陷
- 在铸造、冷却和冷成形过程中产生
铸造误差是由于
- 金属过热和污染
- 导致粗晶体结构
- 污染物存储在晶界处
冷却误差是由以下原因产生
- 淬火茂福炉或过热的熔体
- 导致结构不均匀
  => 内部结晶偏析
  => 过饱和混合晶体
- 结构不均匀是不耐腐蚀、不耐口腔环境
- 极慢的冷却导致形成金属间化合物
  => 原子的比例是固定的
冷硬化通过以下方法
- 冷成形（弯曲，压缩）
- 原子在晶格平面上滑动
- 随着变形的增加，结构被破坏
金属的热处理
- 用于改变物质特性
- 以消除晶格结构错误
- 冷变形和冷却缺陷后
- 如果处理得当，则不需要
- 可以纠正程序错误
- 根据DIN 8580区分：扩散退火（均质化），硬化（淬火和回火），无应力退火，再结晶退火和氧化退
扩散退火
- 均衡退火/均质
- 不均匀的结构变得均匀
- 浓度差异减小
- 固相线在200℃下退火15~60分钟
- 变得更硬、更坚固、更耐腐蚀

固化
- 是具有过饱和混合晶体且在凝固过程中不会分离的合金的沉淀硬化
  - 完全溶解度被冻结
  - 从而拉紧晶格
- 平均退火温度250~650℃，10~60分钟
再结晶退火
- 消除工作硬化
  - 中度冷变形后
  - 通过晶体恢复
  - 没有新的结构形成
  - 主要是去除错位
- 严重冷变形后
  - 破坏结构的新形成
  - 在重结晶温度2~3分钟
  - 金在700~750℃
  - 银钯在850~900℃
- 新晶粒在重结晶核上生长
- 许多晶粒=细粒结构

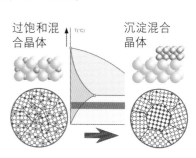

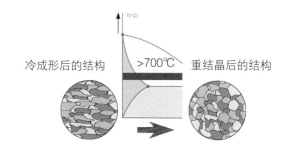

冷成形后的结构 >700℃ 重结晶后的结构

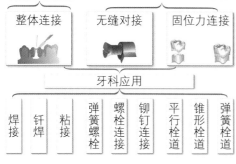

连接
- 固体工件的活动和固定的连接
- 通过组合式假牙的配件可拆卸连接；
  区别于：
  - 固位力连接或摩擦栓道：平行，锥形，弹簧调节
  - 无缝对接：螺栓连接，铆钉连接，螺丝
- 通过焊接、钎焊或胶粘连接的永久性材料连接
材料类的连接
- 承受所有要求
- 引导力流通过连接点到达组件
- 均匀的焊缝（非常牢固且耐腐蚀）
- 焊接连接（机械和化学牢固）
- 胶粘连接（不完全能受力）
浇注，铸造
- 用于连接金属工件
- 将成品零件直接与铸件一起铸造
- 通过浇口熔化焊接实现复合
- 铸造金属几乎达到固体铸件的固相线温度

- 浇口必须足够大且无氧化物
- 必须使用可铸造的合金（不可氧化标记为"i"）
- 强度值类似于焊缝
根据DIN 1050标准进行焊接
- 在没有或有填充材料的情况下，将由相同金属或材料制成的工件以糊状、熔融状态结合在一起
- 仅同类材料
- 必须有较高的工作温度
- 零件可能变形
- 结构可以改变
- 铸模融合在一起
- 激光焊接用于非常坚固的焊接接头
根据DIN 8505标准的钎焊
- 用带有金属填充物的材料式链接对相同或不同的金属工件进行热处理工艺

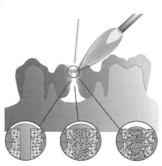

- 填充材料是焊料
  - 熔点更低
  - 在焊接过程中被液化
  - 基础材料保持牢固
  - 根据工作温度而不同
- 钎焊（450℃以上）
- 软焊（450℃以下）
- 在牙科技术中仅用钎焊
- 钎焊焊缝的强度值小于焊接焊缝

牙科技术焊料
– 仅来自合金制造商
– 与基础材料相同的材料值
  – 相同的颜色、强度、耐腐蚀性
  – 相同的电位
– 可以分别：
  – 主要焊料（850～1100 ℃)
  – 辅助焊料（750～850℃）
  – 修复焊料（700～750℃）

焊接过程中的冶金工艺
– 基础材料是固体
– 通过提供能量来完成
  – 晶格膨胀
  – 加热膨胀
– 焊料是液体
  – 自由移动的原子扩散到基础材料中
  – 这会在焊接区域产生合金
  – 由于添加剂扩散到边缘 区域，焊料变得更高贵
– 由于网格中的张力，基材的边缘区域变硬
– 焊缝质量值取决于扩散程度

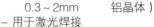

焊点/焊锡间隙应该
– 平行壁=>产生毛细管填充压
– 窄=>减少焊料，减少贱金属
– 变粗糙=>研磨焊接表面
  =>更大的表面，更好的润湿性，更好的扩散=>焊缝变得细小，耐腐蚀
– 无污染，无脂，无氧化物=>使用助焊剂

制作焊料块
– 用于固定要焊接的零件
– 用扩大焊料包埋
– 足够小=>良好的升温
– 足够大=>保温

– 均匀加热，均匀膨胀

激光焊接
– 带激光焊接机可提供
  – 机械强度高、耐腐蚀、生物相容性高的焊缝

激光束提供能量
– 材料在一定程度上熔化
– 取决于激光束的功率
  =>每单位时间内（脉冲功率）的能量（热量）越多，激光束的有效面积（焊接直径）越小
– 陶瓷或塑料贴面附近可以出现焊点

激光焊接设备
– 是掺杂的固体激光器
  – 氧化铝（Al$_2$O$_3$；红宝石）
  – 钇铝石榴石
– 通过气体放电灯进行光泵浦，反射器内的棒状红宝石晶体周围呈螺旋形，内壁反射

激光参数
– 可调尺寸，可再现焊接结果
  – 脉冲功率在0.5～5kW
  – 脉冲持续时间在0.5～20毫秒
  – 焊斑直径在0.3～2mm
– 用于激光焊接
  – 固定要连接的零件，避免变形和拉紧
  – 焊接区域必须没有焊料
  – 对角设置焊接点以补偿张力

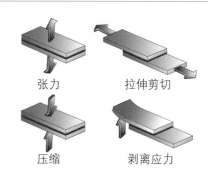

激发灯　激光束
激光聚集体（活性介质钇铝晶体）
谐振器

粘接
– 两个固定零件的粘接连接
– 由相同或不同的材料（陶瓷，塑料，金属）用粘接剂

粘接连接由
  – 胶粘剂的黏附力
  – 胶粘剂的内聚力
– 粘接剂必须很好地润湿连接部件
  – 润湿性越好，附着力越大
– 胶面需要
  – 可润湿、粗糙、无脂肪且清洁
  – 粗糙的表面大于光滑的表面

胶粘连接需要
– 耐口腔环境，耐水
– 机械强度足够高，疲劳强度高

粘接部位形态
– 粘接剂的间隙非常薄：0.05～0.25mm
– 胶粘面
  – 清洁，脱脂，喷砂
  – 粗糙化以更好地润湿
  – 可能用摩擦化学方法涂覆和硅烷化

牙科技术中的粘接
– 固定零件，维修
– 用于将附件和套筒冠的次外

冠部分黏合到义齿支架上
– 金属零件的永久粘接
  – 耐腐蚀，无张力
  – 不导电

胶粘剂是
– 有机或无机材料
– 流动性粘接剂硬化
  – 固化反应（一种或两种组分的胶粘剂，反应胶粘剂）
  – 蒸发溶剂（溶剂胶）
  – 通过冷却（热熔胶）

不含粘接剂的反应性粘接剂套装
– 例如氰基丙烯酸酯（超级胶），无溶剂，在湿气的影响下聚合
– 极高的粘接强度
– 生理相容性，用于粘伤口、血管和骨头
– 也可作为裂缝密封剂

双组分粘接剂
– 聚合物，缩聚物（甲基丙烯酸酯，丙烯酸酯，主要是复合材料）
– 低反应收缩
– 自聚合或光固化

粘接剂粘接
– 吸收不同的力量：
  – 拉伸应力（拉开）
  – 拉伸剪切应力（拉伸和剪切）

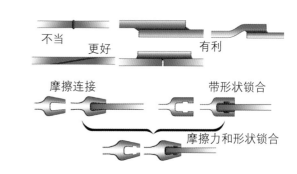

张力　　拉伸剪切

压缩　　剥离应力

– 压应力（压缩）
– 剥离应力（杠杆力将零件抬起）

胶粘接剂表面的几何设计
– 提高粘接强度和耐久性
– 粘接表面足够大，可以传

输动力
– 可能只允许压缩或拉伸剪切应力
– 在高负载下配合提供力或形状支撑

不当　　更好　　有利

摩擦连接　　带形状锁合

摩擦力和形状锁合

铬（Cr）		
密度	7.15g/cm³	
熔点	1856.85℃	
沸点	2670.85℃	
颜色	银白色	
硬度（HV 3/50）	350	
抗拉强度	520N/mm²	
E模量	24.53×10^4 N/mm²	
断裂伸长率	60%	
热膨胀系数	WAK：$\alpha\ 7.5 \times 10^{-6}$ K⁻¹	
晶格	体心立方晶格	
发生	作为铬矿，铬铁石（$FeOCr_2O_3$）	

铬
- 非常硬而脆的可用金属
- 坚韧且可成形
- 微细铬粉尘刺激呼吸道
用途：部分钴铬合金
- 银钯合金耐腐蚀，坚硬
- 氧化铬（绿色）是一种抛光剂。陶瓷中的染料
- 铬镍钼钢用于电线、螺钉和销钉的不锈钢
- 铬镍钢（V2A钢）
  - 铁基合金74%铁，18%铬，8%镍
  - 含0.06%～0.08%碳的V2A牙科用钢；耐口，坚硬，牢固，坚韧且仅可冷弯成形

金（Au, Aurum）		
密度	19.282g/cm³	
熔点	1064.58℃	
沸点	2855.85℃	
颜色	黄色	
硬度（HV 3/50）	18.5	
抗拉强度	131N/mm²	
E模量	7.75×10^4 N/mm²	
断裂伸长率	50%	
热膨胀系数	WAK：$\alpha\ 14.3 \times 10^{-6}$ K⁻¹	
晶格	面心立方晶格	
发生	主要是天然的，作为原生和次生矿床中的山金或肥皂金	

黄金是一种红黄色的贵金属
- 耐酸、碱和盐
- 只被王水溶解
- 非常有延展性，可以很薄地轧制（金箔）
- 可以很容易地合金化，使其非常坚硬
- 纯金可含有杂质
用途：技术，医疗，制药
  - 用于首饰加工，货币体系
  - I～IV型金基合金
  - 作为铸造合金、烘焙合金、电线、薄板和焊料、半成品
  - 可冷焊金锤填充物
  - 镀金浴用金盐

钴（Cobalt, Co）		
密度	8.86g/cm³	
熔点	1494.85℃	
沸点	2926.85℃	
颜色	钢灰色	
硬度（HV 3/50）	125	
抗拉强度	263N/mm²	
E模量	20.88×10^4 N/mm²	
断裂伸长率	8%	
热膨胀系数	WAK：$\alpha\ 13 \times 10^{-6}$ K⁻¹	
晶格	六方晶格	
发生	镍的伴生金属	

钴是一种钢灰色、发亮、非常坚硬的金属
- 物理性质类似于镍
- 像铁一样强的铁磁性
- 耐大气氧和稀酸
- 通过浓硝酸钝化
- 钴盐：粉红色，蓝色至紫色
- 除非在阴югах中，否则永远不会发生固体
- 可以与铁、镍、铂、钯、锰和铬进行合金化
- 可引起皮肤过敏反应
用途：医用钴同位素Co-60进行放射性同位素治疗；钴铬合金（牙科用钢的一部分）可降低硬度和强度并增加延展性

铜（Cu）		
密度	8.96g/cm³	
熔点	1084.65℃	
沸点	2561.85℃	
颜色	红色	
硬度（HV 3/50）	45	
抗拉强度	221N/mm²	
E模量	12.46×10^4 N/mm²	
断裂伸长率	42%	
热膨胀系数	WAK：$\alpha\ 16.8 \times 10^{-6}$ K⁻¹	
晶格	面心立方晶格	
发生	铜矿石，铜光泽	

铜是一种发亮的红色重金属
- 柔软，有弹性，导电性好
- 形成绿色至蓝色的盐
- 对非氧化性酸非常有抵抗力
- 溶于浓硫酸并形成相应的盐
- 与氧气形成黑色的氧化铜，在潮湿的空气中由碳酸铜制成的绿色铜绿
用途：合金成分
- 黄铜（Cu-Zn），青铜（Cu-Sn），幻影金
- 牙科金合金，铜汞合金
- 用于电镀塑料中的铜，电导体
- 镀铜的催化剂和氧气载体

镍（Ni）		
密度	8.912g/cm³	
熔点	1452.85℃	
沸点	2912.85℃	
颜色	银白色	
硬度（HV 3/50）	100	
抗拉强度	440N/mm²	
E模量	21.09×10^4 N/mm²	
断裂伸长率	50%	
热膨胀系数	WAK：$\alpha\ 12.8 \times 10^{-6}$ K⁻¹	
晶格	面心立方晶格	
发生	与Co、As、Sb和S结合；铁陨石中的元素	

镍（瑞典语；镍=男山神）
- 银白色，有光泽，易于成形的重金属
- 化学键合到Co、As、Sb和S
- 耐大气氧，水，碱
- 溶于氧化性无机酸
- 形成绿色盐；被硝酸钝化
- 可导致皮肤过敏、胃和肠黏膜发炎、中枢神经系统疾病、恶性肿瘤
用途：Co-Cr，Ag-Pd-合金中的合金成分。陶瓷合金（65-80%）
- 提供钝化后良好的腐蚀保护
- 创造延展性和良好的可加工性

钼（Mo）		
密度	10.22g/cm³	
熔点	2616.85℃	
沸点	4638.85℃	
颜色	银白色	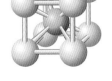
硬度（HV 3/50）	230	
抗拉强度	1100N/mm²	
E模量	33.06×10^4 N/mm²	
断裂伸长率	20%	
热膨胀系数	WAK：$\alpha\ 5 \times 10^{-6}$ K⁻¹	
晶格	体心立方晶格	
发生	钼矿石	

钼（希腊语，拉丁语 molybdaena= 铅样物质）
- 锡白色，耐空气重金属
- 非常坚硬，可冷成形，耐化学腐蚀
- 溶于硝酸、浓硫酸
- 与碳形成碳化钼（MoC）
- 以矿石形式出现；可以与许多金属合金化
用途：
- 作为Co-Cr和Ni-Cr合金的合金组分
- 具有细晶粒形成、硬化和防腐作用
- 防止燃烧时过度氧化
- 调节膨胀系数

钯（Pd）		钯（希腊语；小行星Pallas）
密度	12.02g/cm³	– 银白色弹性贵金属；铂金属
熔点	1551.85℃	– 耐腐蚀，与王水分离
沸点	2962.85℃	– 几乎不受硫酸、无机酸侵蚀
颜色	银白色	– 固体作为铂金和黄金的伴随金属
硬度（HV 3/50）	47	– 比铂金更硬、更坚韧，可锻造、可焊接
抗拉强度	184N/mm²	用途：化学过程中的催化剂
E模量	12.13 × 10⁴ N/mm²	– 珠宝金属的合金成分
断裂伸长率	25%	– 银－钯合金；PFM
热膨胀系数	WAK：α 11 × 10⁻⁶ K⁻¹	– 具有降低的电动势和贵金属的合金
晶格	面心立方晶格	– 增加耐腐蚀性，耐口性
发生	铂的伴生金属	– 均质合金，增加强度
		– 增加耐热性

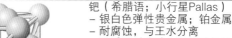

铂金（Pt）		铂金（西班牙语Platin小银粒）最重的贵金属
密度	21.46g/cm³	– 银灰色，坚韧、可延展的过渡金属
熔点	1771.85℃	– 纯铂，溶于王水
沸点	3824.85℃	– 抵抗强酸和侵蚀性元素
颜色	灰白色	– 与Au、Ag、Co、Ni和W很好地合金化
硬度（HV 3/50）	56	– 难以锻造或焊接
抗拉强度	140N/mm²	用途：珠宝，医疗设备
E模量	16.99 × 10⁴ N/mm²	– 实验室设备，电工用品
断裂伸长率	41%	– 铂圆锥体作为陶瓷块的烧成载体
热膨胀系数	WAK：α 9 × 10⁻⁶ K⁻¹	– 所有贵金属合金的一部分
晶格	面心立方晶格	– 晶粒细化、硬化、强化
发生	贵重	– 增加口腔抵抗力、硬度和耐热性，减少氧化层，充当催化剂

汞（Hg）Hydragyrum =液态银		汞
密度	13.5336g/cm³	– 金属元素，在室温下为液体
熔点	−39.15℃	– 从0～100℃的均匀热膨胀
沸点	356.85℃	– 可以很容易地合金化=>形成汞合金
颜色	银白色有光泽	– 口服时相对无毒
硬度（HV 3/50）	—	– 汞在室温下蒸发
抗拉强度	—	– 汞蒸气对健康非常有害
E模量	—	– 汞在体内累积，难以排泄体外
断裂伸长率	—	用途：
热膨胀系数	WAK：α 18.2 × 10⁻⁶ K⁻¹	– 贵金属萃取剂
晶格	菱形体	– 用于生产牙科填充物
发生	像岩石中的液滴一样坚固	– 密封液，催化剂，温度计填料

银（Ag）		银（拉丁语agentum），一种闪亮的白色贵金属
密度	10.501g/cm³	– 良好的可塑性和延展性
熔点	960.85℃	– 最高的导电率和导热率
沸点	2161.85℃	– 化学惰性，几乎不受空气影响
颜色	白色，有光泽	– 形成薄的氧化层作为保护层
硬度（HV 3/50）	26	– 增加硬度、流动性和可焊性
抗拉强度	137N/mm²	用途：用作铜和镍的硬币金属
E模量	8.09 × 10⁴ N/mm²	– 珠宝，餐具，镜子，化学设备
断裂伸长率	60%	– Ag-Pd和黄金合金、银汞合金（含汞）中的成分
热膨胀系数	WAK：α 19.7 × 10⁻⁶ K⁻¹	– 电解镀银用银盐
晶格	面心立方晶格	– 银粉、导电银漆用于非金属电镀
发生	很少有固体，通常与硫结合	

钛（Ti）		钛，银白色，韧性过渡金属
密度	4.54g/cm³	– 很高的硬度、强度和韧性，非常基础
熔点	1656.85℃	– 形成牢固黏附的硬而脆的氧化层，非常耐腐蚀和耐酸
沸点	3286.85℃	– 钛的高温铸造温度为1668℃，需要电控电弧熔化
颜色	银白色	– 在保护性气体吹扫（氩气）下熔化和铸造
硬度（HV 3/50）	120	– 形成带有毛孔和裂纹的Alpha壳层
抗拉强度	450N/mm²	– 必须通过喷砂去除
E模量	10.8 × 10⁴ N/mm²	用途：EMF粘合合金和牙科用钢
断裂伸长率	40%	– 改善耐腐蚀性和耐锈蚀性
热膨胀系数	WAK：α 9 × 10⁻⁶ K⁻¹	– 颗粒更细，更易流动
晶格	六方晶格	– 与组织相容，用于植入物
发生	Fe、Al和Si的伴生金属	

锆（Zr）		锆，银灰色光泽金属
密度	6.506g/cm³	– 柔软而有弹性，由于杂质而非常坚硬
熔点	1851.85℃	– 很快通过薄的氧化物层钝化，使其在较高温度下非常耐腐蚀
沸点	4408.85℃	– 只有氢氟酸和王水会腐蚀金属
颜色	浅灰色	– 常见元素，并非以纯净形式出现，而是作为矿物硅
硬度（HV 3/50）	120	– 酸锆（ZrSiO₄）
抗拉强度	390N/mm²	– 用非常明亮的火焰燃烧
E模量		用途：化工厂（阀门，泵）
断裂伸长率	235%	– 真空管，手术器械
热膨胀系数	WAK：α 4.8 × 10⁻⁶ K⁻¹	– 铀燃料棒，坩埚，容器的涂料
晶格	六方晶格	氧化锆具有生物相容性，可用于髋关节修复体、牙冠和种植体
发生	在锆矿物中	

牙科合金

修复义齿材料的要求：

理化性质
- 均质，细粒度的结构
- 足够的耐腐蚀性
- 可钎焊，可焊接，可冷成形
- 热处理（可固化）
- 高强度值：稳定，耐磨
- 定义的颜色值
- 与其他材料的连接性
- 电化学高稳定性
- 无致敏，无毒性

技术可加工性
- 可进行加工以节省材料和能源
- 标准化的工艺技术，例如：
  - 简单的熔化和铸造技术
  - 简单的表面处理技术
- 经济，廉价的可加工性
- 回收材料残留物的可能性
- 高0.2%屈服强度；越高，越稳定
- 大弹性模量（弹性模量）
  - 该值越高，材料越硬，弯曲材料所需的力就越大
- 匹配的热膨胀系数

Ⅰ~Ⅳ型牙科合金之间有区别
- Ⅰ型合金：柔软用于低负荷
  - 单面填充物，薄金属

板，铸丝
- Ⅱ型合金：中等硬度，中等载荷
  - 多表面填充，镶嵌，全铸冠
- Ⅲ型合金：高负荷时坚硬
  - 薄壁单板冠框架，部分冠，伸缩式和桥梁框架，支架
- Ⅳ型合金：极硬，可承受极端载荷
  - 宽跨度桥梁，铣削附件，烧结框架和模型
- 铸造框架
- 牙科合金根据其主要成分：
  - 高金合金
  - 金还原合金
  - 钯基合金
  - 镍基合金
  - 钴基合金
  - 钛基合金

合金成分
- 以重量百分比表示
- 先前以克拉表示的含金量
  - 这些是合金成分的重量比例
  - 歪曲实际比例
- 不同密度的金属在相同重量比例的情况下的体积不同
  - 10g铝=>约3.7cm³的体

积=> 3.7cm³铱的=>近84g Ir
- 将10g铍与90g金混合后，可以得到90%（900‰）的细度（重量百分比）
- 原子百分比（At%）提供另一种信息
  - 是合金系统中原子类型的比率
  - 例如：

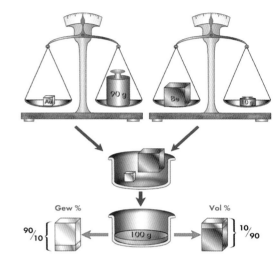

- 原子质量金=原子质量铜的3倍
- 74%重量的Au原子比为1：1，即50%Au原子/50%Cu原子
- 原子百分比规格也证明：
  - 重量百分比为50%的金的合金具有较少的金原子，而系统中的贵金属较少

90g黄金和10g铍=纯度为900‰，那将是"高金"合金，黄金含量仅为10%，实际上是非常低的。

含高金量的合金
- 黄金含量有超过75%的金含重量
  - 其中Pt、Pd和Ag可部分存在
- 极耐电化学腐蚀
- Au、Pt、Pd引起的电化学行为
- 根据组成可区分：
  - 黄色的黄金白金合金（Au/Pt）
    - 低熔化范围
    - 非常柔软，非常致密，非常耐腐蚀
  - 浅至白色的黄金-铂金合金
    - 粘接非常硬的合金（Ⅳ型）
  - 金－铂－钯合金
    - 结合氧化物合金
  - 金－铂－银（铜）合金
    - 不可燃
- 合金类型之间有区别：
  - 软铸合金（Ⅰ型）
    - 细粒，耐腐蚀，不硬化
    - 用于低负荷
  - 中硬铸造合金（Ⅱ型）
    - 板金合金，不可硬化
    - 耐腐蚀和细粒

- 用于中等负载
- 硬质合金（Ⅲ型）
  - 高负荷线合金
  - 用于可固化夹子
- 超硬铸造和线合金（Ⅳ型）
  - 可固化，非常细颗粒且耐腐蚀
  - 断裂伸长率最低
  - 用于重载大跨度桥梁

特殊处理特性
- 在正常保护的情况下具有最高处理安全性
- 请勿将不同制造商的合金熔融在一起，请使用单独的坩埚
- 烧结合金的机械性能取决于铂族属
  - 如果钯含量低，则不再具有耐热性，必须在更大的程度上确定支架的尺寸
  - 精确保持火势管理（温度，时间）
  - 充分支撑脚手架

还原金合金
- 金含量在50～75重量份之间
- 较低的金含量与Pd和Ag平衡

- 不如高金合金耐腐蚀
- 银和铜的比例较高，耐腐蚀性较低
- 在阳极化时有明显的钝化
- 钯具有良好的口腔稳定性
- Pd含量高会产生鲜艳的色彩

银含量较高的合金
- 热处理后可能会有两相状态，
  - 然后不再具有生物相容性
- 银含量会影响CTE值
  - 在陶瓷中产生负色（黄色或绿色）
  - 烧制时，银会蒸发，以氧化银的形式沉积在陶瓷上，并导致变色和裂纹
- 还原金Ⅲ型合金
  - 适用于中高载荷，例如满冠、饰面冠框架
- 超硬，减金的Ⅳ型铸造合金
  - 钯含量高的材料具有耐腐蚀，可硬化，细颗粒、极易拉伸的特性
  - 无铜减金合金颜色稳定
  - 对于高负载的零件（例如大跨度桥梁），也可

用于模型铸造框架进行建模

钯基合金
- 包含超过50重量百分比的钯
- 超过20%的贱金属提高强度
- Ga、Sn和Cu降低熔融温度
- 锡和铟用作氧化物形成剂
- 形成较深的氧化物=>辐射或覆盖
- 钯可以在熔化和铸造过程中溶解碳
  - 增加硬度、抗拉强度和0.2%应力强度极限
  - 降低弹性和断裂伸长率
  - 碳燃烧时扩散到金属表面，氧化，CO_2形成气泡
  - 减少粘接氧化物

钯基合金
- 满足最低要求，白色且易碎
- 如中型（Ⅱ型）、坚硬（Ⅲ型）、特硬（Ⅳ型）合金
- 耐腐蚀性较差，容易发生加工错误
  - 容易吸收气体，形成硫化物

钯金合金

- 不含银和铜，极高的贵金属含量（87%）
- 在腐蚀性环境（酸性pH）中不具有耐腐蚀性
- 高温会降低耐腐蚀性

钯银合金

- 钯含量最低（60%）；7%～9%铟
- 不够耐腐蚀
- 银和钯倾向于吸收气体
- 在还原性气氛中燃烧
- 使用防变色陶瓷材料

钯－铜－镓合金

- 钯含量高达70%
- 铜和镓的含量高为12%～20%
- 不太耐腐蚀，容易产生缝

隙腐蚀

- 铜和镓离子释放=>可疑
- 机械性能高于Pd-Ag-合金
- 与高金合金相似的CTE值

钯－银－金合金

- 无铜，含85%～87%的贵金属（Au高达17%）
- 还原金

腐蚀行为和生物相容性

- 可以使用电化学实验确定
- 电解槽中的电压不断增加
- 测量流动电流
  - 过压时的击穿电位 =>阳极的突然氧化增加 =>突然的电流
- 突破电位越高，合金越耐腐蚀

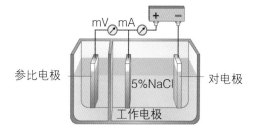

参比电极　5%NaCl　对电极

工作电极

不含贵金属的合金

- 前缩写NEM =非贵金属合金通常代表有色金属
- 因此EMF是非贵金属的缩写

非贵金属合金（EMF）

- 不可硬化的合金系统
- 铸造后立即拥有其物理值
- 导热系数低，隔热
- 足够的生物相容性，但有腐蚀产物
  - 可能损坏组织或有毒
  - 细小的金属粉尘对健康有害
  - 因此在抛光、打磨和焊接时，有效的房间通风，防尘口罩和抽气系统
- 提供有关镍铬合金的镍吸收和排泄的研究关于EMF合金的危害说明
- EMF合金的加工漏洞
  - 铸造/熔化时有氧化的危险
  - 始终使用干净的坩埚和新材料
  - 倾向于吸收气体和碳
    - 不要使用石墨坩埚，中性火焰

- 缓慢加热，最好是HF熔融系统
- EMF合金的金属陶瓷复合材料
  - 胶粘剂氧化物着火有问题
  - 严格遵守退火时间和温度
  - 黏合促进剂是合适的
  - 高熔化范围有优势=>耐热性强
- EMF合金的类型
  - 镍铬，钴铬，钛基合金

镍－铬基合金

- 组成不一致，许多成分
- 镍相对较软，延展性佳，可加工性良好，WAK值低
- 铬和钼使其耐腐蚀
- 氧化铬具有良好的金属陶瓷结合力
- 镍铬合金非常硬和坚强、坚韧
  - 弹性模量是Au/Pt合金的2倍
  - 适用于大跨度、薄壁桥和支架
  - 研磨和抛光工作量更大
  - 精确建模可节省加工时间

钛基合金

- 钛是从钛矿物中提取的
1. 阶段：生产四氯化钛
2. 阶段：将TiCl 还原为海绵状钛
3. 阶段：清洁和重熔
- 反应性导致在熔化和铸造过程中吸收外来物
- 降低钛纯度，改变性能
- 根据外来原子，纯钛分为Ti 1～Ti 4级
- 牙科用纯钛（Ti 1）
  - 硬度符合IV型规格
  - 高断裂伸长率对加工性有好处
  - 导热系数低（比金低15倍）
  - 低热膨胀率，非常适合精确贴合
  - 高熔点使其耐热

钛合金/钛加工

- 钛铸件因化学活性高而成问题
  - 由于熔化温度高（接近1670℃），用电弧在铜坩埚中熔化
  - 熔化时间、铸造时间由电子控制
  - 在氩气保护气体下熔化和铸造
  - 钛熔体形成反应层：壳
    - 含有添加剂的惰性包埋材料旨在减少与钛的界面反应
- 适用于CAD/CAM工艺和电火花加工
  - 使用手动铣削的切屑和工具可以焊接，而数控机床则不会发生这种情况
- 进行陶瓷烧制时，氧气和氮气会积聚并形成壳层
- 低温下特殊的钛陶瓷烧结
- 钛专用陶瓷的着色比传统陶瓷难得多

钴基合金

- 为模型铸造而开发
- 60%钴决定机械性能
- 30%铬提供化学稳定性
- 5%的钼增加延展性，细化晶粒
- 其余：锰、硅、钛、铂、钒和钨具有脱氧和细化晶粒的作用
- 像高金合金一样耐腐蚀
- 氮含量提高了可加工性
- 0.6%的碳改善流动性

钴铬合金

- 非常坚硬，易碎，易于铸造，可焊缝和可焊接
- 通过钝化具有化学抗性
  - 氧化铬（Cr_2O_3）表面
  - 电压电位为1.3 V（如贵金属）
- 仅可微冷形成；硬度（HV 420）
  - 精加工和抛光困难
- 对于夹丝，有高延展性的Co-Cr-Ni合金
  - 高弹性，通过加工冷硬化变得足够坚硬
- 对于烧制技术，Co-Cr合金
  - WAK值降低到14～15×10⁻⁶K⁻¹
  - 包含有氧化物成胶剂的添加剂
  - 不可固化，易于铸造和焊接
- 碳含量降低或没有的钴铬合金
  - 显著降低硬度，非常耐腐蚀

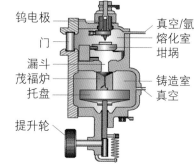

钨电极　真空/氩熔化室

门　坩埚

漏斗　铸造室

茂福炉　真空

托盘

提升轮

Dentaurum公司的Castmatic铸造系统，用于钛合金的全电子铸造

燃烧粘接合金的性能
– 适应陶瓷材料的特性

1. 高熔化范围
    – 高于烧结温度的固相线合金
    – 陶瓷块熔点低
    – 烧成温度从950℃到1000℃
    – 合金的熔化范围约1300℃
    – 与陶瓷的最小差异为150~260℃
2. 耐热性好
    – 因自重而着火时不会变形
    – 大约980℃以上，金属框架不会翘曲
3. 调整后的热膨胀系数
    – 陶瓷的热膨胀系数比合金低一点
    – 冷却时，陶瓷保持压缩应力
4. 确切收缩率
    – 从固相线到室温为1.6%立方
    – 必须用铸造包埋材料补偿
    – 否则金属底冠和陶瓷之间张力会使陶瓷脱落
5. 固化性
    – 用于增加结合合金的硬度
    – 燃烧过程通过沉淀硬化提高机械值
6. 高0.2%屈服强度
    – 高负载弹性，否则塑性变形
    – 否则陶瓷会破裂和碎裂
    – IV型合金，450N/mm^2
7. 大弹性模量
    – 低弹性，框架坚固
    – 合金和陶瓷之间的弹性差异应小
8. 高耐腐蚀性
    – 具有良好的生物相容性/口腔稳定性
    – 金铂合金非常好
    – 铬–镍–钴–钼合金更便宜

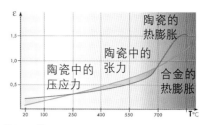

9. 粘接合金的细晶粒
    – 使合金成分和杂质均匀、精细地分布
    – 以获得更高的硬度和强度及均匀性
    – 更高的耐腐蚀性和耐口性
10. 与陶瓷材料的良好附着力
    – 结合强度超过40N/mm^{2}的热膨胀曲线
    – 陶瓷中结合合金和陶瓷的拉伸与压缩应力
    – 冷却时使用协调的WAK值

金属陶瓷复合材料的粘接机制
– 机械表面交错结构
    – 陶瓷覆盖金属
– 分子间力（Van der Waalsche）
    – 分子变成偶极子并互相吸引
– 化学结合力
    – 在非贵重金属原子的氧化物和陶瓷中的硅之间
    – 氧化退火将贱金属原子传输到合金表面，在此氧化
    – 胶粘剂氧化物形成剂：铟、锡、铼、锌、铁
    – 在烧制过程中，氧化物扩散到陶瓷中，并与氧化硅结合
– 金属与陶瓷之间的结合
    – 通过粘接剂氧化物和硅的氧桥，在边界层中需要金属氧化物
    – 胶粘剂氧化物会使陶瓷变色或变脆
        – 因此，仅在适当规定氧化的情况下才产生少量粘接氧化物
    – 可以在陶瓷下面能够形成氧化层的合金不需要氧化退火
    – 在冲洗烧制的情况下，合金表面在薄薄的基材层下氧化

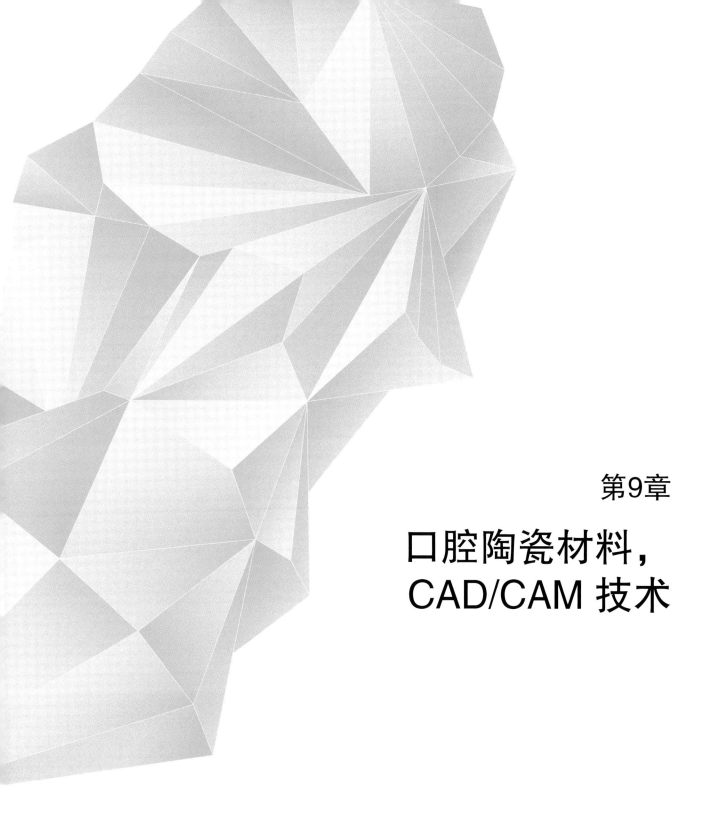

第9章

口腔陶瓷材料，
CAD/CAM 技术

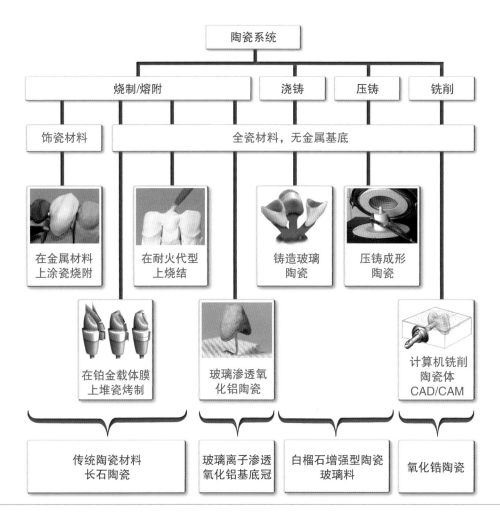

天然牙色修复材料的选色、加工和评估

制定目标：

有能力选择在加工后和患者余留牙齿颜色相称的材料。熟悉各种天然牙色材料的加工方法，比如制造牙科塑料、牙科陶瓷和复合树脂材料。

熟悉基底和饰面材料之间的粘接问题，有能力评估基底表面的设计，也能正确使用天然牙色材料并能识别错误。

能意识到，义齿的设计对患者的自尊心有很大影响，因此会特别注意义齿的美学要求。

能为客户提供天然牙色材料咨询和建议。

内容：

· 天然牙色材料的特性
· 天然牙色的人工材料，特别是人工塑料牙
· 陶瓷材料
· 天然牙色的复合材料系统，特别是树脂材料
· 矿物牙
· 基底和饰面材料的结合
· 错误分析
· 天然牙色材料的光学性质
· 光线作用和色彩呈现
· 材料的选择和评估见第1章
· 安全、健康与环保

总体教学计划没有为计算机辅助程序安排单独的学习领域。由于越来越多的天然牙色材料通过电控的机器制作，所以在本章中特别学习CAD/CAM技术。

硅（Silicium, 拉丁文silex，意为卵石)
- 化学符号Si
- 地壳中第二大常见元素，占比25.8%
- 第四主族的半金属
- 深灰色至黑色
- 有强烈的金属光泽
- 在25℃下的密度为2.33g/cm³
- 熔点1410℃，沸点2355℃
- 纯净的硅是半导体材料
- 化学性质不活波
- 耐酸
- 硅在强温加热下会与以下物质发生反应：
  - 和氧气生成为二氧化硅
  - 和金属生成为硅化物
  - 和氮生成氮化硅（Si_3N_4）
  - 和碳生成碳化硅（SiC）
    => 硬质合金，莫氏硬度9.5～9.75
    => 磨料=>金刚砂

人造硅酸盐
- 水玻璃，各种硅酸钠或硅酸钾的混合物
- 玻璃，基质物质，Na_2SiO_3，钠钙玻璃
- 硅酸盐陶瓷，硅酸铝
- 水泥，硅铝酸钙

石英和石英衍生物
- 结晶二氧化硅，SiO_2，密度2.65g/cm³
- 两种形态
  - 低于573℃时有稳定的α-石英晶体（低石英）存在
  - 高于573℃时形成稳定的β-石英（高石英）
- 晶格由四面体组成
  - 一个Si离子由4个O离子包围
  - 与两个四面体相连
- 最常见的成岩矿物

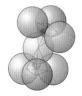

- 比如宝石，染色的透明水晶：紫水晶，牛奶石英，玫瑰石英
- 熔化并再次冷却会形成石英玻璃
- 石英玻璃可透紫外线

石英在烧制过程中的变化
- 转化过程伴随着显著的体积变化
- 超过870℃转变为鳞石英晶体
- 1470℃时转化为方石英晶体
- 转化过程不可逆
- 可逆转化出现在同类晶体形态中
  - α-石英转化为β-石英
  - α-方石英转化为β-方石英
  - α-鳞石英转化为β-鳞石英

α-石英

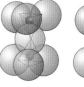

α-鳞石英　α-方石英

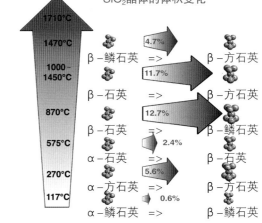

SiO_2晶体的体积变化

硅化合物

氧化硅	硅酸盐	有机硅
二氧化硅（SiO_2） - 硅的氧化物以丰富的形态存在 - 分布极为广泛 - 结晶的形式为 　- 石英 　- 方石英 　- 鳞石英	- 单硅酸的盐/酯 - H_4SiO_4 - 天然硅化合物 - 在地壳中广泛存在 - 由SiO_4四面体组成 - 可以通过共同的氧离子连接	- 含氧的有机硅化合物 - 油性，膏状弹性或脆性，坚硬，憎水 - 通过缩合反应获得 　- 单硅烷醇（R_3SiOH） 　- 硅烷二醇［$R_2Si(OH)_2$］ 　- 硅烷三醇［$RSi(OH)_3$］ - 耐热耐化学腐蚀

天然硅酸盐
- 长石（$K_2O \cdot Al_2O_3 \cdot 6SiO_2$）
  高岭石（$Al_2O_3 \cdot 2SiO_2 \cdot 2H_2O$）
- 辉石（$CaO \cdot MgO \cdot 2SiO_2$），代替Ca和Na、K、Mg；代替Mg和Fe、Al、Mn
- 滑石粉（$3MgO \cdot 4SiO_2 \cdot 2H_2O$）非常柔软，细腻
- 石棉（$3MgO \cdot 2SiO_2 \cdot 2H_2O$）纤维结构，耐热

陶土是层状硅酸盐（Si_2O_5）ₙ
- 长石的风化引起的
- 黏土是含有沙子和铁的陶土
- 泥灰岩是钙质黏土
- 高岭土是一种高纯度陶

土，其中一个氧原子被铝取代

长石是结构状硅酸盐
- 空间结构，分别与4个四面体相连
- 常见的成岩矿物
- 密度在2.53～2.77g/cm³之间
- 莫氏硬度：6～6.5
- 在大约1170℃时熔化成白榴石晶体
- 可区分为：
  - 钾长石 = $K_2O \cdot Al_2O \cdot 6SiO_2$
  - 钠长石 = $Na_2O \cdot Al_2O \cdot 6SiO_2$
  - 钙长石 = $CaO \cdot Al_2O \cdot 2SiO$

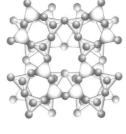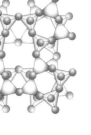

高岭土（瓷土）
- 是一种铝硅酸盐：$Al_2(OH)_4Si_2O_5$
- 因景德镇高岭山而得名（中文名：白云土）
- 致密的细岩矿物
- 水合硅酸铝的混合物

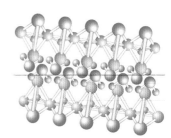

- 与水形成可塑块状物
- 在1600℃下能烧结在一起
- 长石在1160～1290℃下和高岭土形成瓷器
- 是陶瓷牙的组成部分

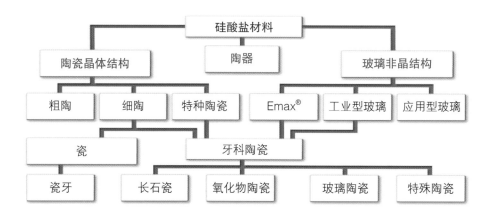

陶瓷（希腊语keramos，意为陶土、砖、陶罐）
- 烧制的含有陶土也就是高岭土的块状物

瓷
- 有或没有釉层的精细陶瓷制品
- 致密的、透明至白色的碎片，非常坚硬
- 公元700年在中国首次出现，自公元1709年在欧洲出现
- 牙科的陶瓷材料发展于瓷

粗陶器
- 由陶土、石英砂和含助熔剂的长石或长石岩石制成
- 在1100～1400℃烧制

- 上釉或未上釉的致密有色陶片（陶片指烧制后的黏土）
- 机械强度高，耐酸
- 低吸水率，适用于制作化工设备

瓦器（土器；在900～1200℃烧制）
- 多孔，可渗水，不透明
- 硬度较低

炻器（烧结品；在1200～1500℃烧制）
- 紧密，不多孔，不透水，非常坚硬

建筑陶瓷由黏土和砖瓦组成
- 使用砖粉、灰和砂
- 粗陶型的建筑材料

耐火的建筑材料适用在1000℃以上持续地使用
- 耐火的石材在1300～1700℃的温度下烧制

精细陶瓷产品上釉的
- 用釉下彩绘或釉上彩绘陶器彩色多孔的胚体
- 1100℃以下有透明/混浊釉
- 锅具，艺术制品，炉灶砖

陶制品白色多孔，敲击时有声的胚体
- 带有透明釉层
- 在1260～1330℃的温度下烧制的家用物品，墙砖，卫生洁具，艺术品，技术部件（例如陶制容器，过滤器主体）

精细陶制品由黏土、高岭土、石英和长石制成
- 两次烧结，密集烧结，浅色至白色的不透明陶片
- 家用餐具，卫生洁具，洗手盆，下水道，地砖，耐酸板

瓷块在牙科领域
- 由瓷发展而来
- 由长石、石英制成，含少量或不含高岭土
- 不是瓷也不是玻璃
- 经过热处理的长石变成具有较低熔化范围的均匀透明物质

陶瓷的基本组成物质

化学结构和化学键
- 原子致力于达到稀有气体外层的八隅体状态也就是最外层电子层含有8个电子的饱和状态
- 非金属原子吸收价电子，金属原子释放价电子
- 接受或释放电子的原子带有电荷
  => 被称为离子

离子（希腊语意为迁移的）在电场中迁移
- 带正电的离子称为阳离子
  - 迁移到负极（阴极）
- 带负电的离子称为阴离子
  - 迁移到正极（阳极）

离子带电荷
- 相互作用
  - 带相同电荷的粒子相互排斥
  - 带相反电荷的粒子相互吸引
- 带相反电荷的离子之间的静电吸引导致离子结合在一起成为分子
- 静电结合键是指离子键

以氧化铝为例的离子键
- 氧吸收2个电子，铝原子释放3个价电子
- 3个氧原子从2个铝原子吸收6个价电子

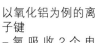
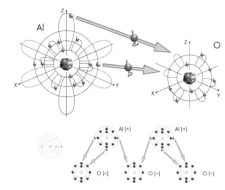

离子的结合
- 极性，非极性或共价键
- 无机化合物的特性之一
- 通过一个或多个电子从一个元素的原子转移到另一元素的原子形成
- 参与的原子获得稳定的稀有气体构型
- 只可能在正价元素和负价元素之间形成
- 金属是正价元素，释放电子
  - 成为带正电的离子
- 非金属是负价元素，吸收电子
  - 成为带负电的离子
- 在离子键中，稀有气体结构将就此达成
  - 金属原子将外部电子交给非金属原子
  - 其最外层电子达到饱和
  - 此时金属原子也具有稳定的稀有气体结构

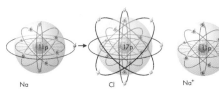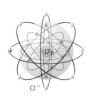

离子键的原理以钠和氯为例
- 钠，第一主族的金属，有1个外层电子
- 氯，第一主族的非金属，有7个外层电子
- 钠原子释放1个外层电子
  - 达到氖的稳定电子层结构
  - 成为带正电的钠离子（Na^+）
- 氯吸收被释放的电子
  - 达到氩的稀有气体结构
  - 成为带负电的氯离子（Cl^-）
- 形成氯化钠盐

瓷（Porzellan，是意大利语）
- 由高岭土、长石和石英制成的精细陶瓷材料
- 白色，致密，无孔，薄而透明的胚体
- 带釉或无釉的应用陶瓷物品
- 原材料成分多变，从而有不同的特性，例如：
- 高岭土使材料耐温度变化

和耐化学腐蚀
- 长石带来透明度
- 高熔点、耐高温的硬质瓷（50%高岭土，25%石英和25%长石）
- 低熔点敏感的软瓷（25%的高岭土，45%的石英，30%的长石）

高岭土
- 以中国景德镇市高岭山遗

址得名
- 瓷土致密细腻
- 化学成分为$Al_2O \cdot 2SiO \cdot 2H_2O$
- 可塑形，在1600℃下烧结
- 在450～650℃时分解为偏高岭土和水
- 从950℃开始，偏高岭石变成莫来石和游离SiO_2
  - 莫来石：最好的针状晶

体
- 磨合到高强度碎片，瓷的代表材料

瓷
- 来自精心挑选的材料
- 不含铁的化合物，呈现白色
- 将高岭土用非常细的筛网过筛，制成浆状
- 仔细混合原料并脱水

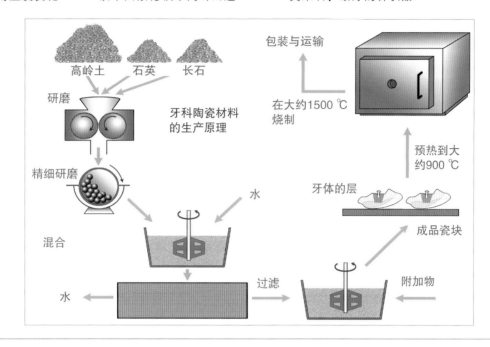

- 将流动的瓷浆（所谓的泥浆）倒入多孔的空心石膏模具中
- 模具将去除多余的水
  - 达到部分干燥和少量收缩
烧制过程根据成分进行
- 1200～1300℃适用于软瓷
- 硬瓷需要烧制两次
  - 首先在1000℃下烧制，然后将釉料涂在多孔的有吸附性能的碎片上
  - 在1380～1450℃的第二次烧制过程需要24小时
- 未涂釉的瓷器在1410～1480℃烧制约24小时
瓷的绘制
- 在釉烧之前或之后绘制
- 釉下彩绘高温烧制
- 釉上彩绘低温烧制
瓷牙批量生产的前牙和后牙
- 由精细的陶瓷材料制成
- 固定装置，为了：
  - 可摘义齿的紧固件
  - 牙冠或者牙桥（已淘汰）

- 可分为长销齿，金纽扣齿和穿孔齿
瓷前牙
- 有爪状结构作为紧固系统
  - 金属套筒销被焊接到烧制的外冠中
- 绕着硬瓷核冠
  - 将被涂上5层不同的颜料
瓷后牙（Diatoric）
- 底部保留空间用于后期塑料材料的填充

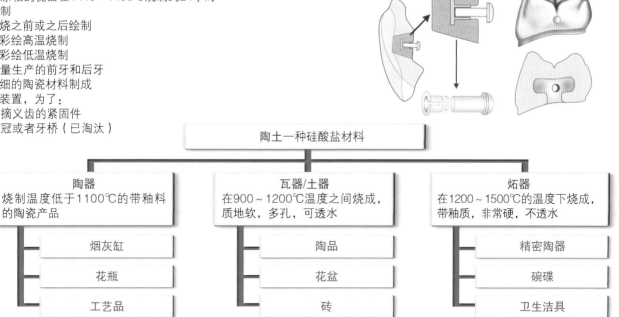

牙科陶瓷材料
– 全瓷或金属陶瓷的金属矿物盐
– 严格意义上说不是瓷=> 没有莫来石晶体
– 也不是玻璃 => 因为有晶体结构
– 性质更接近玻璃

牙科陶瓷材料的成分组成
– 70% ~ 80%长石（钾/钠长石）
– 10% ~ 20%石英
– 少量高岭土
– 粘接氧化物，粘接剂和膨胀添加剂，
– 助焊剂（2% ~ 4%；磷酸钾，碳酸钾，碳酸钠，硼砂，氧化铅，氧化钾和氧化锰）

牙科陶瓷材料的质量偏移，百分比表示最大值

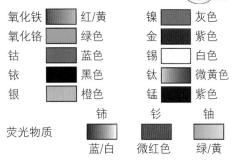

无机染料是耐热的金属氧化物或盐：

氧化铁	红/黄	镍	灰色
氧化铬	绿色	金	紫色
钴	蓝色	锡	白色
铱	黑色	钛	微黄色
银	橙色	锰	紫色

铈	钐	铀
荧光物质		
蓝/白	微红色	绿/黄

牙科陶瓷材料的加工原理
陶瓷粉和水、淀粉、糊精一起混合
– 以使粒子更好地凝聚
– 通过搅拌液体会上升到表面
– 可用吸水纸吸掉多余的水分
– 从而得到更紧实的陶瓷材料

陶瓷块的烧制
– 在真空下的温控陶瓷烤箱中
– 陶瓷颗粒烧结
– 真空压将气体从物质中压出

陶瓷块的成分
– 由生产商燃烧成胚体，碎料
– 碎料将被压成粉末并磨碎
– 有机染料和粘接剂混合
– 磨碎前的材料包含长石玻璃
  – 软化温度低
  – 含白榴石晶体，增加稳定度
– 白榴石（希腊文leukos意为白色，浅色）
  – 是有光泽的白色长石
  – 莫氏硬度5.5 ~ 6；密度2.5g/cm³

白榴石晶体是立方四面体晶体
– 在钾长石中于1170℃出现
– 长石在800 ~ 900℃时软化
– 白榴石晶体具有软化作用，使陶瓷性能更稳定
– Vita公司的含细致颗粒的白榴石晶体陶瓷

白榴石增强型陶瓷
– 以白榴石晶体作为成核剂的玻璃
– 由玻璃基质中结晶产生
  =>由长石–石英–高岭土制成的3种物质混合系统
– 白榴石的CTE与玻璃基质的CTE不同（CTE：Coefficient of Thermal Expansion，平均热膨胀系数）
– 粉状白榴石被压成坯料

陶瓷材料的烧制
– 分三阶段进行管理
1. 预干燥使
  – 混合液蒸发
  – 染料粘接剂的结合
2. 正式燃烧
  – 将燃烧物放入燃烧炉
  – 抽真空
  – 温度缓慢升高
  – 保持烧制温度在一定时间内恒定
3. 缓慢冷却

烧制时体积的变化
– 要考虑体积收缩时形态变化
– 胚体堆塑必须相应地增大
1. 干缩
  – 由混合液的蒸发而形成
2. 倦怠收缩
  – 由有机粘接剂和染料的结合而形成
3. 烧制收缩
  – 由颗粒的烧结而形成
  – 在真空的烧制中收缩量更大
  – 材料会变紧实
    => 收缩率为10% ~ 20%

烧制过程的烧结
– 陶瓷颗粒的表面能量降低
– 粒子在表面产生相互作用而不熔化
– 焊接，间隙变小
– 烧制温度明显低于熔化温度
– 只有低熔点成分熔化并在其他材料周围流动

陶瓷金属复合材料的结合
1. 金属的结合
  – 陶瓷在金属的表面收缩
  – 陶瓷的收缩使之黏附在金属表面的粗糙纹路中
2. 范德华力
  – 通过分子层外电子轨道的重叠
3. 通过粘接氧化物的化学键
  – 非贵金属原子扩散到合金表面的晶界
  – 氧化并迁移到熔融的陶瓷材料中
  – 在金属和陶瓷之间产生离子键
  – 氧化物胶合剂的成分是锡、铟和铁
  – 形成单分子氧化物层

体积收缩示意图
a. 粉末比例
  – 具有很大的间隙
  – 间隙来自堆塑的液体、粘接剂
b. 凝结
  – 通过梳理和吸水
  – 颗粒聚集在一起
c. 在烧制炉中干燥
  – 颗粒堆积更多
  – 空间填充度大约75%
d. 烧制温度下颗粒烧结
  – 通过颗粒的熔融

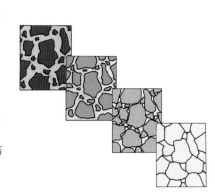

烧结时的错误分析

工艺错误和系统错误导致3个缺陷：
气泡，剥落，裂纹和张力
- 影响陶瓷层的透明度
- 产生浑浊，变色，强度下降
- 铸件中的气孔和气洞
  - 滞留的空气逸出到陶瓷中
  - 在真空下体积可增加多达50倍
  => 磨掉气洞，焊接
- 胚体的杂质污染
  - 烧成时，油脂、汗液和酸残留物会汽化到陶瓷块中
  - 避免用油腻的手指触摸，请勿用含油的压缩空气吹散，清除酸残留物
- 胚体中残留的气体
  - 烧制时残留的空气逸出
  - 仅朝一个方向修整磨光，以避免形成气穴
- 堆塑时的错误
  - 堆塑液体的蒸发导致气泡
    - 因此先去掉多余的液体
    - 烧制前将物料充分干燥
  - 堆塑时压力不足
    - 搅拌物料，使不同粉末流动到一起
  - 混合和涂塑时出现气泡
    - 搅拌时不应将气泡搅拌进去
    - 用毛刷稀薄铺瓷
- 烧制时的错误
  - 温度太高，烧制太频繁会导致：
    - 熔融硅酸盐释放气体
    - 上釉后效果浑浊
  - 真空度太高，加热引线太快
    - 气穴爆炸性增长
    - 气泡上升，撕裂釉面

- 烧制次数
  - 反复烧制会降低陶瓷的CTE值
    - CTE值与合金匹配
    - 因此产生低压缩应力
  - 产生的额外张力会导致裂纹
  - 因此需保持烧制次数低
  - 避免额外的焊接过程
- 金属陶瓷复合材料的应力由于膨胀不同而产生：
- 无张力在CTE值平衡的条件下
- 压缩应力当金属收缩更强时，陶瓷中的压缩应力
  => 鳞片状崩刃或金属弯曲
- 陶瓷的张力 当陶瓷收缩更多时
  => 陶瓷撕裂或金属层翘曲

如果金属的CTE值稍高，则陶瓷处于轻微的压应力下
- 上方曲线显示了金属的膨胀
- 下方曲线展示了陶瓷的膨胀
- 裂缝和剥落
- 如果搅拌不充分且液体尚未被吸出，蒸汽可能会爆炸性地逸出
- 如果加热太快，真空度太高或冷却不均匀
- 成釉的烧制温度过高，会导致张力、剥落和破裂
- 修整时的错误
  - 如果事先未去除烧制后的缺陷表层，则在施涂修整材料后出现浑浊

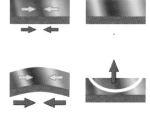

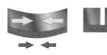

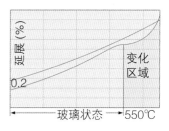

陶瓷工艺（Vita公司）
- 用于全瓷冠和桥
- 用玻璃渗透型氧化铝陶瓷
  - 烧结的、多孔的氧化铝基底
  - 在玻璃渗透烧制中注入玻璃料
- 在一种特殊的耐火石膏代型上，氧化铝浆液和其他物质的混合液被涂上形成基底冠

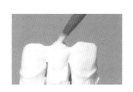

- 基底在烧结过程中变干燥
  - 干烧结2小时（不进行湿烧结）
  - 收缩很小
  - 通过特殊的耐火石膏代型的膨胀来补偿

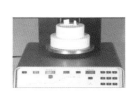

- 玻璃渗透料
  - 将被涂在基底上
  - 在1100℃下烧制4小时
  - 熔融玻璃渗入基底
- 内核冠上，像烤瓷牙一样一层层涂上饰瓷材料

玻璃铸件（Dicor工艺）冠/嵌体
- 用蜡制作修复体蜡型
- 嵌入磷酸盐粘接的包埋材料中
- 将套圈加热到900℃
- 采用离心铸造工艺铸造
- 在1075℃ 特定程序下使材料瓷化
- 上色使用矿物染料上色
  - 在950℃非真空环境下燃烧
  - 染料层可用喷砂去除，然后更换

压制陶瓷（例如IPS-Empress工艺）
用蜡制作修复体蜡型（冠/嵌体）
- 包埋入磷酸盐粘接的包埋材料中
- 将加压炉中的马弗炉加热至加压温度
- 氧化铝活塞预陶瓷化的玻璃块压入蜡型空腔中，过程为15～30分钟

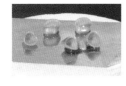

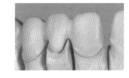

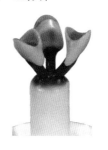
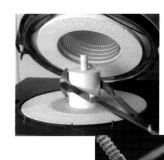

- 白榴石晶体在压制过程中保持胚体稳定
- 着色是通过上色和随后的分层来完成的
- 在额外的烧制过程中烧制颜色
- 在此过程中白榴石晶体进一步形成

氧化锆陶瓷（ZrO_2）
– 由二氧化锆制成的多晶陶瓷
– 约3%氧化钇
  – 使具有高的裂纹韧性/相变增韧
  – 抗应力开裂
  – 拉伸应力将裂纹处的四方二氧化锆转换为单斜晶形式
– 放射性污染物必须清除
– 二氧化锆具有以下技术数据：
  – 抗压强度1200N/mm²
  – 硬度（HV 10）1250
  – 弹性模量 210N/mm²
  – CTE值 $9.8 \times 10^{-6}K^{-1}$
  – 良好的生物相容性，非常耐弯曲
  – 厚度为0.5mm时具有很高的断裂韧性
– 由粉末状的加工原料制成
  – 在压制过程中压制成生坯
– 在室温下具有单斜晶体结构
二氧化锆陶瓷的生坯
– 多孔，具有粉笔般的稠度
– 柔软，轻巧且易于加工
– 可在CAD/CAM工艺中切削而不会损失强度，然后密集烧结
– 在约1000℃的温度下预烧结后，形成白色产物
    – 可切削加工
    – 用于牙科填充物：牙冠或牙桥
    – 最终密集烧结在1700℃，之后
    – 线性收缩率为15%～25%
    – 压缩和收缩约40%
    – 转换成四方网格时强度高
    – 体积大的零件收缩率不比薄壁的胚体大
  – 烧结收缩率与几何形状和

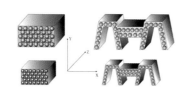

尺寸无关
  – 在所有空间方向上的收缩率值都相同
    – 无论是长方体还是其他型件的烧结收缩
热等静压（HIP）
– 将粉状二氧化锆置于油浴或水浴的硅模中，在所有面上加压
– 静水压力产生均匀的密度
– 等静压生产的毛坯必须后期加工；费用很高
– 轴向压制生坯：
  – 用上下冲头将粉末压入模具中，无须后期加工
  – 在一个方向上单轴压制是比较经济的
普通陶瓷基底
– 在长期载荷下出现疲劳迹象
  – 亚临界裂纹产生
  – 也可能在生理性的使用下产生
– 裂纹增长率
  – 取决于陶瓷的断裂韧性
  – 因应力腐蚀而开裂增加

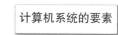

– 多晶氧化锆陶瓷
  – 可以防止结构中的缺陷
    – 在裂纹尖端四边形结构变化
    – 进入单斜晶的 μ 相（暗区）
    – 体积增加5%
    – 这会产生很高的压应力抵抗剧烈的拉伸载荷
    – 称为相变增韧
    – 达到高强度、韧性、长期稳定性
  – 表面处理后，在完全烧结状态下可能会有微缺陷
    – 大大降低了弯曲强度
    – 可能会增加亚临界裂纹的增长

计算机系统的要素
计算机是通用工具
– 多功能，灵活且可扩展
– 用于计划性、组织性、建设性和企业经济性的任务
– 使用计算机
  – 是一种文化技巧
  – 需要规定的培训
– 牙科作业工具配有微芯片作为控制和监视单元
  – 根据MPG的工作流程文档
– 牙科工作流程
  – 可以通过计算机辅助设备进行
  – 在所谓的CAD/CAM过程中
– 计算机系统由硬件和软件组成
硬件
– 仪器，物理设备带有附加设备（外围设备）：
  – 中央单元还有CPU（中央处理器），是实际的数字计算机或计算系统
  – 输入设备，例如键盘、光笔、鼠标、扫描仪、摄像机或语音输入设备
  – 输出设备，例如屏幕、打印机、绘图仪
  – 或机器控制单元
  – 存储单元，例如磁盘存储和用于各种数据载体的存储驱动器
  – 数据总线用于功能单元之间和数据网络之间的数据传输
软件
– 可定制的程序、过程和对象
– 存储的数据和文档
– 可区分为：
  – 系统软件
  – 应用程序软件
  – 软件工具
– 系统软件调节计算机或计算机网络的过程，即

  – 操作系统（例如Windows或Mac OS X）
  – 翻译器（编译器）
  – 网络软件（以太网）等
– 应用软件：用于特殊工作的应用软件
  – 编写程序、表格计算程序
  – 演示程序、图像编辑程序
– CAD程序（计算机辅助设计）
  用于零件、设备、建筑物的构图
– CAM程序（计算机辅助制造）用于控制计算机控制的机器
程序（希腊语progáphein意为规定）
– 控制单元（处理器）的指令序列
  – 执行内部操作
  – 处理内存中的数据
  – 与输入和输出设备等交互
– 是程序员用编程语言编写的
– 使用特殊的翻译程序（编译器）将其翻译成计算机自己的机器语言

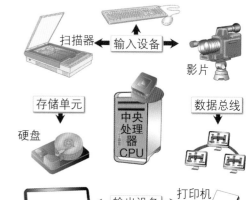

计算机系统的要素

扫描器　输入设备
影片
存储单元　中央处理器 CPU　数据总线
硬盘
输出设备　打印机
显示器

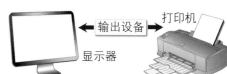

计算机的系统组件
– 中央单元称为 CPU (中央处理器)
  – 每秒可进行数十亿次操作
  – 具有内部存储区，以缩短读取时间
    => 缓存或后台内存
    => 提高处理器的工作速度
– 数据存储数据存储在存储设备上
  – 用于永久存储在磁带、磁盘或光盘上
  – 用于在RAM或直接访问存储器上临时动态存储
  – 带有随机存取存储器（RAM：Random Access Memory）
  – 在一个或多个内存芯片上
  – 断电时信息会丢失
– 硬盘防尘罩中的硬盘
  – 用于永久磁性存储数据
  – 来自具有可读写机制的硬盘中
  – 数TB的存储容量（2012年）
  – 数据存储在磁性层的同心磁道中

– 数据总线 (数据路径或通道)
  – 将中央单元与所有功能区域连接
  – 计算机内部及外部
  – 由两个系统部件组成，用于不同的传输速度
  – 用于存储芯片的内部总线（电路板总线）
  – 外部有33条数据总线
– 并行： 每个位元在其自己的数据线上
  – 八线并行单向传输一个八位（字节）的块
  – 单独的处理器将并行数据转换为正确的位序列
– 串行：在两行中一个接一个地来回传输这些字节
– 外围设备是附加设备
  – 输入，查询或显示数据
  – 输入设备：键盘，鼠标； 扫描仪，光笔
    – 键盘上有字母键、光标键、数字键、可变功能键
– 输出设备：监视器、投影仪、打印机、绘图仪
– 监视器（VDU，可视显示单元）

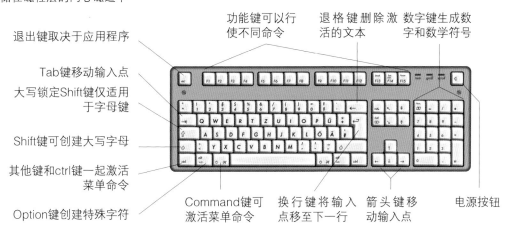

退出键取决于应用程序

Tab键移动输入点
大写锁定Shift键仅适用
于字母键

Shift键可创建大写字母

其他键和ctrl键一起激活
菜单命令

Option键创建特殊字符

功能键可以行
使不同命令

退格键删除激
活的文本

数字键生成数
字和数学符号

Command键可
激活菜单命令

换行键将输入
点移至下一行

箭头键移
动输入点

电源按钮

软件
计算机根据指令执行任务
– 软件程序说明
– 系统软件（操作系统，Operating System）
  – 组织使用设备和程序
  – 包含设备驱动程序（Device driver）
  – 协调多程序处理（Multitasking），计算机可同时处理多个任务
  – 由组织、翻译和实用程序组成
– 组织程序
  – 控制内存以进行内存管理
  – 与其他计算系统通信
  – 管理处理器分配和设备使用情况

– 编译器（Compiler）
  – 将程序翻译成其他编程语言
– 实用程序解决标准应用程序问题
  – 排序程序，文件管理程序
– 用户界面显示器上的用户界面
  – 由系统软件控制
  – 用于操作员和计算机之间的交互
应用程序，交互软件
– 除了操作软件外，还需要
  – 做具体的工作
  – 用于文本、图像或音乐编辑
  – 是针对特定操作系统编写的
– 通过协调选择，系统或错误消息对输入做出反应
– 启用用户与计算机之间的对话

– 复杂的交互通过分级消息对用户技能做出反应
– 由模块组成
  – 用于输入、数据管理、输出处理
  – 在屏幕菜单的命令层次结构中排列
– 屏幕菜单
  – 提供各种交互命令
  – 将命令层次结构作为具有子菜单的树结构
– 用户软件分类
  – 文字处理，数据库，电子表格
  – 图像和视频编辑，多媒体
  – 用于生产领域的CAD/CAM软件在工业、工艺、开发和研究中

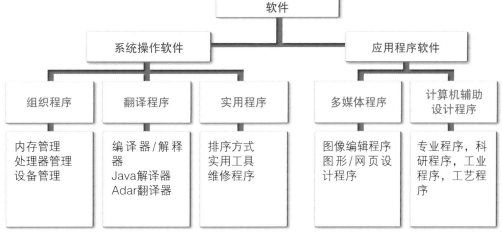

软件
  系统操作软件
    组织程序
      内存管理
      处理器管理
      设备管理
    翻译程序
      编译器/解释器
      Java解释器
      Adar翻译器
    实用程序
      排序方式
      实用工具
      维修程序
  应用程序软件
    多媒体程序
      图像编辑程序
      图形/网页设计程序
    计算机辅助设计程序
      专业程序，科研程序，工业程序，工艺程序

CIM =>计算机集成制造
计算机集成制造包括开发、设计、制造和成本核算

CAD
计算机辅助设计
计算机辅助设计，运动序列的空间图形模拟

CAO
计算机辅助组织
计算机辅助商业管理、业务管理

CAP
计算机辅助计划
创建零件清单工作，工作准备；监控

CAQ
计算机辅助质量保障
质量保证、质量控制

CAM
计算机辅助制造
订单处理，使用CNC铣床执行生产

CAE（Computer Aided Engeneering）
CAD，CAM，CAP，CAQ，CAO的汇总
计算机辅助的企业运行各个方面

C–技术（C = 计算机辅助）
– 计算机集成的业务活动/生产
  – 准备工作，质量确认
  – 企业组织
  – 开发、设计与制造
– 标准化作业
  – 使用CNC机器（铣削，烧结，绘图）
  – 电脑数控（Computerized Numerical Control）

– 始终如一的生产质量
  在CAM（Computer Aided Manufacturing计算机辅助制造）流程中
– 替换手动（牙科）工作步骤
  比较传统制造和计算机辅助制造
  – 显示不同的错误来源和错误修改

传统制造
  – 是复制铣削过程和腐蚀过程
  – 需要手动建模的模型坯体（例如牙冠）
  – 扫描并1比1从整块材料中削出
计算机程序包括
  – 电子患者数据收集
  – 虚拟构建治疗仪器

– 计算机辅助制造义齿
  CAD/CAM系统由3部分组成：
  – 3D扫描仪用于数据采集的准备
  – 用于义齿构建的CAD软件模块
  – 用于CAM生产的CNC机床

传统制造	错误来源	CAI/CAD/CAM制造
精确印模 下颌关系确定	**数据采集** 取模错误　扫描错误 – 印模变形　– 扫描类型 – 材料收缩　– 分辨率 – 比例错误　– 反射误差 　　　　　　– 信息传递错误	使用CAI口腔扫描仪进行口内扫描
模型制作：可卸代型	**数据处理** 模型错误　软件错误 – 孔隙率　　– 舍入误差 – 膨胀误差　– 算法误差 – 修复体边缘　– 数字化误差 　定位错误	 立体光刻：虚拟模型
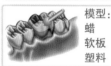 模型：蜡 软板 塑料	**修复体设计** 蜡处理错误　软件错误 – 边际误差　– 干预错误 – 模型变形　– 操作错误 　　　　　　– 交互错误	支架设计，虚拟咬合架中的咬合模式
包埋蜡型 浇注成形 切削加工成形	**技术实施** 包埋错误　　生产错误 – 比例混合错误　– 机器故障 – 非真空包埋　　– 铣削轴数 铸造错误　　　– 磨损的刀具 – 气孔　　　　– 设计错误 – 铸造件弯曲　– 处理错误 – 拟合误差　　– 进给速度， – 铸造不完整　　转速 细化错误　　　– 原材料缺陷 – 边缘破损　　– 烧结收缩不均 – 形状打磨	切割CAM制造 增材CAM制造 原料烧结 图片由士卓曼研究所（Institut Straumann AG）和Degudent提供
瓷贴面	**贴面设计** – 颜色误差 – 层厚不均 – 烧制错误 – 开裂，剥落	贴面 – 陶瓷烧制 – 数码贴面

数字化数据采集

- 直接口内扫描或间接口外扫描，机械性的触觉接触或非接触式光学
- 直接口内扫描
  - 避免传统印模的错误
  - 分辨率必须在微米范围内
  - 测定的过程必须很短，防止模糊
- 机械扫描带接触传感器
  - 扫描探头和物体必须固定
  - 不可口内使用
- 光学扫描方法直接口内扫描
  - 提供良好的分辨率并节省时间
  - 具有多张照片的立体摄影测量
  - 从不同方向提供良好的分辨率
    - 在0.2秒内成像
    - 可以消振而不会模糊
    - 可以记录下颌的运动
- 间接口外扫描
  - 在传统取模后的模型上进行
  - 含有传统取模的所有误差
  - 由牙科技师扫描
  - 非接触式光学扫描或机械触觉扫描
- 口腔光学扫描
  - 荧光扫描仪
- 机械触觉的数字化
  - 用测量探针逐行或由轮廓引导的扫描物体表面

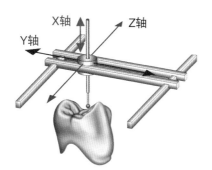

机械触觉扫描

- 生成大而准的数据密度
- 分辨率比光学系统低，但测量不确定度小
- 捕获龈下区域，但很费时间
- 扫描对象被固定，然后跟着移动
- 确定每个接触点的坐标
- 测量精度取决于：
  - 接触器的形状
    - 测针尖端是由硬质材料制成且直径很小的球
    - 不得损坏表面
- 接触测量器的大小
  - 表面复杂程度/形态的不同
    => 较大的测针尖端不适用于精密的表面结构
    => 滤镜效果

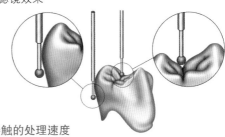

- 触觉接触的处理速度
- 接触式或扫描式过程
- 接触式过程经过每一个点
  - 每个坐标点（X，Y，Z）都记录为杠杆臂角度的变化
- 扫描式过程测量连续的接触
  - 通过感官和机器轴的瞬时位置偏向
  - 位置传感器是磁场检测器，电子检测器将场强的变化转换为电信号
- 物体表面强度和扫描压力
  - 柔软或可变形的物体可能会变形、压入或损坏

光学数据采集

- 使用光投射器（光源）进行，它产生结构化的白光，在物体上投射条纹
- 激光投影仪产生激光斑点或线条
- 检测器单元（相机）配备
  - CCD芯片（CCD：ChargeCoupled-Device）
    - 电荷耦合半导体器件
    - 用于激光数字化
  - CMOS（互补金属氧化物半导体）芯片
    - 互补金属氧化物半导体
    - 用于灯光数字化
    - 包含感光像素
- 影像投影
  - 释放传感器像素中的电荷载流子
  - 产生物体的数字化光栅图像
  - 像素数越大，图像的分辨率越高
  - 高分辨率CCD芯片可实现最大精度

光学数据采集

- 非相干白光
- 二维数字记录
- 从不同角度叠加两个图像获得的三维
  => 立体摄影测量

三角测量原理

- 光源和光学传感器彼此成一定角度
- 定义的三角测量角（α）和距离（δs）在传感器水平面上
- 计算高度偏移量：$\delta L = \delta s / \tan \alpha$
- 从入射光束和反射光束之间的三角度计算出

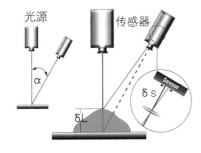

的深度尺寸激光三角剖分法

相干激光束

- 通过振荡镜偏转，并在待扫描区域上引导待扫描物体和图像传感器已固定
- 不是口内的，仅间接适用于模型
- 激光束产生更高的对比度
- 用于更密集的测量点位置以实现高精度
- 用于高分辨率CCD图像记录器

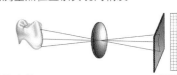

被扫描物体表面的数字化

- 一点一点地完成
- 显示物是栅格化的
- 成像精度取决于每个区域的像素数
- 云纹投影或条纹投影
- 具有定义的光条纹的图案会在对象上产生与距离有关的变形
- 在对象上以定义的三角剖分角度移动并记录图案
- 三角剖分确定垂直尺寸
- 不同的数据投影不同的条纹
  - 根据亮暗程度对灯条进行编码
  - 根据格雷（Gray）码模式进行评估
  - 产生高分辨率的三维表面
  - 在三维坐标系（X，Y，Z）中
- 牙体预备体将从不同的方向
  - 被记录，测量点被计算
  - 与其他数据一起合并成为数据集

扫描结果

- 以标准格式记录为STL文件（STL：Standard Tesselation Language）

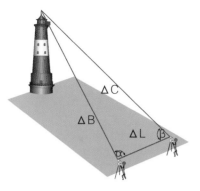

距离到灯塔顶部的距离可以通过以下方式确定
- 两个测量位置之间的距离(ΔL)，以及α和β的角度
- 经过简单的三角形计算
ΔC+ΔB的计算方法

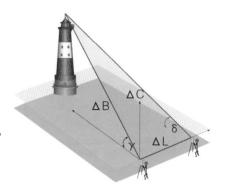

高度灯塔顶部高度的计算方法与此相同
- 测量ΔB和ΔC路段和水平面的倾角（γ + δ），
计算距离
- 塔的每个表面点都可以被捕捉到

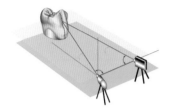

牙齿进行三角剖分：可以根据以下原理对牙齿进行三角剖分：
- 通过系统地在物体上扫描激光束，逐点扫描牙齿表面
- 反射光束被摄像机记录下来
- 物体和摄像机必须固定

Moire地形计算方法确定垂直尺寸
1. 条纹图案被投射到表面上
- 传感器记录下信息
- 投影之间的三角和传感器的光束被存储
- 平面是在一次操作中被测量的
2. 投影图案的变形：扫描对象的投影图案变形
  - 变形被记录并数字化
  - 物体以规定的角度旋转
  - 从数据到数据集形成三维显示，也就是数据匹配（Matching）

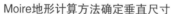

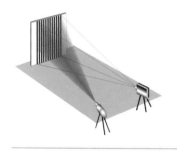

边缘投影的三角测量原理
- 三角是指投影和检测光束之间的角度
- 区别平面条纹与扫描对象
- 逐点被记录、被转换
- 投影和检测光束之间的距离，记录在传感器上
- 是垂直距离的计算值：ΔL=ΔL/tan α
- 测量精度取决于传感器的灵敏度和分辨率

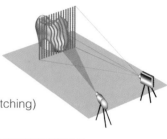

锥体的全息影像
- 用于非接触式光学数据记录
  - 利用两个光波的干涉来检测深度尺寸

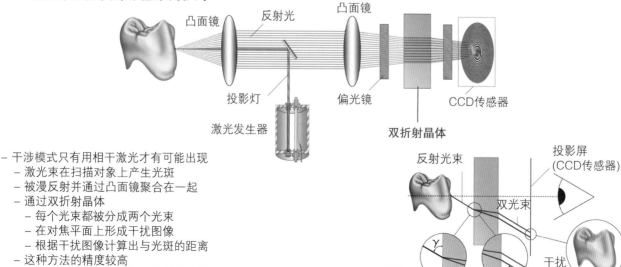

- 干涉模式只有用相干激光才有可能出现
  - 激光束在扫描对象上产生光斑
  - 被漫反射并通过凸面镜聚合在一起
  - 通过双折射晶体
    - 每个光束都被分成两个光束
    - 在对焦平面上形成干扰图像
    - 根据干扰图像计算出与光斑的距离
  - 这种方法的精度较高
  所有反射光束的角度都是计算出来的

数据处理
牙科修复体的生产
- 可计算机控制
- 具有高度发达的硬件和软件
- 通过开放系统，软件之间的数据交换成为可能
- 封闭式系统采用系统自带的零部件进行施工和数控制

CAD/CAM软件包：
- 扫描软件
  - 用于操作扫描仪
  - 用于测量数据的数字化和处理
- CAD软件或建模软件
  - 义齿的虚拟建模
- CAM软件
  - 用于机床控制或铣削路径计算

扫描软件
- 控制扫描过程
- 记录扫描对象的三维结构数据
- 用X、Y、Z值定义点
- 点云合并成曲面
- 形成可视化的模型数据集（CAD模型）
- 质量取决于
  - 使用的扫描系统
  - 扫描区域的大小 (Matching)
  - 光学系统 (激光或者白光)
- 数据集以ASCII格式（美国信息交换标准代码）存储
  - 提供非常大的数据集
  - 可能出现格式错误
  - 通过软件过滤器进行后期处理
  - 过滤软件可去除错误点
    - 取决于点云的密度
    - 过程可以是自动的，也可以是交互式的，最多可改变50%的测量点

- 过滤后的"点云"被转化为"表面结构=逆向工程"
  - 点云将被连接成三角
    - 三个点被拉伸成三角形表面或
    - 用曲线相连成为曲面
  - 形成和谐的曲线网状图形
  - 网状图形被转换为合适的文件格式
    - 作为CAD/CAM软件的基础

封闭式系统
- 使用系统自带的数字化、建设和制造的过程链数据集
- 不能输出到其他系统
- 易于协调各个系统组件

开放式系统
- 可导出记录数据（模型数据、生产数据记录）
- 可导入/使用外部数据

接口
- 涉及数据记录、数据准备和进一步处理之间的数据传输
- 主要接口：CAD设计软件的主要接口
- 次要接口：在CAD和CAM之间
  - 数据格式为
  - STL格式（表面嵌入语言）
  - DXF格式（图纸交换格式）
  - IGES格式（初始图形交换规范）
- 开放系统的接口是标准化的
- 标准涉及
  - 软件算法的参数
  - 硬件部分的协调
  - 数字化和制造误差
- 未完全标准化

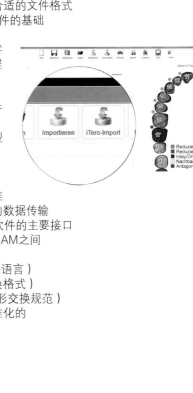

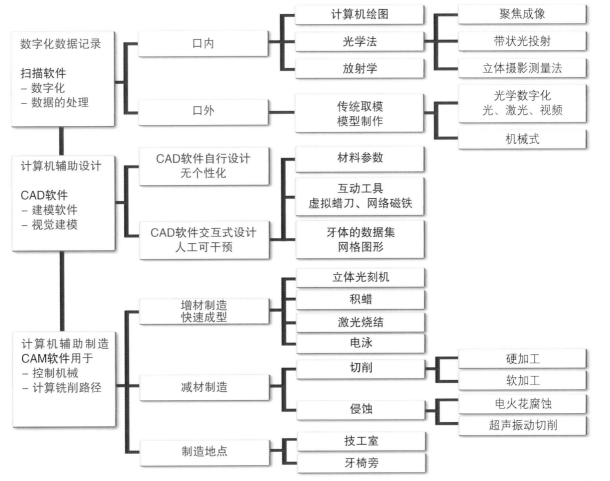

CAD软件
- 专业系统复杂的菜单导航需要
  - 软件使用者的计算机技能
  - 全面的牙科技术知识
    - 牙科修复体的建造
    - 手工义齿的制作
    - 材料特性
    - 生理性的牙科因素
- 交互与个性化元素的交互需要
  - 高内存容量和处理器速度
  - 高集成度的快速显卡
  - 软件
    - 复杂的界面
    - 清晰明确的菜单导航
    - 个性化交互的工具可以实现建筑部件的差异化个性化设计
    - 自动功能可以交互式地进行变化控制和纠正
- 软件能够根据《医疗器械法》的规定自行记录

计算机辅助设计（Computer Aided Design）
- 根据数据集虚拟建模
  - 用CAD软件演示
  - 模型在虚拟咬合架中自动或交互式地对齐就位道
  - 可以屏蔽倒凹结构
  - 制定边缘线的走向
  - 自动使用边缘搜索算法
  - 鼠标虚拟/手动
- 可建模的是
  - 在虚拟基牙上的冠桥
  - 完整的牙和可摘铸造义齿的金属支架
  - 需考虑到咬合原理
- 精度：施工要素的精度取决于
  - 模型数据集的分辨率/大小
  - 软件的算法
  - 操作人员的操作精度
- 咬合面设计

- 不仅要从扫描中精确读取牙齿数据，还要从数据库中复制理想的牙齿形状
- 理想的数字网格图形是可以
  - 变形、扭曲、旋转、放大
  - 预备体边缘、基牙形状、牙槽嵴轮廓、咬合和近端

CAD软件的数学算法
- 基于技工技术
- 让牙科技术人员参与设计和制造过程
- 需要在CAD过程中进行交互式的干预
  - 工具（虚拟蜡刀、网状磁铁等）
  - 可以直观地完成，与技工程序相对应
- 软件模块：用于调整模型的软件模块
  - 与患者的DICOM数据
  - 考虑到软组织和唇面结构
  - 是形成临时修复体的依据

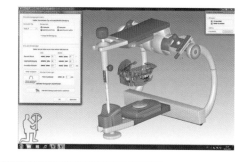
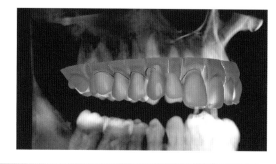

增材制造
- 直接生产或生产基型
- 分层加上
  - 塑料、蜡、金属
- 快速成型
  - 立体平版印刷
  - 蜡质绘图
  - 激光烧结

减材制造
- 金属切割铣削由材料坯料
  - 压制陶瓷粉（白色加工）
- 高强度烧结陶瓷（硬加工）
- 金属坯料

牙科部件的CAM制作原则

数控机床用于
- 成形切割　　　　高度烧结陶瓷
- 五轴铣床　　　　腐蚀机械
  - 金属加工的使用中等转速
  - 电火花腐蚀，声波振动腐蚀
  - 高等转速适用于

制造地
- 牙椅旁　　　　工业生产
  - 在牙科诊所中
  - 分散的数据采集和制作
- 技工室
  - 在技工室中技工的整合

计算机辅助制造（CAM：Computer Aided Manufacturing）
- 数控机床辅助生产
- 技工的模件部件是独立的单件

- 作为几何上不确定的自由体
- 需要调整制造工艺
- 需要可读的数据格式
  - 减法和加法的CNC数控工艺
  - 铣床的刀具路径

- 快速成形技术流程的分层
- 减法或者叫减材制造工艺
  - 毛坯是从原料坯料加工而成
  - 80%的原材料被磨掉
  - 不适用于贵金属

- 适用于低成本的陶瓷
- 加法或者叫增材制造工艺
  - 直接生产
  - 成形部件层层叠加
  - 加工过程中材料几乎没有损失

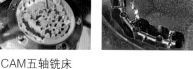
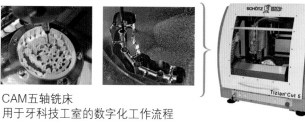
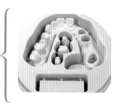

CAM五轴铣床
用于牙科技工室的数字化工作流程

插图由Schütz Dental GmbH, Rosbach提供；www.schuetz-dental.de。

增材制造的计算机辅助制造
– 分层堆积成形零件
– 可实现复杂几何体的制造
– 比减材制造更节省材料
– 质量：增材计算机辅助制造的成品质量
　　– 层越细，表面越好
　　– 粗糙的表面表示形成了粗糙的阶梯结构
　　– 成形的部件越精确，生产时间就越长
– 原料除了金属粉以外的原料还有
　　– 瓷粉或者瓷浆
　　– 液态光敏聚合物和热塑性塑料
– 体积收缩：原材料的体积收缩
　　– P光敏聚合物收缩3%～4%
　　– 氧化铝约18%，二氧化锆约27%
　　– 在CAD数据处理中已考虑到
立体光刻技术或者快速成形技术
– 像3D打印机一样工作
– 承载平台在Z轴上以层厚度的间隔垂直降低

– 液体，紫外线固化塑料（光敏聚合物）
通过喷嘴施加
– 通过点形束状紫外线束固化
– 喷嘴和光束在X–Y平面中受程序控制
– 用于工作模型、种植导板、假体和正畸产品
激光烧结
– 用于金属基底冠的分层制造
– 虚拟建模的CAD数据分为多个片段（Slice）
– 转换为二维数据集
– 金属粉末层堆积在工作平台上
– 激光束熔化并选择性地使粉末致密成形（选择性激光烧结=SLS或选择性激光熔化=SLM）
– 工作平台下降=>施加新的粉末层并用激光再次选择性固化
熔融沉积建模（FDM）
– 用于建立可熔塑料层的热塑性工艺
– 通过CNC引导的加热喷嘴（挤压喷嘴）将加热的塑料丝推向生产平台
– 厚度在0.025～1.25mm之间的层，结合起来成为一个复杂的组件

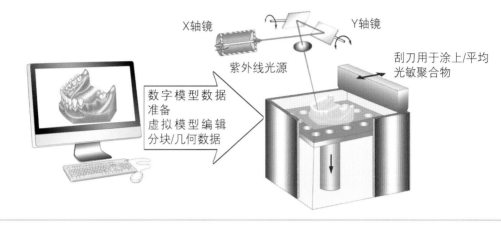

激光烧结
– 类似于立体光刻
– 用激光束将粉末球熔化并烧结
– CAD数据集被分解成单个切片
– 然后沿Z轴方向逐层递增
– 粉末由工作平台上的刮板从储存容器中抽出
– 激光束在X–Y轴方向上被镜面系统精确地引导到零件上
– 残余粉末可重复利用

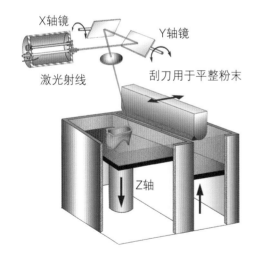

蜡绘3D打印或蜡打印
– 大量生产蜡型
– 用压力喷嘴涂蜡（4）
　在X–Y平面上分层涂上融化的蜡
– 工作平台（3）在Z轴上逐层下降
– 下降距离越细微，物体表面越光滑
– 将蜡制品连接浇铸道，用传统方式包埋和浇铸
电泳沉积
– 使用氧化铝陶瓷或者氧化锆陶瓷的电泳基质，沉积到等比放大的复制的基牙模型上
– 电泳沉积陶瓷基质到复制模型上
– 等比放大的基牙模型与烧结收缩同比
– 最后上一层玻璃釉

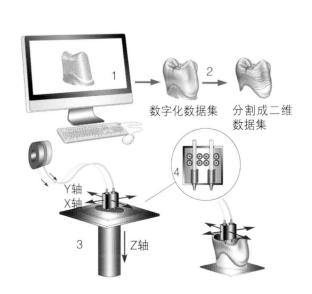

减材制造技术的CAM工艺
- 零件由切削工具制造
- 原材料被切削
- 由陶瓷粉末压制或烧结而成
- 压制陶瓷粉制成坯料
  - 减材加工后烧结
- 不对高强度烧结陶瓷进行后期加工

数据记录CAD−曲面模型
- 转换为CNC机床的洗削轨迹［计算机数字控制（Computer Numeric Control）］
- 铣削文件是从砂轮中心开始的路径曲线
  - 路径曲线偏移量为砂轮半径
- 物体的精度取决于数控机床的技术参数：
  - 铣削方案
    - 轮廓铣削、摆磨等
  - 旋转仪器的选择和使用
    - 材料的硬度，可铣削性或可切削性
    - 铣头的尺寸、形状和攻角
    - 切削几何形状，速度，进给，切削深度

CNC数控机床
- 在三维坐标系统中移动工具
- 根据运动轴的数量来区分
- 五轴数控铣床有
  - 3条平移轴：刀具移动：前后、上下、左右
  - 2个旋转轴
    - 模件或模具
    - 与基本坐标成一定角度拉伸或倾斜
- 可以磨削最复杂的自由曲面

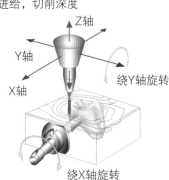

CNC数控机床的铣削路径

高速加工（HSC−铣削）
- 高速切割，5~10倍的切割速度

加工方案
- 粗加工是快速、高效的材料去除；预备性粗加工、轮廓限定加工
- 精加工是将表面精确地加工成最终的形状
- 精细磨削是精细的结构和表面磨削

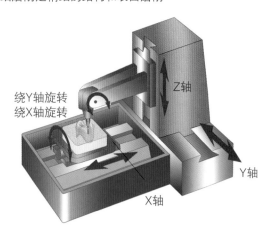

电火花腐蚀
- 减材制造技术的CAM程序
- 导电型坯料
- 用石墨制成的电极
- 在电解槽中被侵蚀

超声侵蚀是通过超声波进行的
- 高强陶瓷将浸泡在含有不同的颗粒，比如碳化硼的溶液里
- 超声波加速粒子
- 材料从而被剥蚀

CAM制造材料		
塑料	用于减材制造过程 - 可研磨的工业半成品块料： 　- 聚甲基丙烯酸甲酯（PMMA） 　- 纤维增强聚酰胺 　- 微填充复合材料	应用 - 用于临时冠、牙垫、模型、种植导板 - 手术材料
	用于增材制造工艺 - 立体光刻或快速成型中的光固化光敏聚合物	
瓷	硅酸盐陶瓷 (SiO₂) - 长石与添加剂以增加强度，例如白榴石晶体 - 二硅酸锂陶瓷 - 用于添加了部分钇来提高稳定性二氧化锆陶瓷的饰瓷烤瓷	应用 - 减材工艺 - 压制工艺 - 也用于压制氧化锆基底
	氧化陶瓷 - 金属氧化物（铝，镁，锆） - 低温烧结成玻璃渗透陶瓷的多孔陶瓷 - 或高强度烧结（堆焊）	有裂纹形成的倾向 - 在二氧化锆陶瓷中通过添加氧化钇而改善 - 氧化钇稳定二氧化锆的四方晶格
	高性能陶瓷 - 堆积并完全烧结 - 氧化铝陶瓷 - 添加了部分钇的二氧化锆陶瓷 - 最高弯曲强度值	热等静压（Hot isostatic pressed） - 在高温高压下加压 - 消除了由二氧化锆制成的块状或棒状毛坯中的残留孔隙
金属	牙科合金 - 无贵金属（EMF）合金 以钛为基础的合金 - 具有生物相容性，由于钝化氧化层而具有抗腐蚀性 - 提供良好的陶瓷结合	应用 - 减材制造过程 - 钛还用于选择性激光烧结

CAD/CAM工艺链
– 义齿的计算机辅助制造
数字化工作流程包括
– 患者的口内数据采集（Computer Aided Impressioning， CAI）
– 快速原型化虚拟模型的数字处理
– 义齿、牙冠和牙桥的CAD设计
– 塑料、金属和陶瓷的CAM生产
– 计算机辅助的饰瓷制造

数字化患者数据采集
– 使用口内扫描仪作为内部或外部系统
– 内部系统在牙科诊所中记录并处理数据
– 外部系统将记录下的数据发送到技工室或企业
– 口内采集的数据能形成
– 颌的虚拟3D模型（模型数据集）
– 演示在显示屏上

数字化工作流程

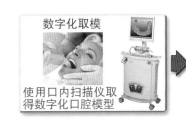

数字化取模
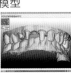
使用口内扫描仪取得数字化口腔模型

虚拟编辑模型
设定备牙轮廓，设定可卸代型

计算机辅助制造
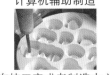
在技工室或者制造中心

计算机辅助设计
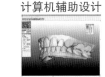
牙科技工室的模型设计

数字模型制作
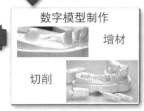
增材
切削

数字化饰瓷
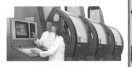
在制造中心

饰瓷层
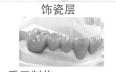
– 手工制作
– 数字化组装烤瓷层

图片由Institut Straumann AG提供

义齿完成

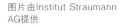

模型数字化处理
– 锯切分离模型
– 定义牙冠边缘位置
– 牙冠边缘下方牙龈下切槽
– 用立体光刻工艺制造高精度塑料模型
– 用相同工艺制作对颌模型，并放置在真实的咬合架中
虚拟模型是工作的基础
– 用于基底架的数字化建设
– 虚拟处理数据
– 在3D图像中定义咬合面和工作边缘
计算机辅助设计（CAD）包括
– 可摘局部义齿的基架、基底冠
– 种植体的桥架和基台
– 数字化烤瓷冠
– 数字化设计的组件（构造数据集）将通过计算机辅助制造技术（CAM）制造，使用材料来自
– 预烧结的氧化锆坯料
– 预烧结的玻璃陶瓷
– 金属或塑料坯料
– 在五轴CNC铣床中使用减材制造工艺
修复体基架的数字化烤瓷
– 手动上涂层或数字化烤瓷
– 数字化烤瓷需要
– 设计修复体外部几何解剖结构
– 考虑咬合面和对颌关系
– 根据数据集相应减少瓷层的厚度
– 用分割文件分割基架和贴面的数据集
– 冠体的这两个部分将
– 在CAM工艺中铣削
– 在770℃下用融合陶瓷组装
– 用修饰材料和着色剂整修外形
– 釉烧完成

种植学中的计算机辅助制造
– 用于以修复为导向的种植方案
– 种植导板导航种植体植入
– 制造个性化基台
混合式修复体的计算机辅助制造
– 数字化采集口腔内的临床情况
– 制造并佩戴内层冠（比如套筒冠）后再次数字化采集口内临床信息
– 用立体光刻技术制造的模型外层修复体基架来源于塑料制造，嵌入，铸造
锥形束计算机体层摄影术（CBCT）
– 可三维重建骨组织情况的口腔影像技术，用于种植方案的设计
– 绕患者头部旋转的X射线管的断面图像记录在平板探测器中（Flatpane-Detector-CTs；FDCT）
– 上千个灰度X射线（断面图像）被组合到一个体积数据集中，并在主体层次上以三维方式表示
– 高射线剂量（0.1mSv和0.6mSv；毫希弗）

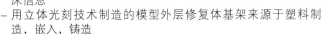

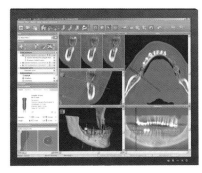

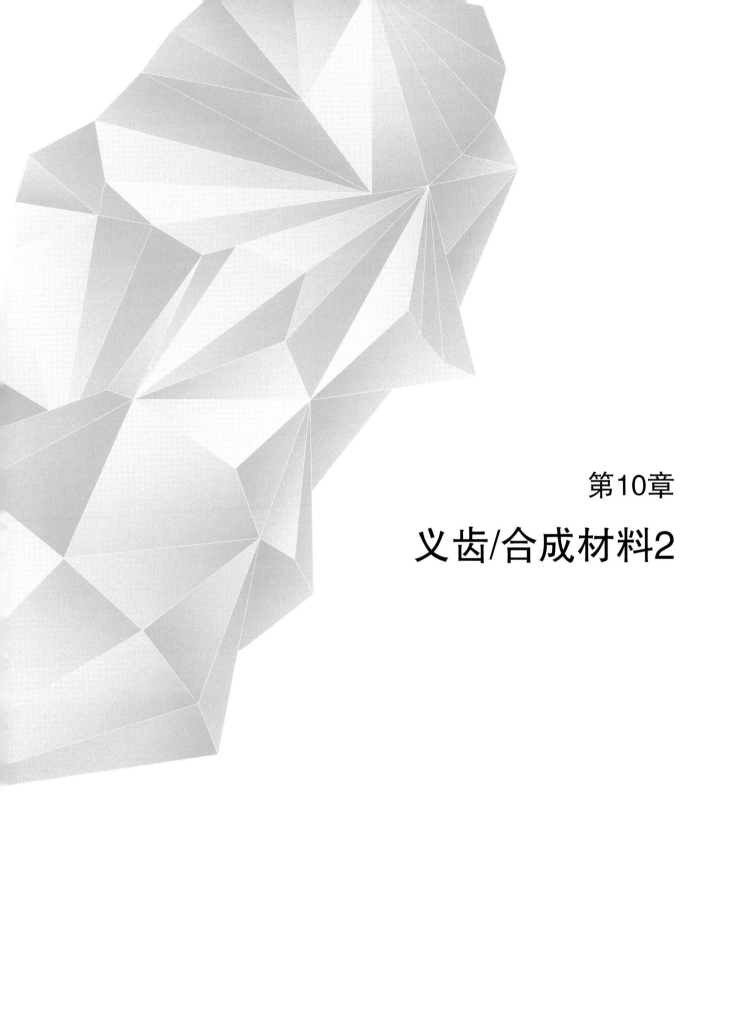

第10章

义齿/合成材料2

计划、制作和评估全口义齿

制定目标：

对牙齿脱落后的解剖生理变化有基本的了解。
需要在排全口义齿的过程中，会运用基于使用功能的物理力学分配的基本原则并且系统考虑口腔与颌面基于肌肉神经软硬组织之间的相互作用。
需要熟知不同的排牙体系的方法和技术。
必须要了解并掌握义齿基托的功能定位，并且可以论证和正确使用不同的基本材料来进行加工；还需要更进一步掌握丰富的辅助材料的知识。
熟悉功能性调殆的原则并需要把这部分知识运用到全口义齿的制作中去。提升对于义齿修复、解剖和技术方面的背景知识面，有能力对全口义齿的缺陷进行分析。

内容：

- 牙齿脱落后的解剖位置的变化
- 模型分析
- 全口义齿排牙所需要的功能和力学的基础知识
- 口颌系统的影响，尤其是口周表情肌，舌头，系带
- 按照同一系统排牙
- 了解材料和辅助材料的性能，特别是体积变化
- 基本设计
- 基本材料
- 功能性调殆的规则
- 缺陷分析
- 工作流程记录

牙齿脱落后的牙槽骨的解剖位置变化
牙齿脱落后的吸收性萎缩
– 骨组织的吸收
– 由于该组织区域的应力功能不活跃
– 这种骨质流失是不可逆的
骨质的吸收性萎缩在全口牙缺失后：
– 头骨的肌肉附着部分
　– 下颌角（翼内肌、翼外肌和咬肌冠突；2）
　– 肌肉延展区（3）
　– 颧骨，颧骨弓（咬肌；4）
　– 颞窝（颞肌；5）
– 颞下颌关节，关节软骨，关节盘，髁突的移位（1）
– 上颌体和下颌牙槽弓骨量减少（6）
– 颌位的垂直关系变小
　=>下颌向前移动

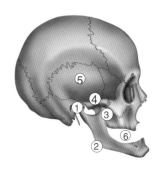

– 上下颌牙槽嵴（6）
　– 在牙齿完好的牙列中，上下颌牙槽嵴正中相互处于垂直位
　– 牙齿脱落后，牙槽嵴萎缩
　– 上颌牙槽嵴向腭侧萎缩=> 上颌变"小"
　– 下颌牙槽嵴的磨牙区向颊侧萎缩，前牙区向舌侧萎缩

　– 下颌牙槽嵴呈梯形
　– 在第一磨牙（6号齿）位置，嵴线侧向颊侧方向隆起
上下颌磨牙区对应牙槽嵴中央连接线
– 连接上下颌磨牙区牙槽嵴中心的连线
– 根据收缩的程度和咬合的高度，它相对于咬合平面形成不同的夹角
– 当夹角低于80°时，在全口义齿排牙时将在磨牙区选择反殆位置

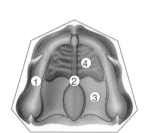

弹性区
– 上颌黏膜根据不同承压所划分的区域
1. 纤维边缘区，上颌骨的牙槽区域包括上颌隆突=>低 回弹性
2. 纤维正中区，腭中线和上腭穹隆区=>回弹性极低
3. 腺体区，上腭后部，在上腭穹隆两侧以及一部分牙槽 =>极高的回弹性
4. 脂肪垫区，上腭褶皱区域 =>高回弹性

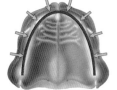

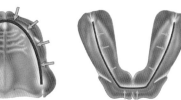

– 回弹性高的区域，义
  齿下沉程度大
    – 义齿在上腭中线
      处折弯大
    – 该区域必须垫起来

全口义齿基托的基本设计

封闭性好的义齿边缘
– 是全口义齿的边缘义齿
– 唇颊肌与牙槽嵴夹角的黏膜完美包裹义齿
  边缘
– 朝向牙槽嵴的是封闭性的内阀
– 朝向唇颊肌的是封闭性的外阀
– 以吸附力形成有效的边缘密封

软硬腭交界线标记
– 完整上颌全方位的密封阀门边缘
– 义齿的边缘被压向黏膜
– 形成完整的负压空间（可借助大气压力稳固义齿）

软硬腭交界线
– 在石膏模型上磨除的背斜的凹槽
– 3mm宽和1.5mm深
– 是硬腭和软腭的分界，患者在发Ah~~~音的时候，软腭向上
  （颅底方向）翘，可以在口内确定AH线的位置

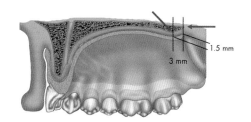

基托舌下设计
– 是下颌义齿基托向舌下区域的水平延伸
– 作为改善下颌全口义齿固位力的固位配件

颊肌的固位支持
– 是用于全口义齿基托的辅助固位助剂
– 义齿基托颊侧边缘的水平方向突起填满并
  支撑了颊肌
– 颊肌环绕这个突起并且稳固义齿

功能性印模托盘的边缘设计
– 展示了无牙颌的边缘
– 去掉一些边缘位置的必要性
    – 前庭系带
        – 唇系带（a）
        – 颊系带（b）
        – 翼下颌褶皱（c）
    – 上颌AH线
    – 下颌的肌肉连接处
– 下颌舌骨嵴（1）下颌舌侧
– 外斜线（2）下颌颊侧

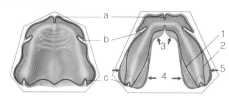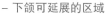

– 下颌可延展的区域
    – 舌下区域（3）
    – 舌旁区域（4）
    – 颊肌区域（5）

口周面部表情肌
– 面部表情肌附着在皮肤上
    – 面部皮肤运动
    – 产生面部表情，褶皱，酒窝和皱纹，并呈现心情
    – 是咀嚼的辅助肌肉
– 口腔前庭的肌肉基础
– 肌肉根部会影响义齿的边缘设计
– 危害或稳固整个义齿的固位
– 因此，全口义齿的基托形态设计要支持肌肉形态
    – 在前方唇周要支持口轮匝肌形态
    – 不要使唇侧过厚
        =>唇侧过厚会导致前庭突起
        =>唇红内扣
    – 在后牙区要撑起颊肌
        – 斜线按照比例缩短
        – 水平方向向颊侧延伸
        => 颊肌支持
– 尖牙的排牙位置在牙槽骨中线前方
    – 从而构造和迁移嘴角的位置
    – 支撑面颊表情肌的节点
    – 尖牙位置太靠口内的话，嘴角肌肉会塌
      陷，唾液会逸出，引发唇角炎

口周表情肌
– 作为双侧拮抗的肌肉对从脸颊的口周肌结延
  伸
– 口周肌结（Modiolus）是在嘴角的一个肌腱
  组织，连接口周肌肉，附着于皮肤之上
– 双侧拮抗肌肉对是：
    – 口轮匝肌<=>颊肌
    – 提口角肌<=>降口角肌
    – 提上唇肌<=>降下唇肌
  及其相关的肌肉

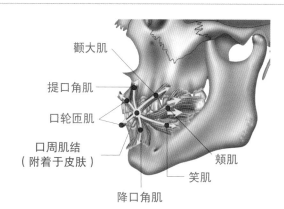

颧大肌
提口角肌
口轮匝肌
口周肌结
（附着于皮肤）
降口角肌
颊肌
笑肌

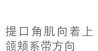

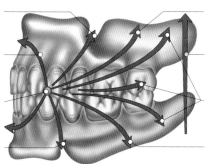

提口角肌向着上
颌颊系带方向

口轮匝肌缩紧时
嘴唇可盖住牙齿
并努嘴

颊肌节点得到义齿尖
牙处得到支撑

降口角肌向着下颌
舌颊系带方向

颧大肌、颧小肌拉
向颧骨下缘方向

咬肌环形
覆盖颊区

义齿后牙区
支撑颊肌

笑肌延伸到斜线

第一对拮抗肌肉对

口轮匝肌（M. orbicularis oris）
– 环绕口裂周围
– 闭口肌
– 在前牙区
– 收紧时会缩小前庭区，嘟嘴
– 肌肉组织无在头骨附着的起始点
– 通过内外两组切牙肌（附着于牙槽骨）放射出的肌肉纤维连接口轮匝肌挑起上唇，以及从颊肌放射出来的肌肉纤维稳定口轮匝肌

颊肌（M. buccinator）
– 形成前脸颊区域
– 起源于上腭的牙槽突和下颚的斜线
– 腮腺导管在上颌7号牙处穿过颊肌
– 咀嚼时，颊肌将食物推回咀嚼的咬合表面
– 静息状态下由舌头和上下牙列与颊肌形成平衡

笑肌（Musculus risorius）
– 与颊肌平行的小肌肉
　　– 在脸颊上产生酒窝
　　– 对义齿不重要

颧肌（Musculus Zygomaticus）
– 起源：颧骨的颞突处，在咬肌起源的上方
– 向口角处延伸
– 收缩时抬起嘴角，
　表达喜悦和欢笑
– 收紧上下唇

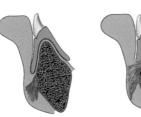

颏肌（Muskulus Mentalis）

第二对拮抗肌肉对

提口角肌（M.levator anguli oris）
– 起源：上颌眶下孔下方的骨尖牙窝
– 落点：口周肌结并有肌纤维连接颊系带
– 抬起嘴角，露出尖牙

降口角肌（M.depressor anguli oris）
– 提口角肌、颧肌和提上唇肌的对应肌
– 起源于犬尖牙和第二颗前磨牙之间的下颌边缘
– 落点：在嘴角并有肌纤维连接口轮匝肌
– 下拉嘴角
– 此处肌肉很紧，义齿基托在此处不宜过厚

第三对拮抗肌肉对

提上唇肌（M. levator labii superioris）
– 可以分为3部分
　– 角部，内侧部分，起源：上颌额突上部
　　– 垂直向下伸向上唇和鼻唇沟
　　– 拉起上唇和鼻翼
　– 眶下部，中间部
　　– 起源于眶下缘与眶下孔之间，汇聚向上唇，负责提起上唇
　– 颧部，外侧部
　　– 起源于颧骨前部，向下伸展，止于上唇

降下唇肌（M. depressor labii inferioris）
– 起源于下颌体部，在降口角肌下方
– 对于义齿无明确意义

颏肌（M. mentalis）
– 起源：下颌切牙的牙槽丘
– 止于：唇于下颌前庭沟的下方
– 肌纤维向下朝向颏部皮肤，抬起下巴
– 收紧下颌，使前庭空间变小
– 肌肉起点在下颌严重吸收时，向牙槽中心位移
– 严重影响下颌全口义齿的固位

上颌全口义齿固位分析

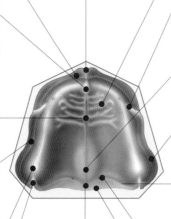

前庭黏膜折叠处/Fornix vestibuli
或口腔前庭沟
– 基托可在此延展　　– 完全包裹上颌
– 形成上颌的气密边缘

切牙乳头/Papilla incisiva
– 切牙孔出口（富含血管和神经）
　=>做空心处理（该处不承担义齿压力）
– 属于上颌中位区回弹性高

腭中缝/Raphe palati
– 纤维化
– 正中区
　=>做空心处理
– 模型分析中心线

颧骨下缘线/Linea infrazygomatica
– 前庭沟骨性底缘
– 易产生受压点
　=>义齿边缘将通过功能印模完成

上颌结节/Tuber maxillae
– 必须被义齿覆盖，对义齿机械固位有显著作用
– 模型分析中的参照点

翼下颌皱襞也称为翼下颌缝
Plica pterygomandibularis
– 不需要义齿覆盖
– 下颌的翼下颌皱襞连接磨牙后三角区

唇系带
Frenulum labii superioris
– 在义齿边缘留出系带位置

鼻后嵴
spina nasalis posterior
– 腭中缝后端止于此
– 硬腭到软腭的过渡
– 被AH的倒凹包裹

上腭褶皱/Pilicae palatinae
– 承压和摩擦区域　　　　– 脂肪区
– 中等回弹性

颊系带/Frenulum buccae
– 在义齿边缘留出系带位置

上腭隆起/Torus palatinus
– 纤维区，上腭中缝区的一部分，回弹性极低
　=>做空心处理
– 否则义齿会受应力不均匀倾斜

上颌结节颊侧区
– 必须被义齿包裹在内
– 请勿使其太厚，此处被咬肌限制，导致比较狭窄

AH线：从硬腭到软腭的过渡
– 义齿后端不超过AH线
　=>会引起呕吐反射
– 必须在石膏模上磨出倒凹
　=>上颌义齿的气密边缘

腭小凹/Foveolae palatinae
– 沿AH线

软腭/Palatum molle
– 活动性软腭

下颌全口义齿固位分析

前庭黏膜折叠处/前庭沟Fornix vestibuli
– 口腔前庭（Vestibulum oris）
– 通过功能印模扩大气密边缘
– 颊部和下颌黏膜之间的毛细血管间隙

舌系带/Frenulum Linguae，留出系带位置
– 有必要减少此处基托的延展
– 舌系带两侧有唾液腺出口
– 减少此处压力，会导致唾液腺阻塞

颏孔/Foramen mentalis
– 在黏膜下横向折叠
  =>可能会缓解压力，否则释放前牙
  =>否则前牙区会出现疼痛

后牙区颊侧
– 在倾斜线以下
– 扩展此处支撑颊肌
  =>延展义齿边缘，增加义齿固位力
  =>如需要，可通过肉毒平滑颊肌

下颌舌骨肌线
Linea mylohyoidea
– 口底边缘线，下颌舌骨肌肉的附着点
– 吞咽时提升口底
  =>下颌义齿边缘止于此

唇系带
Frenulum labii inferioris
需要留出系带位置
两侧唇系带旁侧是模型分析的参照点

舌旁空间
Regio paralingualis
– 双侧舌下区域
– 下颌义齿磨牙后展翼
  =>延展下颌义齿基托到下颌舌侧倒凹区域
– 取模时需要非常精细

舌下空间/Regio sublingualis
– 前侧舌下空间
– 舌下寄托延展区
– 义齿基托在舌头下方的延伸
  =>增加义齿固位力

颊系带
Frenulum buccae inferioris
– 需要留出系带位置

外斜线/Linea obliqua
– 必要时需要留出位置
– 必要时缩短义齿边缘

磨牙后三角区
（Molarendreieck）
– 下颌突起
下颌牙槽结节
– 黏膜隆起，连接翼下颌皱襞，仅在功能印模时可见
– 模型分析参照点/颌平面

翼下颌皱襞
Raphe/plica pterygomandibularis
– 翼下颌融合处　　　– 需要留空
– 纤维组织　　　　　– 限制下颌张开限度

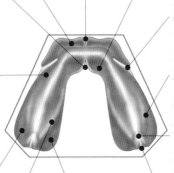

系统重建颌位关系的排牙所参照的指标

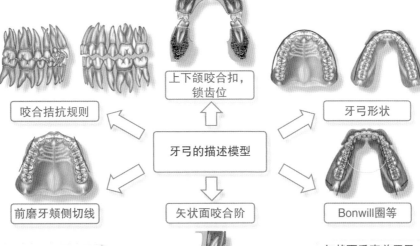

牙弓的描述模型

咬合拮抗规则　←　上下颌咬合扣，锁齿位　→　牙弓形状

前磨牙颊侧切线　←　矢状面咬合阶　→　Bonwill圈等

咬合拮抗规则
– 每颗牙齿都有一个咬合拮抗牙：除了下颌1号牙和上颌最后一颗磨牙
– 主要咬合拮抗牙
  =>同名的牙齿
– 次要咬合拮抗
  – 对于下牙=>近中的下一颗牙
  – 对于上牙=>远中的下一颗牙

上下颌咬合位
– 牙齿的咬合尖咬在对颌的两个咬合尖之间
– 咬合尖施力于咬合拮抗牙的中心位置
– 咬合尖的斜面使各方向平均的齿面接触只锁定于一个终点位

牙弓形状
– 上腭=>半椭圆形 – 下颌=>抛物线

上颌前磨牙颊侧切线
– 走行于尖牙和第一磨牙的前庭轮廓
– 前磨牙均在线内

矢状面前牙咬合阶
– 上颌切牙咬合于下颌切牙外侧，咬合的深度与上牙切线到下牙表面的距离一致

矢状面垂直前牙弓
– 上下颌前庭沟与上下颌唇侧弧线所形成的弓形
– 在中切牙乳牙前7mm

Bonwill圈
– 下颌前牙切面弧线与第一前磨牙的颊侧牙尖为基准画出的圆圈
– Tangenten线：Bonwill圈在四号牙处的切线，所有磨牙的颊侧尖和磨牙后三角的颊侧边缘都在这条线上
– 牙槽嵴中线：磨牙的中央沟都在这条线上
– Poudsche线：尖牙的近中触点（与侧切牙的）与磨牙后三角的舌侧边缘的连线。磨牙的舌侧尖都要在这条线上

系统重建颌位关系的排牙
所参照的指标

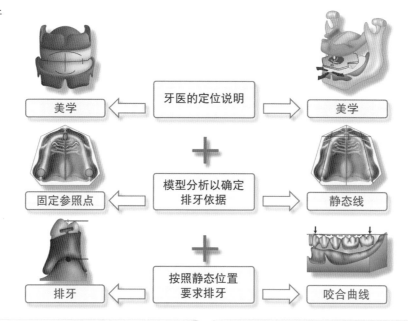

美学	← 牙医的定位说明 →	美学
	＋	
固定参照点	← 模型分析以确定 排牙依据 →	静态线
	＋	
排牙	← 按照静态位置 要求排牙 →	咬合曲线

蜡堤的标记内容

前牙的形状、大小和位置：
– 微笑线
  – 微笑时上唇弧线的位置
  – 微笑线和𬌗平面决定了
    前牙的长度
– 嘴唇闭合线也在𬌗平面上
– 尖牙点或口角点
  – 中心线和尖牙点确定了

牙齿宽度
– 中心线，脸正中
– 不一定是牙槽骨的中心
– 鼻子基线或下唇线
  – 确定中切牙和侧切牙的
    长度位置
  – 定义下颌前牙的长度
参照第3章

颌位关系确定/取咬合位
– 可在3个维度上确定
咬合高度（垂直关系）
– 取静息位的咬合距离
– 说话时最小的咬合距离
– 无牙颌的统计平均值
水平关系（中心位置）
– 颌骨的水平和矢状位置关
系

– 正常生理的颞下颌关节起
  始位是下颌后退位
– 中心关系是
  – 下颌达到颞下颌关节最
    后的边缘位时所确定的
    颌位
  – 在正常位后约1mm

下颌模型分析中用于确定排牙的固定参照点

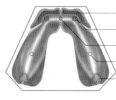

– 前庭沟
– 尖牙点
– 骨愈合点
– 下颌第一磨牙中间
– 磨牙后三角区

上腭的固定参照点

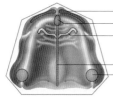

– 前庭沟
– 切牙乳头
– 骨愈合点
– 上腭愈合中线（腭中缝）
– 上颌结节

下颌中的静态线
1. 勾勒模型中线
=>取相应的6个点和磨牙后三角中心的连线
=>通过平衡骨愈合点和以上3个中心点来获得中心线

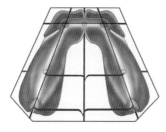

=>两个尖牙点和磨牙后三角的中点相对于中心线形成镜面对称
2. 后牙区牙槽骨的中心线
  =>尖牙与磨牙后三角中心的连线

3. 前牙的牙槽骨中心线
  =>连接两个尖牙点的线通常在前牙牙槽轮廓的后面
4. 将静态线延长画到模型边缘
  – 这将在下颌的模型上产生10个标记
上颌中的静态线
1. 确定模型的中心
– 上腭骨愈合缝是上颌的对称轴
– 所有固定参照点都对于这条中线对称
2. 构造尖牙点
– 从上颌结节中点到第一对大的上腭褶皱端点的连线，并前庭
方向延长5mm
– 另一侧的尖牙点将取以中心线为对称的镜像点

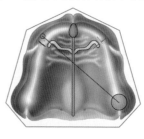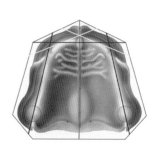

3. 勾勒前牙区牙槽嵴中心线
  – 尖牙点与切牙乳头前端点的连线
4. 切牙乳头横切线
  – 穿过切牙乳头的中心
  – 垂直于模型中心线
5. 勾勒后牙区牙槽嵴中心线
  – 连接同侧的尖牙点和上颌结节中心的线
6. 将静态线转移到模型边缘
  – 延长以上6条线到石膏模边缘，将得到12个标记

义齿的静态固位保证的基准
- 通过牙齿位置的排布达到
  => 与牙槽嵴中心有关（静态力学状态）
  => 与全口义齿的基托高度有关
  => 与咬合面构建有关

静态力学状态
稳定的牙齿排布
- 牙齿位于牙槽中心
- 受力状态下，牙齿被对颌牙压下

中性的牙齿排布
- 牙齿位于牙槽的中心
- 受力状态下，牙齿不会被对颌牙压下

不稳定的牙齿排布
- 牙齿在牙槽中心之外
- 受力状态下，牙齿被对颌牙翘起

义齿体的高度对义齿稳定性的影响
- 义齿体的高度取决于牙齿缺失后牙槽的萎缩度和咬合高度的变化
- 牙槽的萎缩越多，义齿体越高

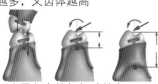

- 义齿体越高，水平向力的杠杆臂越大
  => 义齿固位越不稳定

牙齿排布的操作基准
- 牙齿位于牙槽的中间
- 与舌体形成平衡的软硬组织空间
- 上颌的前牙位于牙槽嵴前方（不在中间）
  - 在前庭区，上颌前牙弓支撑嘴唇，达到美观和发音的功能作用

咬合平面对于固位力的影响
下颌侧方移动时
- 非工作侧张开，工作侧所有后牙都有咬合接触
- 这会导致全口义齿向工作侧翘起
- 符合克里斯汀现象
  => 非工作侧的下颌髁突旋出并沿关节窝的髁突运行轨迹滑向前下方

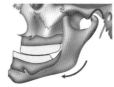 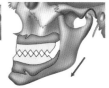

=> 下颌一侧降低
=> 非工作侧失去功能
=> 工作侧的功能性咬合
- 和贝内特运动
  => 下颌的侧方运动
- 这样的位置变化必须被矫正
  => 因此全口义齿排牙需要在侧方运动时在非工作侧有拮抗咬合
  => 后牙区在矢状面和水平面上需要按照代偿曲线来排牙
  => 明显陡峭的咬合曲线是根据磨牙尖下斜面的曲面、颞下颌关节的移动轨迹和贝内特角共同决定的（不正确的也称为 Spee 曲线）
- 双侧平衡咬合是在下颌所有离中心（侧向）的运动中各方向的滑动触点

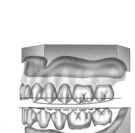

制作流程：全口义齿

	计划	记录	
制作上颌蜡基托	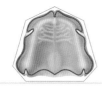 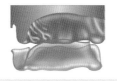	**定义上颌蜡基托的边缘** - 标记上颌基托的边缘线 - 刻出"啊"线（也叫软硬腭交界线）的倒凹槽以及将上颌褶皱用蜡填平 - 石膏模表面进行隔离 - 将托盘底板材料覆盖并适	**应石膏模** - 对底板边缘进行切割和平滑边缘表面 - 考量必要的切口（系带处等） - 气密边缘处进行填补
制作下颌蜡基托	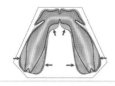 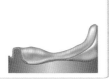	**定义下颌蜡基托的边缘** - 标记下颌蜡基托的边缘线，隔离下颌石膏模 - 将底板材料覆盖并适应石膏模 - 光固化合成材料覆盖，并硬化	- 地板边缘切割并平滑边缘表面 - 以颌舌骨线和斜线为边缘，修整底板后牙区的边缘 - 气密边缘进行填补，并覆盖磨牙后三角区

制作上颌蜡堤	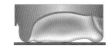 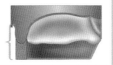	**使用蜡型塑起咬合堤（蜡堤）/可使用蜡条折弯**
		- 放在牙槽嵴顶的基托上
		- 高度达到咬合水平面
		- 前庭沟底到咬合水平面的
			距离为24mm
			- 上颌牙槽轮廓几乎平坦
			  - 蜡堤平行于牙槽的轮廓
			  - 在上颌突起处做斜面，终止蜡堤

确定咬合平面	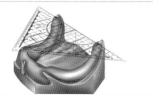	**使用三角尺绘制咬合平面** - 前庭沟至咬合平面的高度为22mm - 以磨牙后三角上表面来确定咬合平面 - 确定一侧的磨牙后三角	的上表面，以模型中线为对称轴 - 在对侧取此高度的对称高度 - 在石膏模边缘标记咬合平面的位置
制作下颌蜡堤	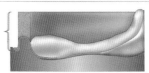	**使用蜡型塑起咬合堤（蜡堤）** - 使用蜡条，加热后折弯使用 - 放在牙槽嵴顶的基托上 - 蜡堤高度达到咬合水平面	

计划	记录

模型分析–上颌固定点	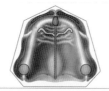	绘制上颌模型分析中的固定点 1. 前牙区的前庭沟 2. 切牙乳头 3. 上腭皱襞（第一个长褶皱） 4. 上腭中线，骨愈合缝 5. 上颌结节

确定上颌对称中轴	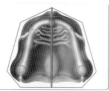	以模型分析固定点构图：
		– 用静态线构造的一个对称网格
		– 明确位点与牙齿排列的关系
		
		上腭中的模型分析网格：
		– 模型中心线
		  – 上腭骨愈合线为中线
		  – 上颌两侧呈对称

构造上颌尖牙点	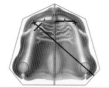	尖牙点 – 在上颌结节的对角线上 – 经过上颌第一对大褶皱的端点 – 上颌结节中心与褶皱端点连线向前5mm的延长线处 – 对侧的尖牙点是以对称中轴为基准的镜像点上
标记牙槽的中线	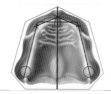	前牙区牙槽中线 – 尖牙点与切牙乳头前端点的连线 后牙区牙槽中线 – 上颌结节中点与尖牙点的连线 切牙乳头横切线 – 垂直于对称中轴并横切切牙乳头中心
静态线延伸到石膏模的边缘	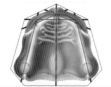	静态线 – 转移到石膏模型边缘 – 上颌模型 – 有12个标记 – 相互对称
模型分析–下颌固定点	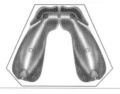	绘制下颌模型分析中的固定点 – 前牙区的前庭沟 – 下颌骨愈合点 – 尖牙点 – 六号牙位（第一磨牙点，下颌牙槽最低位） – 下颌磨牙后三角
构造下颌对称轴	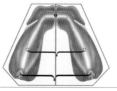	下颌模型分析的对称网格 下颌模型中心 – 从下颌骨愈合点到以下计算出的中点 – 磨牙后三角中心的连接线的中点 – 6号牙位的连接线的中点
标记牙槽的中线	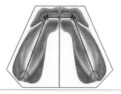	后牙区的牙槽中线 – 从磨牙后三角的中心到尖牙点的连线 前牙区的牙槽中线 – 两个尖牙点的连线 – 此线通常位于牙槽弧的后面（如果牙槽是拱形的。完全取决于牙槽萎缩的程度）
静态线延伸到石膏模边缘	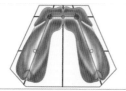	将静态线转移到模型边缘 – 下颌模型上有8个标记 – 互相对称
两模型按照中心关系校准	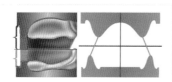	上下颌石膏模根据模型分析网格固定 – 对齐上下颌对称轴 – 上下颌的前牙区牙槽中线对齐，这样下颌的位置将 向前大约2mm – 上下颌后牙区牙槽中线的连线将对称于中轴并呈"8"字形倾斜

计划

记录

用橡皮泥临时固定模型	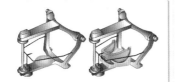	石膏模型将分两部分分别上骀架，首先是上颌石膏模型，然后是下颌石膏模型： － 将下颌石膏模型放在橡皮泥上 － 调整咬合架的水平标记	－ 按照咬合标记调整咬合平面在骀架上的位置 － 从正面、背面和侧面检查咬合平面 － 用橡皮筋在骀架上标记出咬合平面

校准石膏模中心<=>骀架的中心

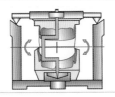

从正面观察骀架
－ 将石膏模型的中心与到骀架的中心校准
－ 同时注意咬合平面的水平位置=>不要倾斜
－ 打开骀架上部，使石膏模中

心与骀架中心重叠（石膏模中心必须要标记到骀架上颌底座的下面）
从背面观察石膏模型/咬合架
－ 将模型的中心与咬合架的中心对齐

调整模型
<=>矢状面

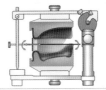

从侧面观察模型
－ 模型按照Bonwill三角原则，切牙点所在的位置确定
－ 并且双侧髁突间距也用圆规测量
－ 这个间距投射到切牙点所形

成的平面与咬合平面形成夹角
－ 不要倾斜咬合平面
患者需等待确认好上颌位置的二次复验=>必要时再次矫正位置

用石膏固定上颌模型在骀架上

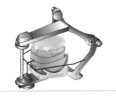

上颌模型基座
－ 隔离并埋好磁性贴片
－ 以正确的比例混合石膏
－ 打开骀架的上部
－ 在模型基座和石膏模型上涂

抹石膏，让其凝固
－ 轻轻合上骀架上部
－ 将多余的石膏推入基座的空隙，多余的除去，等待石膏硬化

用石膏固定下颌模型在骀架上

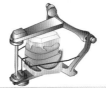

下颌模型基座
－ 隔离并埋好磁性贴片
－ 以正确的比例混合石膏
－ 翻转骀架（上颌在下方）并打开骀架下部
－ 在模型基座和石膏模型上涂

抹石膏，让其凝固
－ 轻轻合上骀架上部
－ 将多余的石膏推入基座的空隙，多余的除去，等待石膏硬化

检查上下颌的标记面和线

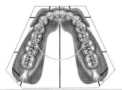

排牙开始于下颌的前牙
－ 下颌前牙的参考线
－ 牙槽中线
－ Bonwill圆的直径决定了牙齿的宽度

－ 下颌前庭沟
－ 咬合面的位置

定位下颌中切牙

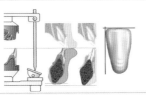

下颌中切牙
－ 位于牙槽中央
－ 中切牙切嵴位于咬合平面
－ 牙轴向前庭倾斜
－ 唇侧轮廓垂直，外切线指向

前庭沟
－ 从前庭侧观察，牙齿轴线垂直
－ 切嵴位于Bonwill圆的起点

定位下颌侧切牙

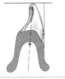

下颌侧切牙
－ 位于牙槽中央
－ 侧切牙牙嵴位于咬合平面
－ 牙轴仅稍微向前庭倾斜
－ 唇侧轮廓略向舌侧倾斜

－ 从前庭侧观察，牙齿轴线是垂直的
－ 从咬合面观察，切嵴位于Bonwill圆上

定位下颌尖牙

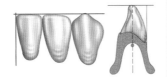

下颌尖牙的位置从远中观测
－ 尖牙的牙轴是垂直的
－ 唇侧轮廓明显向舌侧倾斜
－ 尖牙位于尖牙点上
－ 切嵴位于咬合平面

－ 从前庭侧观察，尖牙略偏向近中
－ 从咬合面观察，切嵴位于Bonwill圆上

定位下颌前牙

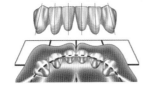

下颌前牙
－ 位于牙槽中央
－ 通过偏向近中的倾斜形成下颌前牙弧
 －中切牙：唇侧轮廓垂直
 －侧切牙：唇侧轮廓略向

舌侧
－ 尖牙：唇侧轮廓明显朝向唇侧
－ 牙嵴沿着Bonwill圆倾转牙中轴，切牙都垂直，尖牙略向近中

	计划	记录
构造矢状面上上下颌中切牙的咬合	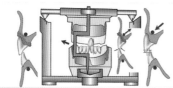	构造矢状面上上下颌中切牙的咬合 - 上颌中切牙需要与下颌中切牙形成覆𬌗，但不需要形成水平距离，牙轴向近中倾斜，两中切牙的接触面要在牙弓的正中心 - 在蜡基础还软的时候，做几次侧方运动 - 知道上下颌近中都在一条直线上 - 在侧方运动时，上颌中切牙在下颌牙峰上滑动 - 在正常咬合状态下，上下颌中切牙在矢状面下时呈阶梯状

定位上颌中切牙	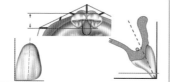	上颌前牙 前方约7mm处
		- 位于牙槽中间的前方 - 从唇侧观测：轻微地向
		- 形成垂直的前牙弓 近中倾斜，切嵴超出咬
		上颌中切牙的位置 合平面大约2mm
		  - 唇轮廓从远中面观测是 - 从咬合面看：切牙嵴的
		    垂直的，位于乳头中央 弧线正在形成中

定位上颌侧切牙	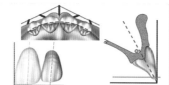	上颌侧切牙的位置 向前庭倾斜
		- 从唇侧观测：明显向近中 - 牙轴明显向前庭倾斜，从
		  倾斜，仅比咬合平面超出 咬合面观测：切嵴弧形正
		  约1mm，比中切牙要短 在形成中
		- 从远中面观测：唇轮廓略

定位上颌尖牙	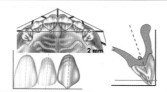	上颌尖牙的位置 - 如果尖牙是垂直的，则
		  - 从唇侧观测：轻微偏向 会干扰侧方运动
		    近中，超出咬合平面 - 从咬合面观测：尖牙位
		    2mm，与正切牙一样长 置在尖牙点之前
		  - 从远中面观测：唇侧轮廓垂 - 切牙乳头中横线经过尖牙
		    直，齿轴明显向前庭倾斜 的咬合尖

构造矢状面的覆𬌗	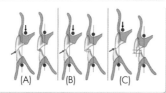	矢状面上上下颌切牙咬合的可能性 矢状覆𬌗台阶的大小取决于：上下颌中切牙的切嵴咬合的位置 （A）上颌中切牙咬合于下颌中切牙的唇侧=>小台阶 （B）上下颌中切牙咬合于切嵴=>中度台阶 （C）上颌中切牙切嵴位于下颌中切牙的舌侧=>大台阶
临时定位下颌的第一和第二前磨牙以及上颌的第一前磨牙	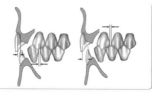	尖牙与第一个前磨牙之间的 与第一前磨牙之间需要留 间隙取决于以下几点 有间隙 - 矢状面覆𬌗台阶的大小 - 如果矢状面覆𬌗台阶大以及 - 上颌和下颌的牙齿的宽度 上颌前牙较窄，则需要在 - 如果矢状面覆𬌗台阶小或上 上颌尖牙颌第一前磨牙之 颌前牙较宽，则下颌尖牙 间留有间隙
定位下颌前磨牙	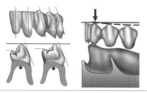	- 中央沟位于牙槽嵴中央 - 清晰的牙冠排列方向，中 - 牙体在代偿曲线之内 央沟高于牙槽嵴 - 近中和远中嵴作为对侧牙 下颌5号牙：牙尖低于第一前 的咬合点 磨牙，轻度向近中倾斜，清 下颌4号牙：牙尖位于咬合平 晰的牙冠排列方向，中央沟 面以下约1mm，轻微向近中 高于牙槽嵴 侧倾斜
定位上颌第一前磨牙	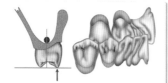	将上颌第一前磨牙的咬合窝 的拮抗齿的颊侧尖扭转向 嵌入下颌的咬合点上 非工作侧 - 检查前庭和口腔牙齿 - 颊侧剪切尖大约在下颌4、 - 轻微地向近中和前庭倾斜 5号牙之间，侧方运动中， - 舌侧咬合尖位于下颌4、5 下颌4、5号牙之间的裂隙 号牙之间裂隙窝，使下颌 窝沿颊侧剪切嵴方向运动

侧方运动的控制	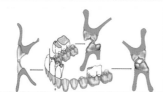	滑动的触点缺失 - 矢状曲线将太强或太弱
		- 在平衡侧（非工作侧）=> - 咬合平面将不能被界定
		  校正横𬌗曲线 - 尖牙太长/太向近中倾斜/
		- 在工作侧=>校正矢状曲线 太向内倾斜
		  在两侧

排列上下拮抗牙的对应位置	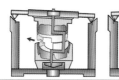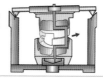	按照相同的方式设置右侧后 - 横面补偿曲线 牙，目标是在侧方运动和前 - 前牙矢状面咬合台阶 伸运动时保持3~4个咬合接 - 后牙静态咬合时，后牙区 触点，其中需要注意的因素 咬合尖的颊侧、舌侧和邻 包括： 牙侧咬合位置 - 矢状面补偿曲线

计划	记录

定位下颌第一磨牙

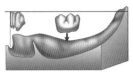

下颌第一磨牙
- 构成矢状面代偿曲线的最低点
- 从颊侧观测、垂直于牙槽嵴

– 中央沟在牙槽嵴之上
– 从邻面观测
 – 牙冠略向舌侧倾斜
 – 两牙尖位于横面代偿曲线之上

定位上颌第二前磨牙，同时测试侧方运动

上颌第二前磨牙
- 位于牙槽中间并在前磨牙切线之内
- 颊侧轮廓近乎垂直
- 舌侧咬合尖位于下颌邻牙窝，将下颌6号牙的颊侧

尖，在侧方运动时牵引到平衡侧
– 颊侧剪切尖位于下颌5、6号牙的邻面处，在侧方运动时受到邻牙窝牵引到工作侧

定位下颌第二磨牙（7号牙）

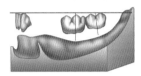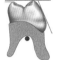

下颌第二磨牙
- 明显向近中倾斜
- 只有远中颊侧尖在咬合平面上
- 中央沟位于牙槽中间

– 可以沿牙弓方向稍微倾斜
– 下颌牙弓呈抛物线形
– 从邻面观测：7号牙垂直于牙槽

定位上颌磨牙，同时测试侧方运动

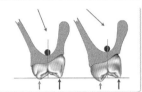

上颌第一磨牙
- 磨牙中央窝正位于牙槽正中
- 第一磨牙与犬齿颊侧的切线也正位于前磨牙颊切线上
- 舌侧主咬合尖正咬在下颌磨牙的中央沟
- 颊侧剪切尖轻微覆𬌗在下颌

牙上
– 第二磨牙远中沿牙弓方向倾转，形成上颌牙弓的椭圆形
– 远中的咬合尖要合在下颌第二磨牙的近中中央嵴上
– 颊侧的覆𬌗位置趋向齐颌

在侧方运动下调节后牙的位置

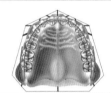

上颌后牙的位置
- 位于牙槽的中间，呈半椭圆形
- 前磨牙位于前磨牙切线上
- 引导下颌侧方和前伸运动来测试工作侧和平衡侧的咬合点
- 如有需要，从下颌牙开始调𬌗
- 侧方滑动触点的移动通过横向代偿曲线的形态来实现

准备模型

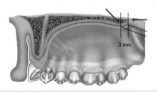

准备上颌模型
- AH线倒凹呈双曲线连接双侧上颌结节并在鼻后嵴后面；
- 上腭中心骨愈合线和上腭褶皱垫起
- 两个模型表面浸水或者做石膏与蜡的隔离

双侧交替上蜡

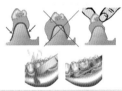

排牙后上蜡而不产生蜡内张力
- 不改变牙齿位置
- 双侧交替上蜡，这样就不会使牙齿下方的蜡热透而变形，蜡就不会变热

– 交替上蜡：左<=>右，前庭<=>舌
– 无气泡地填充蜡层
– 使构成均匀的蜡结构

构造义齿边缘的形态

义齿边缘位于前庭沟
- 突起的气密边缘充满前庭沟
- 在义齿基托的气密边缘上开槽，留给舌系带和其他系带
- 在可扩展处留出空间

– 在下颌义齿设计舌下卷突，水平位设置，左右两侧分布在前牙至前磨牙的舌下位置，用于提高下颌义齿的气密性，增大固位力

精塑前牙区义齿基托

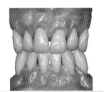

前牙区义齿基托精塑
- 露出牙颈部，制作牙龈沟
- 按照患者年龄模拟老化的牙齿=>老化与牙齿长度相关
- 绘制前庭侧齿龈突起从前牙到第一前磨牙

– 封闭齿间间隙；不留凹槽
– 塑造齿间乳头形态，以便于清洁
– 塑造牙龈的解剖学形态
– 光滑精塑的义齿基托

精塑后牙区义齿基托

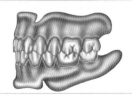

后牙区义齿基托精塑
- 露出牙颈部，制作牙龈沟
- 封闭齿间间隙；不留凹槽塑造齿间乳头形态，以便于清洁

– 不需要塑造齿龈突起
– 不需要塑造牙龈解剖形态
– 上颌：气密封闭上缘成形
– 下颌：外斜线和下颌舌骨线位置留出

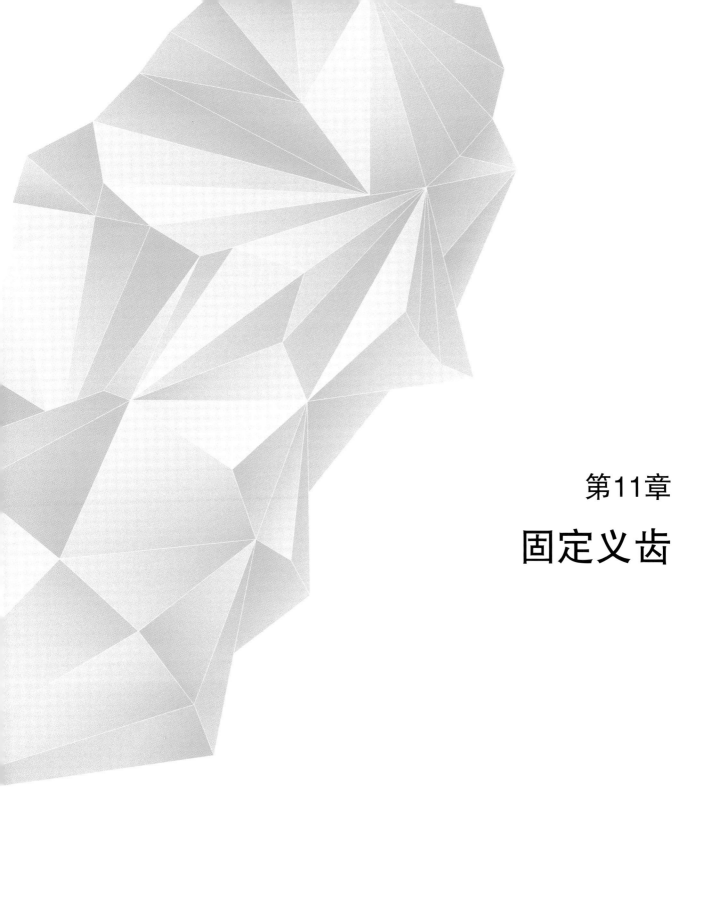

第11章

固定义齿

制作、评估填充、牙冠以及固定桥

制定目标：

应了解完好的牙冠的重要性以及在不同治疗情况下认识到修复受损牙体的必要性。
可以区分各种牙体预备的形式，以及评价填充，牙冠和固定桥的工作文件。
修复体在加工后必须与天然牙的特性相符，所以应能够选择适用于填充、牙冠以及固定桥的材料。
能够根据材料的特性确定修复体的结构设计以及后期加工，如有必要的话，也能够给出患者有关修复体材料运用上的相关建议。
认识不同种类的牙冠及固定桥，可以根据患者情况制定相应的工作生产流程，对最后的修复体进行检测以及评估。
应学会在工作及合作中承担其相应的责任。

内容：

· 工作文件，特别是备牙形式
· 生物性和静态的规律
· 对于补牙，牙冠以及固定桥所用到的牙科材料的测评
· 填充，特别是充填区域和充填材料
· 牙冠，尤其是牙冠的结构、功能、材料以及制作过程
· 固定桥，尤其是固定桥的基牙、材料、桥体的形态、固定桥的粘接种类
· 种植体固定
· 错误分析
· 工作流程的文件及文献
· 粘接固定以及水门汀（粘接粉）粘接
· 安全、健康以及环保

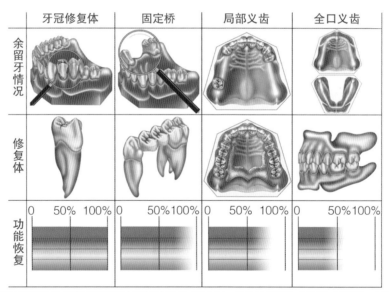

修复体理论上可达到的功能恢复以及通过修复体的分类可知，通过牙科技术的治疗手段，在单个牙体缺损的修复中可以实现100％的功能恢复，而在全口义齿则无法避免很大程度上咀嚼功能的丧失。

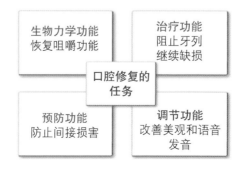

充填治疗
– 修补牙体缺损如牙组织的折裂、龋齿、磨损
充填物要求：
– 重建牙齿本来的形态
– 抵抗口腔内部的影响
– 不易变形且具备组织相容性
– 接近天然牙的颜色且价格合理
– 能够承载咀嚼负荷
填充物根据以下内容进行区分：
– 不同的牙面数
– 填充材料的类型，如可塑材料或者已成形
– 治疗方式，如直接或间接
窝洞的预备
– 去除龋坏组织
– 窝洞备制

窝洞的分类：Black分类法Ⅰ~Ⅴ

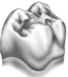 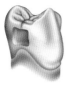 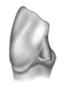

Ⅰ类洞：　　Ⅱ类洞：　　Ⅲ类洞：
磨牙𬌗面洞　磨牙邻𬌗洞　前牙邻面洞，未累及切角

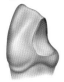　　　　　　

　　　　Ⅳ类洞：
　　　　前牙邻面切洞
　　　　已经累及切角

　　　　　　　　　　Ⅴ类洞：
　　　　　　　　　　后牙颊面颈1/3洞

复合树脂充填材料
– 仿真高，接近天然牙颜色，光固化材料
– 填充过程中易塑形
– 耐磨性不如汞合金
– 聚合收缩
– 适合用于填充前牙缺损
玻璃离子充填材料
– 适用于牙颈釉质填充
– 适用于牙冠上的填充
– 不可抛光，容易磨耗，具有透光性
金质充填材料
– 适用于小面积的𬌗面和邻面填充
– 将金属塞入窝洞，然后用锤击冷焊
黄金嵌体适用于多面窝洞
– 窝洞深度大于2mm
– 邻面拓展面开口朝向颊面和舌面
– 有洞缘斜面
– 根据不同窝洞体积进行相应的设计
– 咬合接触在洞缘之外

（牙釉质）
斜面
拓展面

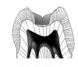 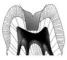 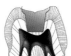

浅表的窝　　较深的窝洞　　又深又宽的
洞成45°　　陡峭的斜面　　窝洞
洞缘斜面　　　　　　　　　圆润的斜面

镶嵌体填充
– 根据牙体缺损的范围分为：
　嵌体，高嵌体，超嵌体，部分冠
– 生产方式

– 窝洞有以下特征：
　– 洞底不能预备到牙髓
　– 洞壁作为侧边的边界
　　– 转角处是圆润的
　　– 可塑材料补牙材料可倒凹
　– 洞缘呈斜面
　– 邻面洞壁可作为延伸面

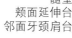

远中壁
洞底
颊壁
颊面洞缘
髓壁
颊面延伸台
邻面牙颈肩台

可塑材料的充填
– 直接有牙医在口腔中完成
– 临时充填物
　– 临时封闭窝洞
　– 材料：锌和硫酸钙，氧化锌丁香油，加热可变形的牙胶
– 永久充填物
　– 长期填充
　– 材料：汞合金，树脂复合材料，玻璃离子水门汀，海绵金
银汞合金充填
– 适用于后牙𬌗面
– 汞合金1：1由液态汞以及汞合金粉末组成
– 正确制作的汞合金填充物持久耐用，仅释放少量汞
– 汞与固体金属粉末形成合金
– 汞合金（对健康有害）
汞合金充填的窝洞
– 洞壁呈倒凹状
– 窝洞深度大于2mm
– 洞底是圆润的

 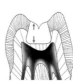 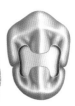

– 用蜡取模然后进行包埋铸造
　– 填充在模型上制作完成（间接法）
– 陶瓷嵌体CNC切削技术
　– 陶瓷切削加工
　– 压铸工艺，陶瓷沉积技术
　– 树脂复合层聚合
嵌体，最初的镶嵌体填充
– 单面或多面金属嵌体
– 洞型高度至少在1.5mm以上
– 无倒凹
– 洞缘：
　– 避开咬合接触点
　– 洞缘处做洞缘斜面
高嵌体
– 覆盖整个𬌗面
– 延伸到邻面
– 邻面牙颈部肩台
– 边缘处连续光滑的斜面
超嵌体
– 覆盖𬌗面的窝洞
– 替换整个𬌗面以及包围
　– 肩台包围舌侧牙尖
　– 斜面包围颊侧舌尖

 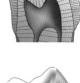

部分冠
- 牙体预备：表面垂直光滑
- 除了可见的唇颊面

钉嵌体
- 在牙体中有固位洞
- 固位洞呈锥孔状适用于短钉嵌体
- 适用于宽Ⅳ类洞

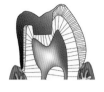

锥孔固位洞/钉洞

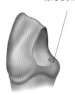

贴面
- 用于改善前牙美观程度
- 分为直接贴面术和间接贴面修复术
- 由塑料、树脂材料或陶瓷制成
- 也可以使用CNC-切削技术
- 用于前牙形状或位置修整
  - 染色牙，变色牙，牙釉质缺损
  - 大面积前牙牙体牙面缺损

牙体备制（唇侧牙釉质）
- 切缘处直至邻面
- 切磨约0.5mm而止于牙釉质内
- 备牙表面略弯曲、光滑

贴面的粘接
- 患牙经酸处理
  - 牙釉质以及贴面接触面涂硅烷结合剂
  - 用复合树脂粘接

牙冠修复体
- 修复单个牙体（缺损）
  - 保持和恢复咀嚼功能
  - 维护患牙的健康，如龋齿、断齿。
- 将修复体如帽子一般戴在准备好的基牙上

牙冠修复体的功能
咬合功能
- 匹配对颌咬合关系，引导咀力，否则错误的咬合接触将使牙齿移位

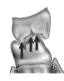

重建牙体解剖外形（外形凸点）
- 垂直向的牙冠轴面曲度

- 保护边缘龈
- 便于口腔自洁

邻面关系
- 建立邻面接触处
- 覆盖保护龈乳头

- 防止食物嵌塞
- 有助牙齿自洁

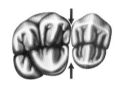 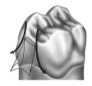

邻面接触
- 支持作用
- 关系到龈乳头
- 正常的龈乳头=>接邻点
- 退缩的龈乳头=>（宽）接邻面

多余的接触点
- 可致过大的牙间间隙
- 降低自洁能力
  =>增加牙菌斑生物膜
- 损伤牙周组织

高密合度
- 功能型要求
- 激活触觉
- 作为力传输的机械单位
- 防止牙周组织损伤

牙冠修复体
要确保：
- 生物力学功能/支撑功能
- 治疗功能
- 预防功能
- 调节功能

人工牙冠的分类涉及
- 其特殊的作用
  - 替代冠（部分冠）
  - 保护冠
  - 支撑冠或附着体
- 其形态
  - 部分冠
  - 全冠
  - 桩核冠

  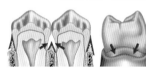 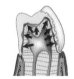

- 人工牙冠的材料：
  - 单一材料
    - 金属冠（铸造）
    - 全瓷冠（烧制，压制，研磨）
    - 树脂冠（聚合）
  - 混合冠（熔附金属全冠）
    - 陶瓷熔附金属全冠
    - 树脂附着金属全冠

替代冠（部分冠）
- 替代缺损的牙齿结构
- 例如牙齿缺损的部位可以用部分冠代替

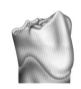

保护冠
- 防止有害影响
- 比如预防蛀牙

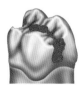

支撑冠或锚冠
- 人工冠作为附着体的支撑
- 锥度连接结构或附着固位体与义齿修复体连接

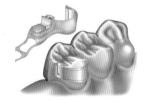

```
┌─────────────────────────┐
│ 牙体缺损修复体的种类 │
└─────────────────────────┘
```

部分冠
替代冠，覆盖部分牙冠表面，备牙时牙面相
互平行增加其固位力
有时也作为锚冠

半冠	3/4冠	4/5冠	7/8冠
患牙殆侧与舌侧被金属覆盖	殆面、舌面、邻面被金属包围（除可见的唇颊面）	殆面、舌面、邻面以及部分颊面	适用于后牙，保留患牙近中颊侧

全冠
替代冠、保护冠、支撑冠或附着体覆盖整个
基牙，需要静摩擦和挤紧作用来提供固位

单一材料	金属冠	全瓷冠	树脂冠
	纯金属冠或者合金金属冠	选择肩台边缘	选择肩台边缘
混合材料	铸造套筒冠	烤瓷熔附金属冠	树脂-金属混合全冠
	在金属基底上覆盖与天然牙相同颜色的薄层	在金属基底部分或全部熔附烤瓷	在金属基底上部分覆盖聚合的树脂

桩核冠
作为代替冠和保护冠，用于牙髓腔已被打开
且完成治疗的患牙。需要桩核（螺纹）和静
摩擦来提供固位

桩核	核	帽式冠	环桩冠
铸造结构的桩和基牙	固定规格型号的桩和树脂桩	金属桩以及熔附冠	熔附的金属基底现已不使用

牙体预备
– 患牙必须预备
– 为了获得人造牙冠重建所需的空间
基牙的基本形式
– 修复体最大的周径降到牙体缺损修复体所设计
  的边缘区
– 足够的固位力
– 备牙表面呈略微锥状（3°～8°）
– 无倒凹
– 留有足够的咬合间隙
备牙目标
– 去除病变组织
– 最大围长在最低处
– 锥形基牙
  – 磨除牙体组织多
  – 年轻的患牙牙髓腔大，易造成牙髓损伤
– 平行圆柱体牙体
  – 硬质牙体组织损失
  – 降低减少牙髓腔损害
– 预备圆柱牙体
  – 技术上困难
  – 肉眼无法评判是否完全平行
  – 会意外出现以下牙体：
    平行，倒锥形，锥形
– 平行圆柱体牙体
  – 具有活塞效应
  – 戴牙取模非常困难
– 圆锥性牙体方便取模
  – 牙冠可以轻松粘接
  – 不会卡住粘接材料

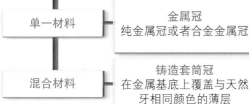

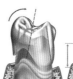

圆锥形，高基牙
– 6° 聚合度提供最佳的
  摩擦力
– 聚合度超过6°
  – 较少的修复体摩擦
    力
  – 有冠脱位趋势

人造牙冠的附着力
– 在残牙上靠静摩擦和夹紧作用来提供固位
– 全冠环绕提供了最佳的固位力

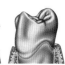

牙组织的结构强度
– 分步备牙和避免聚合度过大
– 可能损坏牙髓并弱化牙齿的机械性能

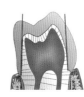

边缘牙体预备
– 冠边缘处于磨除与被磨除交界处
– 人工牙冠边缘与修复体边缘位置高度密合

代替冠材料
– 边缘应与基牙接触而不可以与桩核材料接触
– 学会区分：
– 刃状边缘，凹槽边缘，肩台边缘

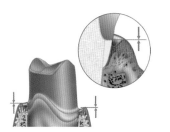

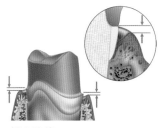

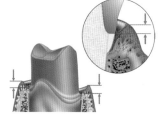

龈下边缘
– 修复体边缘置于牙龈沟中
– 预防龋齿
– 引起牙周刺激

修复体边缘齐平龈嵴处
– 龈边缘止于牙龈边缘
– 冠缘清晰可见

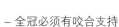
龈上边缘
– 龈边缘止于牙龈边缘之上
– 容易保持牙周清洁
– 影响美观
– 无防龋作用

刃状边缘
– 采用刃状边缘的
– 龈边缘位于
– 牙根横截面周径最大
– 在牙龈沟底部
– 龈下备牙
– 连续的修复体龈边缘
– 尖锐
– 不稳定，易变性

– 全冠必须有咬合支持
– =>否则会滑出修复体龈边缘
– 全冠材料位于基牙上（厚）
– 最简单的备牙过程，牙体组织的磨除量少
– 修复体龈边缘在模型上难以辨认
– 难以制作精确的全冠边缘
– 早期适用于颈圈冠
– 现在用于青少年患者的患牙的临时冠

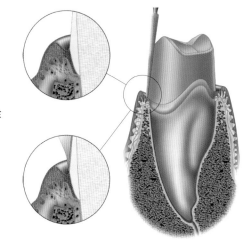

肩台边缘   – 用于树脂或陶瓷制成的牙冠
– 因为边缘位置明确
– 满足强度以及美观要求
在锥形牙桩上的肩台边缘
– 形成一个圆形环绕的平台
– 提供稳定支持
– 替换冠沉入牙齿结构中
– 牙齿和替换牙冠之间的平

齐过渡
修复体龈边缘
– 可以很好地在模型上识别
– 精确
基牙小于根部横截面
– 磨除牙量多
– 减少基牙稳定性
– 有伤及牙髓腔可能性

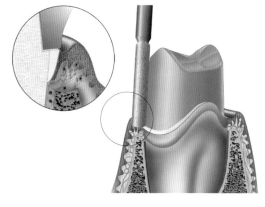

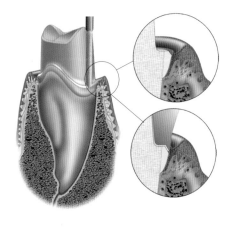

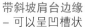

带斜坡肩台边缘
– 可以呈凹槽状
– 防止水门汀粘接剂堵塞
– 肩台边缘在牙龈沟内
– 呈倒角
– 优化全冠边缘

– 减少基牙和全冠之间的间隙
斜边的备制
– 难度大
– 模型上的龈边缘不准确
– 全冠边缘与肩台齐平

直角肩台
– 产生垂直边缘间隙错误
– 水门汀粘接剂被冲洗掉
– 45° 斜角减少垂直边缘间隙误差
– 水门汀粘接剂不会被冲洗掉
– 当斜角超过45° 时，边缘间隙错误减少
– 龈边缘难以辨认

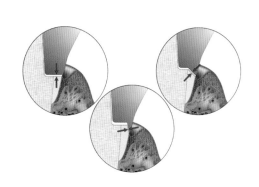

凹槽边缘　　　– 圆锥形基牙伴随外周一圈连续的凹槽
　　　　　　　– 代替冠的材料沉入牙内
　　　　　　　– 牙体组织磨除量大于刃状边缘
　　　　　　　– 口腔中的修复体龈边缘在工作模型上清晰度高
　　　　　　　– 为金属框架提供足够的强度
　　　　　　　– 不太适合于塑料材料或陶瓷

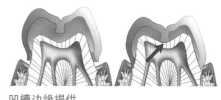

凹槽边缘提供
– 对铸造全冠无静态支撑
– 可能会下沉，因此要安装咬合终止
– 全冠在承受咬合压力时不会被压弯

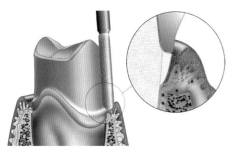

混合形式
– 颊侧肩台边缘
– 邻侧和舌侧凹槽边缘
– 与肩台边缘相比，磨除量较少
– 用于熔附冠

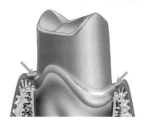

牙体备制阶段
– 备牙时必须喷水冷却

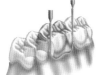
1. 分离

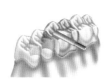
2. 𬌗面预备

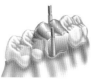
3. 垂直面

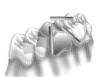
4. 转角/斜面

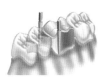
5. 修复体龈边缘

6. 插入槽

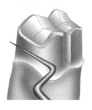
7. 检查精修

全冠边缘设计和　– 可能被全冠边缘所损伤
牙周膜　　　　　– 冠缘（修复体龈边缘）位于牙龈沟底
　　　　　　　　　– 防龋
　　　　　　　　　– 增进美观
　　　　　　　– 异物对于牙龈的刺激
　　　　　　　　　– 代替冠所使用的材料
　　　　　　　　　– 低密合度
　　　　　　　　　– 错误的冠缘设计
错误的冠缘设计会引起刺激
– 修复体龈边缘不合理
– 会引发龋齿
– 损伤牙周膜
– 过大的压力导致牙龈退缩

材料引起的刺激
– 材料应有组织相容性
– 否则会引起慢性炎症和炎性组织
– 陶瓷不会引起组织损伤
– 塑料对于组织不耐受性是由于食物、污垢、残留单体的积存
　而引起的
– 光固化树脂复合材料具有组织相容性
低密合度引起的刺激
– 由于水门汀粘接剂厚度，引起全冠和残牙之间的微小间隙
– 真正的无缝衔接是无法实现的
– 小于0.2mm的误差是可以接受的
– 宽缝隙容易引起牙菌斑生物膜

刃状边缘的常见错误

肩台边缘的常见错误

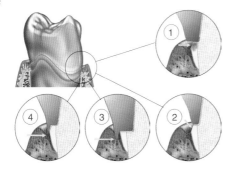

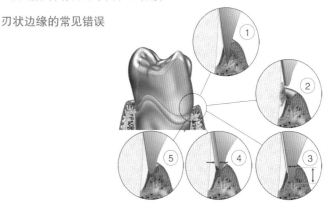

1. 肩台与冠缘不密合，冠缘挤压龈缘，刺激龈组织，牙龈退缩
2. 冠缘未覆盖肩台斜坡，冠缘太短，水门汀粘接剂被冲刷，引
　发继发龋
3. 修复体龈边缘被修改后，冠缘突出，损伤牙周膜组织
4. 冠缘超出肩台斜坡，刺激牙龈，牙龈退缩

1. 冠缘锋利且过长，伤及牙龈
2. 冠缘过短，引发继发龋
3. 过长过厚的冠缘超过龈沟底摩擦牙周膜破，损伤牙周
4. 冠缘突出，密度差，挤压牙龈，使其移位
5. 过厚的冠缘使牙龈移位

由多部分组成的
工作模型的特征

工作模型
– 精确反映口腔组织的精细结构
– 具有以下部分
  – 基牙上有明显的颈缘线
  – 牙龈情况以及龈乳头
  – （未经备牙的）牙齿，牙弓
  – 基牙的位置关系
  – 颌骨中没有牙齿的部分也必须精确呈现
– 不同的工作模型有不同的要求

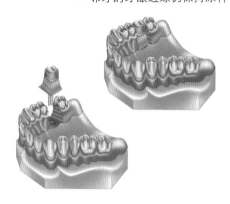

未经备牙的牙齿
修复体龈边缘
牙周情况
准备好的基牙
颌骨中没有牙齿的部分
基牙的位置关系

可卸代型模型
– 去除模型上颈缘线周围牙周组织的部分
– 代型部分必须平行锯开，以便代型拆卸
– 邻牙的牙龈边缘仍保持原样

– 相邻组织部位未损坏
– 精准的颈缘线
– 保留与牙龈边缘的空间关系

基牙模型

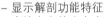

代型部分
– 包括龈下沟，能够标记颈缘线
– 清晰整齐
– 如有必要，包覆冠缘
– 用橡皮抛光剂抛光

全冠
– 显示解剖功能特征
– 摩擦力和约束力来提供固位
  – 取决于𬌗面的大小和倾斜度
  – 基牙越高轴的聚合度越小，全冠稳固性越高
– 全冠覆盖整个基牙桩直至修复体龈边缘
– 分类：
  – 金属套筒冠
  – 全陶瓷冠/全塑料冠
  – 熔附冠
金属预成冠
– 由金属薄片碾压而成的牙冠
  – 环冠，工厂预成品冠
  – 金属冠边缘可能损害牙龈
– 铸造冠
  – 机械性能上自身强度高
  – 覆盖整个基牙
  – 全冠边缘与修复体龈边缘密合性高
  – 选择凹槽边缘以及刃状边缘时磨除较少牙体组织
  – 理论上可以终身使用
– 铸造冠的缺点
  – 不够美观，因此仅适用于后牙
  – 高导热性，刺激牙髓
  – 金属质量大，贵金属成本高
合金全铸冠
– 减轻质量
  – 先填充损坏的牙体组织
  – 使用树脂片或修改蜡雕
  – 尽量备好基牙，填补倒凹
  – 全冠位于基牙的下1/3处有利于固位
  – 咬合面最小厚度为0.5mm，以防被压变形

合金全铸冠的生产工艺
树脂片帽状冠
– 剪短帽状冠边缘，距牙颈线0.5mm处
帽状冠与滴蜡
– 患牙表面涂抹油性分离剂
– 咬合支撑用以定位
制作边缘颈
– 包围1/3的基牙
– 贴合颈缘线
制作好的熔模
– 铸道以及储金球
– 包埋，铸造
完成的全冠
– 冠壁较薄
– 金属需求量小
– 咬合接触无法重做

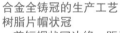

– 牙体表面曲率必须满足美学和功能性要求
– 接触点在𬌗面上，咬合不能过强也不能过弱
– 垂直方向的曲率保护牙周组织
– 突度过大会形成食物滞留以及牙菌斑生物膜

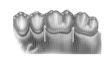
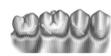
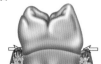

铸造冠的生产工艺

树脂片帽状冠
- 熔蜡的基本框架
- 作为坚固的底座
- 全冠框架的最薄厚度
- 加热占位膜和热塑性膜

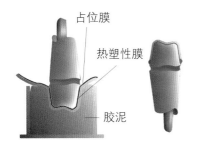
占位膜
热塑性膜
胶泥

- 将基牙代型压入胶泥直至颈缘线
- 撕去占位膜
- 剪短帽状冠边缘，距牙颈缘线0.5mm处
- 试戴撕去占位膜的帽状冠
- 在冠缘处涂抹铸蜡

咬合熔模的成形
- 在牙龈上方轮廓隆起呈凸状
- 加强邻面接触的结构
- 完成的铸造冠有邻面接触

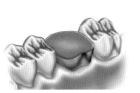

咬合面
- 在咬合面轮廓上使用不同颜色的蜡
- 完成的熔蜡具有所有结构特征
- 熔蜡越精确，返工调整时间越短
  =>节省时间和材料
- 用系统的蜡成形技术重建

𬌗面（参见第5章）
- 必须具备所有咬合接触
- 形成牙尖与邻面边缘嵴
- 形成修饰副沟
- 检查咬合接触和邻面接触
- 颊侧，舌侧，邻面的弧度
- 表面光滑，去除残余液状石蜡
- 将帽型冠从基牙代型上取下
- 检查帽型冠边缘

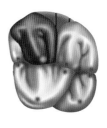

安插铸道
- 铸道一般安放在蜡型最厚处
- 铸道直径至少为1.5mm，安放储金球
- 坚固的铸道（>3mm）没有储金球
- 铸道将蜡型抬高到热力中心区之上
- 不能影响铸造熔液流动方向
- 熔液从厚的部分到薄的部分
- 熔蜡的开口朝上，这样就不会出现包埋不到的区域

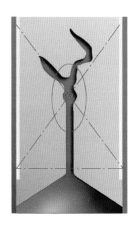

肩台或者全冠边缘
- 全瓷冠
- 树脂冠
- 出色的美学性能
- 上瓷空间预留至少0.8mm用于模仿天然牙颜色

牙体预备
- 环绕圆周的肩台，宽约0.8mm，略微向内倾斜
  - 全冠材料到达基牙，稳固
  - 朝向外部倾斜的肩台可加宽材料厚度
- 全冠边缘与修复体龈边缘齐平
- 适应证：前牙和前磨牙

全瓷冠
- 不易染色，不易变形
- 良好的组织耐受性
- 抗压，耐磨
- 抵抗强度高
- 厚度至少为0.8mm
- 肩台边缘磨牙多
- 不适用于牙髓腔大的患牙
- 不积聚牙菌斑生物膜
- 也适用于前牙

树脂冠
- 有弹性，耐磨
- 尤其是光固化复合材料
- 非常适合作为长期修复体
- 聚甲基丙烯酸甲酯（PMMA）
  - 变色和膨胀
  - 产生牙齿和牙冠之间的缝隙
- 复合树脂
  - 不易变形

- 形状和颜色长时间稳定
- 由于不能抵抗较大𬌗力，不用于后牙
- 树脂冠的优势
- 快速，生产简易，价格便宜
- 弹性变形性和耐磨性
- 作为临时冠可用刃状边缘备牙
- 最多用肩台边缘

肩台边缘全冠的原则
近中的邻面接触
- 比远中端高
- 前牙由于接触而显得太宽
  =>将边缘移到牙齿中间
  - 牙齿看上去窄

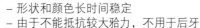

咬合接触区
- 远离冠边缘嵴
- 出现折断
- 也要避免前伸与侧方运动时接触

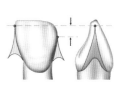

基牙与全冠的过渡及边缘封闭
- 必须非常准确
- 全冠材料必须与肩台齐平
  =>不能过宽或者过窄
- 冠缘太短=>水门汀粘接剂被冲刷掉

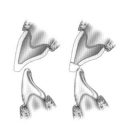

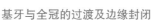
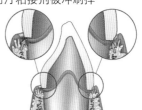

饰面瓷金属冠
– 金属基底，天然牙颜色相似的塑料贴面
– 大部分是套筒冠
– 熔附金属冠的组成部分

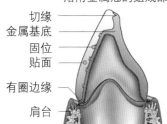

切缘
金属基底
固位
贴面
有圈边缘
肩台

饰金属冠的材料最小厚度
– 肩台宽度：<1.3mm
– 树脂贴面：<1.2mm
  金属基底：>0.25mm
– 陶瓷贴面：>0.8mm
  – 金属基底：<0.5mm
– 固定桥的固定体或连接在一起的熔附金属冠更稳定

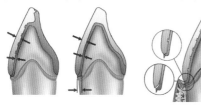

金属基底
– 根据相应的备牙边缘形态进行制造
– 贴面的那一面有凹槽=>镶嵌树脂
– 无圈边缘
  =>贴面材料很薄
  =>会膨胀，以致形成缝隙
– 即使通过（硅烷化）胶粘剂粘接，也可在贴面那一面制作凹槽

切缘的保护
– 切缘在最外部时最稳定，但是不够美观
– 机械固定的要求明显高于硅烷胶粘剂

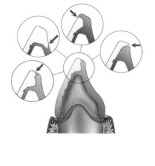

硅烷胶粘剂
– 化学粘接剂
– 金属基底和塑料之间
– 无间隙，高强度粘接
– 过程：
  – 喷砂处理并打磨金属表面
  – 使接触表面增加6倍
  – 微型固力形
  – 氧化硅涂层
  – 硅烷偶联剂
– 聚合树脂贴面

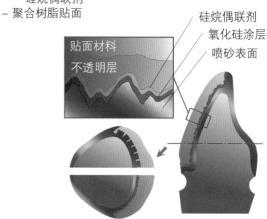

硅烷偶联剂
氧化硅涂层
喷砂表面
贴面材料
不透明层

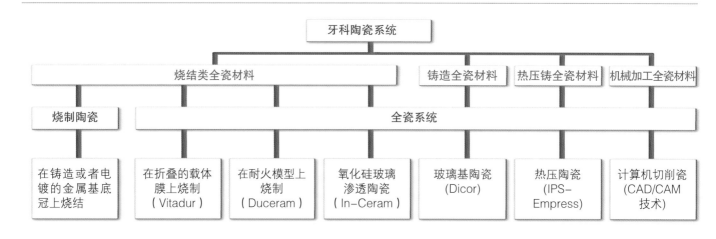

牙科陶瓷系统

烧结类全瓷材料 ｜ 铸造全瓷材料 ｜ 热压铸全瓷材料 ｜ 机械加工全瓷材料

烧制陶瓷 ｜ 全瓷系统

在铸造或者电镀的金属基底冠上烧结 ｜ 在折叠的载体膜上烧制（Vitadur）｜ 在耐火模型上烧制（Duceram）｜ 氧化硅玻璃渗透陶瓷（In-Ceram）｜ 玻璃基陶瓷（Dicor）｜ 热压陶瓷（IPS-Empress）｜ 计算机切削瓷（CAD/CAM技术）

制造陶瓷冠
– 为与颜色匹配，材料厚度至少为1mm
– 不同的生产过程：
– 在载体箔上涂刷陶瓷
  – 各个部分均匀涂塑并烧制
  – 折叠的铂箔有载体和占位的作用，用于代偿陶瓷的收缩（烧制请参见第9章）
  – 陶瓷烧成后，去除铂箔
– 金沉积冠的陶瓷烧制
  – 在金沉积内核上
  – 各个部分均匀涂塑并烧制
  – 基底保留在陶瓷表冠中
– 玻璃渗透瓷
  – Al₂O₃制成的浆料被涂塑到框架上
  – Al₂O₃内核在1120℃下结晶

– 带有镧系玻璃熔体的Al₂O₃内核罩在1100℃的渗透作用下烧结下渗透
– 硬核是陶瓷分层的载体框架

– 热压陶瓷（IPS-Empress）
  – 全冠（嵌体）用蜡制作蜡型，用磷酸包埋料包埋
  – 马弗炉加热到900℃
  – 白云石玻璃块在压力炉中于1100℃温度下被压入蜡型空腔中15～30分钟
  – 将玻璃陶瓷铸头切割并处理打磨
  – 通过带有金属离子的染色剂或随后的烧结瓷面进行着色

– 玻璃基铸造（Dicor工艺）
  – 全冠用蜡制作蜡型并包埋
  – 通过离心铸造法铸造玻璃部分

– 将玻璃陶瓷铸头剥离并进行后处理打磨
– 有特殊的陶瓷包埋涂层
– 程序控制在1075℃成瓷
– 用带有金属离子的染色剂烧结

– CAD/CAM技术
  – 计算机辅助制造
  – 适用于陶瓷嵌体、高嵌体和半冠
  – 光学取模扫描
  – 确定修复体颈部边缘
  – 在显示器上显示组成部分的模型，程序根据现有的牙齿数据和绘制的设计结构建构组成部分
  – 用CNC切削设备铣削成形

烧制陶瓷
- 与天然牙相似的颜色
- 在沉积或者铸造的金属基底之上
- 最小冠壁厚度：
  - 单冠至少0.3mm
  - 用于固定桥组成部分0.4~0.5mm
- 冠（和桥）基底具有均匀的陶瓷层
- 薄陶瓷层在坚固的金属框架上具有稳定性
- 陶瓷层1~1.2mm
  =>没有颜色偏移
  =>陶瓷没有应力
- 冠状基底可代偿不均匀的基牙

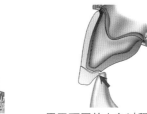

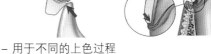

- 用于不同的上色过程
- 用于深色的牙颈上色

各个陶瓷部分的分布

金属、陶瓷交界处
- 锐角、锐边或倒凹
- 仅凸状的轮廓线，否则陶瓷产生应力
- 外部连接点成直角

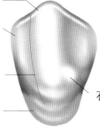

切端瓷
- 切牙厚/大
- 朝下变薄
体瓷
- 中央部分，厚/大
- 朝牙颈部方向变薄
- 楔形/锯齿状的层，制作切缘结节
金属基底
- 非贵金属无须氧化燃烧
- 充分燃烧时，会产生足够的粘接氧化物
- 有时会用预氧化以使污染物可见

不透明的涂层和氧化层

颈部瓷

- 邻面的交界处也过渡圆润
- 外部的交界处呈直角
- 避免倒凹区
错误的咬合关系
- 例如尖覆𬌗或深覆𬌗
- 功能性表面完全由金属或陶瓷制成
- 金–瓷交界处避免与对颌牙的接触
- 金属的延展性使陶瓷弯曲

颜色效果和上色

牙釉质边缘染白色
切牙切缘
（近中处和远中处）
淡蓝色
牙釉质凹槽处
深棕色
牙颈处橙黄
石灰白

部分冠
- 铸造冠
- 部分覆盖基牙
- 保留基牙颊面
- 按牙面覆盖的范围分类
- 前牙半冠
  - 舌侧到切缘
  - 50%的邻面
- 后牙3/4冠
  - 舌侧，邻面，𬌗面，保留前庭面
- 后牙4/5冠
  - 突出的固位性
  - 覆盖颊面边缘
上颌磨牙的7/8冠
- 保留近中颊侧的前庭面
部分冠的粘固
- 半环静摩擦
  在平行的壁上
- 在平行的轴沟
- 防止过渡弯折的措施
  垂直凹槽通过𬌗面的轴沟连接以形成抗弯框架
- 增加抗弯刚度
- 通过轴沟旁的平行销
- 轴沟–销锚固结构可确保表冠免受所有冲击

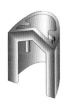

轴沟–销牙体预备
- 邻面墙平行<=>舌侧
- 平行轴沟和𬌗面肩台沟
- 有可能需要牙颈部肩台
- 咀嚼边缘保护不利于美观

帽式冠/桩冠
- 牙髓已无活性的牙齿
  完整的牙周膜
- 备牙向下直到颈缘
- 去除牙髓，可能进行根尖切除
- 根管桩道预备后插入金属桩
  （树脂或陶瓷）
- 提供修复体的固位力

区别：
经典的桩冠
- 桩冠一体
- 环桩牙
- 帽式冠或桩结构
  桩核冠
- 带有人工核的桩，可用于任何类型的全冠

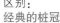

多根牙的牙齿的桩核冠
- 用树脂填充材料制作
  - 要求在根管中的桩与该根管形成一个结构
- 用于多根牙
  - 中心的桩在最长的根管里
  - 锚固桩抵抗旋转力
- 发散的根管轴
  - 分段式的核围绕平行化的主根管桩
  - 附着的次根管桩

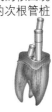

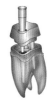

桥式固定义齿
- 修复体与（缺牙两侧的）残余牙连接在一起
- 位于黏膜上缺失位修复
- 无牙的颌骨部分不会承受负荷

固定桥
- 在基牙之间形成固定连接
- 功能性单位=>所有涉及的牙齿都承担负重作用

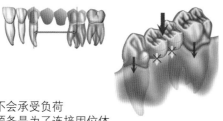

- 黏膜区不会承受负荷
- 基牙的预备是为了连接固位体
- 固位体=固定桥的固定作用

桥体
固位体
基牙

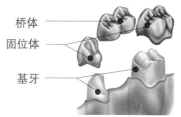

固定桥结构
- （基牙牙体组织与口腔环境）良好的隔离作用
- 固定连接使所有牙齿受力
- 牙周受损的牙齿可通过连接治疗
- 主要的连接是通过固定桥基底

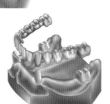

- 可摘的固定桥
    - 双层冠结构
    - 底层冠粘接固定
    - 固定桥与外层冠可摘卸
    - 有助于清洁牙周组织
    - 二级隔离作用
- 固定桥
    - 来合成一整段
    - 不易清洁牙周组织

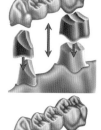

基牙
- 通常可以容纳/支撑一个桥体
- 基牙的根部表面应等于需修复的牙齿根部表面

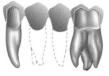 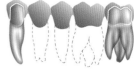

固位体形式：
1. 金属冠稳定，不够美观
2. 熔附金属冠稳定，美观
3. 桩核冠在一定程度上适用，基牙为无活性（死髓牙）
4. 部分冠，若有足够的固位力
5. 多面嵌体，极少数时使用

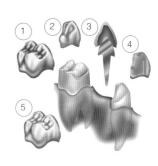

- 根据基牙和桥体的数量来区分：
    - 双端固定桥和单端固定桥
    - 简单固定桥和复合固定桥
    - 固定桥的组合形式

简单双端固定桥

复合双端固定桥

复合单端固定桥

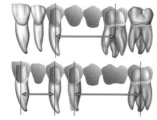

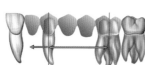

按固定桥在牙弓中的位置
- 进行了以下的区分：

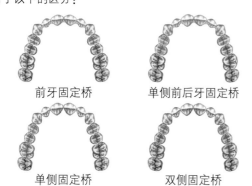

前牙固定桥　　　　单侧前后牙固定桥

单侧固定桥　　　　双侧固定桥

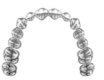 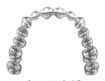

𬌗面双侧固定桥　　　　全口固定桥

- 固定桥　　　　　　　　　　　　　　　　桥体的形态
    - 具有良好的自洁作用，易于清洁
    - 具有自然的外观
- 有无龈面接触
    - 无压力，点式接触
    - 产生在黏膜上和颌骨上的刺激
    - 减缓颌骨的收缩
- 接触式和悬空式

- 正常牙齿宽度的2/3　　　　　　　　　　　桥体
- 咀嚼能力没有减少，但更易保持牙周卫生

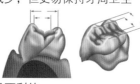

桥体的过大负荷是不利的
- 如果牙尖过高，横向移动则会导致倾斜应力
- 当桥体直且过窄时
    =>很难建立正确的咬合

接触式与悬空式
悬臂固定桥体
– 黏膜上方固定桥
– 不与黏膜接触

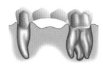

分体式桥体
– 不直接接触黏膜
– 距离黏膜约1mm

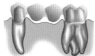

改良鞍式桥体
– 黏膜接触范围较大
– 自洁作用差
– 美观和语音作用上都很好

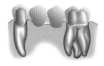

桥状式桥体
– 桥体在黏膜内根部隆起处
– 颌骨接触范围大

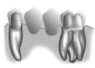

盖嵴式桥体
– 桥体龈面与舌侧无接触
– 桥体与黏膜切线点式接触，无压力
– 牙齿之间的区域有间隙可被清洁

固位体与桥体
的连接和固定
桥的结构

– 可以铸成一个整体
– 在固位体和桥体之间固定且均匀地连接
– 共同就位道
– 基牙长轴必须彼此平行
– 倾斜的基牙
 – 必须平行化
 – 只能损失牙组织
 – 有伤及牙髓的风险
 – 对于复合固定桥十分困难
– 桩冠
 – 可以根据其他基牙的倾斜度进行调整
 – 有可能桩冠的牙周膜负担过重
– 固定桥的构造分为
 – 在单个的固定桥中或分割（成几个组成部分）
– 分割
 – 作为一个可能的治疗方案
 – 例如当固定桥可能需要延伸时
 – 延伸作为一个组合的修复体

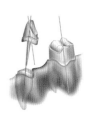

分割固定桥

– 通过栓体、栓道
 – 可以减轻基牙负重，因为可以基牙轴向运动
 – 可能会丢失隔离效果
 – 非固定连接可对基牙产生杠杆作用
 – 通过套筒冠和锥形冠

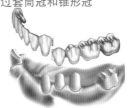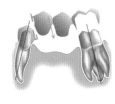

固定桥的负荷

– 影响因素
 – 基牙的位置（倾斜度）
 – 咬合面的形态
 – 桥体的形状
 – 桥体的长度和尺寸
固定的桥式修复体
– 牙龈组织支持修复体
– 不利于口腔卫生
– 可以通过以下方式代偿
可摘的桥式修复体
– 类似于部分义齿
– 基本结构如固定义齿
– 便于口腔清洁
– 美观，便于发音
– 部分可拆卸的固定桥
 – 只可通过牙医取下
 – 多数通过螺栓结构连接
– 绝对可拆卸的固定桥
 – 患者可自主取下
 – 通过套筒冠锚固
可摘的桥式修复体
– 用种植体固定牙列大跨度的自由端
– 剩余牙列和种植体上的混合承重结构
 – 口腔内减振组建可减轻颌骨的承重负担
 – 混合承重结构，否则会压迫种植体

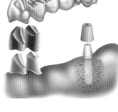

– 通过螺栓结构
 – 提供刚性连接
 – 固位体的附着体嵌入桥体中
 – 螺丝轨道的方向宜从舌侧朝向颊侧，若从𬌗面必须有所覆盖
 – 此连接也可拆分，用于固定桥的替换（延伸）
复合固定桥的分割
– 首先制作单个组成部分并在陶瓷烧制后焊接在一起
 – 代偿桥体的应力
 – 应力由于熔模制作、铸造以及燃烧时而产生
– 复合固定桥
 – 在金属基底试戴后焊接在一起
 – 各个基底之间必须精确配适
 – 将基底部件固定在校正工作模型上并焊接在一起
 – 焊接在一起后再涂上复合树脂饰面
粘接桥
– 熔附的金属基底附带两个翼板
– 粘接面在基牙上，限定在修复间隙内
 – 在牙釉质上做牙体预备
 – 经过酸处理后粘接桥体
– 金属基底上有硅烷层和备牙面有凹槽；通过复合树脂材料粘接

环抱部分以及经预
处理的内表面
经酸处理表面

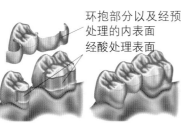

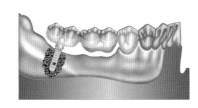

桥体的尺寸　　　　　－ 取决于横截面和牙列长度
桥体的牙弓变形率　－ 短而粗的杆弯曲较少
　　　　　　　　　　　－ 两倍长度，相同横截面
　　　　　　　　　　　　　=>8倍弯曲
　　　　　　　　　　　－ 3倍长度，相同横截面
　　　　　　　　　　　　　=> 27倍弯曲
　　　　　　　　　　　－ 1/2截面，相同长度
　　　　　　　　　　　　　=>8倍弯曲
　　　　桥体间的大跨度造成的过度弯曲
　　　　－ 在末端的基牙上形成缝隙
　　　　－ 凹槽边缘形成较小的水平间隙（SH）
　　　　－ 肩台边缘形成较大的垂直间隙大（SV）

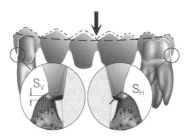

固位体的负荷
－ 当固定桥正中间受力
　－ 基牙的正中间受力
　－ 每个基牙承受相同的负荷
－ 是当固定桥的一端受力
　－ 负荷在基牙（B）上
　－ 绕基牙（A）旋转

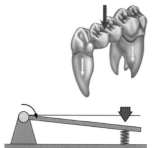

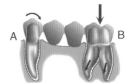

有3颗基牙的固定桥
－ 就像弹簧上的杠杆
－ 基牙B上的负荷使固定桥绕着对面的基牙A旋转

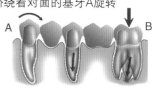

　　　－ 杠杆不围绕中间的基牙旋转
－ 围绕第一个基牙的旋转可一直持续到其他基牙被压入了牙周
　组织里
拱形桥体
－ 旋转轴垂直于基牙之间
－ 受力时，扭矩作用在较远的水平牙弓处
－ 因此，应考虑直线形的桥体以及更多的基牙

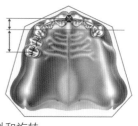
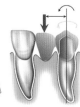

单端固定桥桥体
－ 受力时，基牙会倾斜和旋转
－ 非常不好，有可能会引起基牙松动

植入体定义
（implantare在拉丁语里是植入的意思）
－ 在体内植入的材料
　　－ 替换/加强器官或组织
　　－ 例如：骨片、假体
　　－ 人造血管、关节等
－ 牙种植体是指牙根的替换部分
－ 用于接收或固定牙科修复体
－ 由异质成形术的（异物的）
　材料制成
植入体的区别：
封闭式植入体
－ 四面被组织包围
－ 例如：磁性植入物，关节置换，心脏瓣膜
－ 不会因外部影响而腐蚀
－ 病原体无法入侵
开放式植入体
－ 牙科的牙根替代品
－ 在体内固定
－ 长期于身体表面有凸起
－ 为病原体创造一个长期的入口

牙种植体的适应证
－ 单牙种植以补全牙列
－ 支持固定桥，用于中间以
　及游离端的牙体缺失
－ 在牙缺失的情况下作为固
　位基牙
牙种植体的禁忌证
一般禁忌证
－心血管系统疾病和肝脏疾
　病

－ 急性病
－ 白血病，糖尿病，风湿
　病，自身免疫性疾病
局部禁忌证
－ 骨组织不足，咬合异常，
　副功能
－ 口腔疾病
个人（性格）因素
抑郁，精神病，嗜睡症

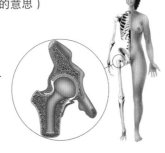
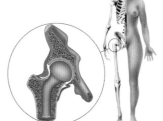

根管内种植体
－ 通过根管在颌骨中固定
－ 延长牙根
－ 根尖闭合
穿骨种植（穿下颌骨）
－ 从底部穿过下颌
－ 直到牙体
－ 封闭式植入体
黏膜内种植
－ 锚部固定于黏膜腔内
－ 固定部位位于义齿基托中
－ 可与义齿一起从植入部位取出
骨膜下种植
－ 金属基底处于骨组织与骨膜之间
－ 金属基底模型于骨骼表面取模之后以铸造支
　架方式制造

种植体位置

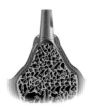
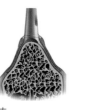

骨内-骨膜下种植
－ 在骨组织中固定，在骨膜下放置
－ 以铸造金属支架方式制造
－ 植入基底是在骨组织中预备的
骨内种植
－ 在骨组织中固定
－ 铣削种植体
－ 现代种植体的3种形状：螺钉，空心圆
　柱，实心圆柱

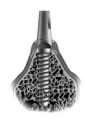

口腔种植

临床步骤		实验室步骤

病史
- 评估（诊断），治疗计划
- 向患者说明：手术

风险，经济性，替代方案
- 术前模型印模
- 黏膜厚度探测

修复术前的措施，牙增量术
- 增加牙槽骨量，增

加密度的骨挤压
- 劈骨术
- 上颌窦提升术

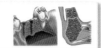

𬌗关系检查
- 试戴蜡模（Wax-up）
- 校正
测量方式

计算机断层扫描（CT扫描）或锥形束CT（CBCT）扫描

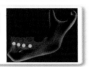

植入
止痛
- 局部麻醉
- 插管麻醉

预备种植床
植入种植体
种植螺丝封闭

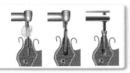

开放手术
取模种植体转移杆
插入牙龈成型器

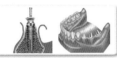

取模（Pick-up法）
- 使用转移杆以及螺丝系统
- 取模柱周围填满硅

橡胶
- 使用个别托盘取制印膜
- 取下转移杆

完成上部结构
- 螺丝固位
- 临时固定/胶结

模型制作
- 制作诊断蜡型
- 咬合𬌗堤
或者

分割模型
- 记录黏膜厚度
- 在黏膜厚度模型上制作种植导板

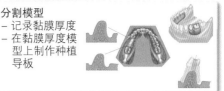

制作不透X射线的放射导板或扫描模型的参照物

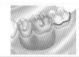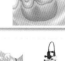

用定位装置将放射导板修改为种植手术导板

数据信息提供给系统提供商，种植导板由系统提供商制作

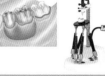

制作个别托盘
开窗式或闭合式个别托盘

制作附有义龈的工作模型

上部结构的制造：
- 制作基台（使用系统半成品）
- 试戴
- 完成

骨内种植

– 是开放式植入体
– 与解剖结构有关
  – 上颌骨洞的形状和位置
  – 下颌神经管
  – 下颌骨的形状和结构
圆柱形种植体
– 表面粗糙
– 化学机械加工
– 等离子涂层
空心圆柱体种植
– 穿孔管道
– 双倍的骨结合面积
– 种植床对于骨组织需求量小
螺纹状种植体
– 圆柱体/圆锥状
– 螺纹表面进行力传导
– 等离子涂层
– 自攻螺纹
– 现代的植入方式
针式种植体（Tantal）
– 用锤植入
– 多根针式种植体
– 现已不再使用
箭杆种植体
– 翼状突起
– 用于防止扭转
– 由氧化铝陶瓷制成
– 现已不再使用
叶状式种植体
– 延伸式植入
– 具有较大的功能面
– 现已不再使用

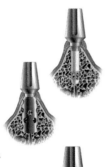
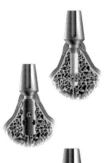
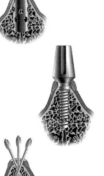
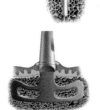

– 根据种植体材料，有不同的反应
组织反应
– 良性的生物组织反应
  – 特殊涂层工艺
  – 螺纹
种植体与骨组织的骨结合
– 是刚性连接
– 直接骨组织–种植体连接，无结缔组织中间层
– 可离子交换的功能连接（交换成骨作用）
种植体的愈合方式可分为：
– 远距离成骨
  – 生成结缔组织
  – 毛细血管间隙分隔骨组织和种植体
– 接触式成骨
  – 外周有完整的骨组织
  – 无结缔组织分隔

种植体结合

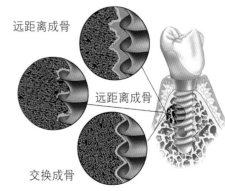

远距离成骨

远距离成骨

交换成骨

– 交换成骨
  – 种植体通过离子交换化学式生长
  – 参与骨骼生长的生理代谢

生物耐受性
远距离成骨；
非贵金属，
金，钛金

生物惰性
接触式成骨；
氧化铝和氧化
锆陶瓷

复合材料

生物反应性
骨骼生长；羟基
磷灰石，磷酸
钙，生物玻璃

根据生物相容性程度进行区分
- 生物耐受性材料
 - 产生远距离成骨
 - 非贵金属，金，钛
- 生物惰性材料
 - 产生接触性成骨
 - 氧化铝和氧化锆陶瓷
- 生物反应性材料
 - 刺激骨骼生长
 - 进行完整的骨结合
 - 羟基磷灰石，磷酸钙，纯钛
复合材料
- 由种植体涂层制成
 - 钛等离子体，羟基磷灰石
 - 生物碳
 - 用于直接骨结合
- 种植体的表面粗糙度至关重要
 - 粗糙度深度为1.4mm，可润湿
 - SLActive-植入体表面（喷砂/酸蚀表面）产生的亲水性，骨诱导特性
 - 产生稳定的生物黏附力
 - 骨组织在微孔中积极地生长
 - 机械固定性
- 宏观，机械固位性
 - 在康复阶段具有基本稳定性
 - 骨组织稳定康复
 - 骨组织在粗糙的表面增长

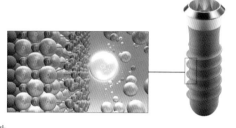

种植体材料　分为4类：
- 自体（身体自身）材料：拔出的牙齿，人体自身的骨头
- 同源（相同类型）材料：来自其他人的组织部位
- 异种（异物）材料：来自另一个物种的组织部位
- 异质（非生物）材料：金属，合金，陶瓷，塑料
- 种植体材料要求
 - 机械稳定性
  - 在骨组织上有一定的弹性
  - 抗拉强度和延伸率与骨组织相当
 - 生物相容性是指：
  - 种植体周围的组织必须能够自由参与代谢过程
  - 自体组织无抗体反应、过敏、毒性和炎症反应
  - 种植体材料不得与自体组织发生任何电化学反应

钛作为种植体材料
- 是最常用的植入材料
- 良好的机械和生物相容性
- 钛表面
 - 形成自发钝化的保护层
 - 稳定，表面呈氧化物形式
- 钝化层
 - 防止进一步腐蚀
 - 损坏后很快再生
 - 卓越的生物相容性
 - 在生物组织中体现生物惰性
- 钛在冷加工后的加工硬化
 - 提高延展性和弹性
 - 性能以级为单位
 - 最高硬度等级为4级
- 机械性能的提高
 - 与铝和铌合金化
 - 添加剂阻止部分转化
  - 从体心的高温相
  - 到六角形低温网格
  - 形成两相晶体混合物
 - 被称为（α-β）钛
- 纯钛是种植体材料
 - 是有机体的自然组成部分
 - 对钛的过敏反应极为罕见
 - 最好以非合金形式使用
- 种植体表面粗糙化
 - 对于骨结合至关重要

- 可以不同的形式
 - 等离子涂层
 - 喷砂或酸蚀
 - 两种方法结合起来可以改善粗糙度
- 钛等离子热处理涂层（TPF）
 - 使种植体表面增加6倍
 - 相应的粗糙深度为15μm
二氧化锆（ZrO₂）陶瓷
- 多晶材料
- 3个化学阶段：单斜晶体，四方体和立方体
- 四方体阶段适合作为种植体材料
- 具有生物相容性；X射线可见
- 高强度二氧化锆陶瓷极抗碎
- 与天然牙相似的色彩效果
- 在美观和预防牙菌斑方面优于钛
氧化铝陶瓷
- Al₂O₃制成的陶瓷材料
- 化学性能上、热学上、机械性能上非常稳定
- 与骨骼相比，弹性不佳
- 剪切力发生在骨组织-种植体组合中
- 氧化铝表面有生物惰性
- 用于接触式成骨
磷酸钙陶瓷
- 羟基磷灰石陶瓷，磷酸三钙陶瓷
- 由氧化钙和五氧化二磷制成

- 生物活性物质类似于骨组织
钛植入物的表面调节
 - 电化学阳极氧化
 - 产生15～20μm的氧化层
 - 40%的磷酸钙通过火花放电非结晶形地结合
等离子涂层的优势
- 物理上可测量的表面积增加6倍
- 提高骨相容性
- 提高骨结合性
- 磷酸钙吸收蛋白质
- 促进康复

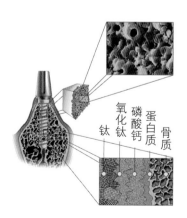

骨内（黏膜）种植体的结构要素
– 按照功能分为
种植体（内部结构，首要部分）
– 在骨组织中固定，骨内部分
– 整个种植体
– 圆柱形或圆锥形
– 仅表面有固位面
– 基底部位的镂空设计可对抗扭力（旋转）
– 种植体底部是种植体根向部分
– 将力垂直传递到骨组织
– 螺钉种植体通过螺纹将垂直的力传递到骨组织
– 种植体肩台是一个交接过渡面
– 从种植体到种植体颈部的过渡
– 属于种植体的构成部分
– 位于高骨密质区域
– 体窄，高度抛光，朝向颊部倾斜
– 种植体颈部（穿龈部分）
– 位于黏膜区域
– 颌骨与种植体基台之间
– 在一段式种植体中特别显著
– 反圆锥形或略呈领状
– 高度抛光，防止牙菌斑堆积
– 种植体周围黏膜无刺激附着
– 表皮的连接
– 与结合上皮和基底膜
– 白细胞积聚
– 组织表面因此封闭
– 没有或者减少（异物，病原体）入口
– 种植体穿龈部分必须打磨光滑
– 包含与植入体基台的连接结构

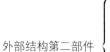
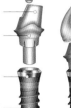

上部结构
第三部件
结合螺钉
中部结构
外部结构第二部件
种植体基台
种植体颈部
内部结构首要部分
种植体肩台
种植体
种植体底部

种植体基台
– 伸入口腔的结构
– 位于种植体颈部
– 用于直接连接上部结构
– 一段式种植体中基台和种植体合为一体
– 二段式种植体具有不同的倾斜角度和基台长度
– 种植体颈部和种植体基台的连接
– 必须无旋的且无缝的
– 足够的机械稳定性
– 种植体基台可以牢固地连接到种植体上
– 粘接，拧入或拧紧
– 紧固件式的嵌入
种植体板
– 二段式种植体的基台
– 作为种植体上的圆形肩部
– 确保与上部结构的边缘连接质量

种植体与基台的连接

一段式种植体
– 种植体和基台形成一个单元
– 开放式愈合
– 由二氧化锆陶瓷和钛制成
– 植入体直径非常小（1.8mm）
– 临时钛种植体
– 球形种植体基柱
– 用于固定覆盖义齿
– 微创手术技术
氧化锆陶瓷种植体
– 可以定制
二段式种植体
– 种植体和基台分开
– 用螺丝连接
– 对抗旋转和倾斜
– 抵抗扭力
– 用于单牙修复
– 连接倾斜时
导致螺丝松动/断裂
– 分为内部和外部连接
– 圆锥形或平行接触面
– 冷焊无法解决非常陡峭锥形连接
– 内部连接比外部连接更稳定

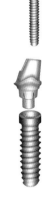

外部连接
– 作为植入体肩太上方的外部六角形
– 低，平行壁式的六边形环
– 无法预防倾斜

内部连接
– 具有多个内部凹槽对抗旋转
– 平行壁状或圆锥形
– 3~8个凹槽的六角套筒
– 多个凹槽，用于多变的植入物定位
– 共同就位道
必须多个植入体保持平衡
– 基台必须平行
– 使用斜基台（个性化基台）

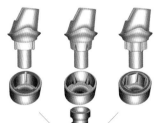

内部锥形连接
– 无须额外对抗旋转
– 用于基台的360°通用定位
– 通过1.5°锥面连接对抗旋转
– 适用于长度大于5mm的短植入体

内锥，无对抗旋转功能，附带螺旋连接

上部结构
– 螺丝固定型或者粘接型
– 陶瓷基台通过酸蚀与树脂复合材料连接

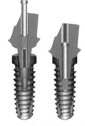

种植体与上部结构的连接

螺丝固定型
– 分为颌面螺丝固定和侧向螺丝固定
– 用于部分可拆卸的上部结构
– 可拆卸的固位方式方便维修以及维持固定桥的清洁
– 用于固定在基柱和金属支架上
– 现已不常使用，因为密合精度不高
颌面螺丝连接
– 螺丝孔必须封闭
– 拆卸前必须磨除
– 美学性能不佳，打开咬合功能受限

粘接型
– 没有螺丝固定型的缺点
– 没有螺丝开口
– 当临时固定时上部结构是可被拆卸的
– 粘固层可代偿密合不准确度
– 用于固定桥时没有内应力
– 可以协调不同的种植体轴向
– 良好的佩戴舒适性、卫生自洁性能，如天然牙
　般方便后期护理
粘接型的缺点
– 上部结构不可拆卸
– 如果螺丝断裂=>更换上部结构

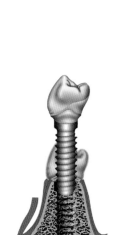

种植窝的制备
– 作为种植体的骨腔种植窝
– 铣削骨组织中适宜种植体的种植窝
– 牙种植机自带冷却功能
　– 特殊的种植钻，低速转动约200r/min
　– 附带中心孔
　　在铣削柄储备冷却液
　– 冷却钻头和预备区域
　– 无间断冲洗骨屑
– 内部骨骼结构
　– 不应伤及：
　　– 下颌骨的下颌神经管
　　– 上颌窦
　　– 鼻腔
– 保持最小距离
　– 到牙槽突
　– 各个种植体腔之间

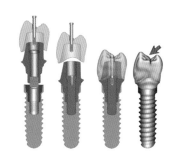

侧向螺丝连接
– 较少疑难
– 没有内应力，易于制造
– 缝隙处常有异味
– 难以口内操作
– 有向口内延伸出的结构

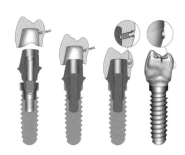

种植过程
– 分为多个步骤
– 病史，临床一般检查，影像学检查
　– 评估解剖结构
　　– 颏孔，下颌管，上颌窦
　　– 骨厚度和软组织厚度
　　– 确定植入体位置
– 根据手术步骤区分
– 一期种植手术
　– 一体式种植体用于在支架上固定的义齿
　– 愈合时穿过口腔黏膜
　– 可以直接承受负荷
　– 大约两个礼拜不应使用口腔修复体以便口腔黏膜的修复
– 二期种植手术
　– 植入分为两部分
　– 种植体和种植基台是分开的
　– 无负荷的愈合阶段长达3~6个月
　– 促进黏膜下的骨结合
　– 避免修复体的功能性负荷
　– 在第二次手术中
　　– 移除种植体颈部的表面覆盖
　　– 旋入中部结构及种植体基台
　　– 种植体基台可根据修复体进行调整

即刻种植
– 拔病牙后即刻植牙
– 在牙槽骨骨组织稳固前
– 保留了牙槽骨轮廓
– 以此可以立即承受功能性负荷
– 牙槽得以完整保留　– 立即种植
　– 需对应自然牙的牙根大小

延期种植
（常规植牙）
– 拔除病牙后进行
– 牙槽骨明显萎缩
– 骨组织内部结构退化后
– 后期种植体的尺寸小于应更换牙齿的根部

即刻种植

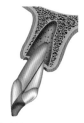

即刻种植
– 因创伤导致的牙齿缺损
– 在拔牙创面种牙

清洁牙槽骨
– 加深根向
– 先锋钻引导种植备洞的
　方向

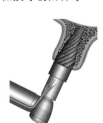

即刻种植
– 因创伤导致的牙齿缺损
– 在拔牙创面种牙

种植窝
– 与自然牙的牙根形状大
　致相符
– 符合后续植入体的直径

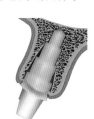
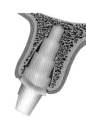

即刻种植
– 阶梯状
– 无螺纹
– 种植体被敲入种植窝
– 两部分组成的结构覆盖后
　愈合

正畸支抗种植钉 — 用于固定口腔正畸零件
　　　　　　　 — 特殊的骨内上腭植入体
　　　　　　　 — 迷你骨组织螺钉
　　　　　　　　 — 直径1.8～2.0mm
　　　　　　　　 — 螺纹长度6～8mm
　　　　　　　　 — 微创
　　　　　　　 — 锚固牙上无正畸负荷
　　　　　　　 — 省去使用面弓，上颌间弹性
　　　　　　　 — 作用力更直接

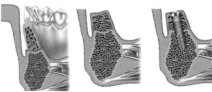

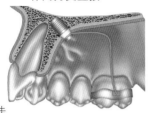

适应证
– 牙周固定性不佳
– 当在口外无法固定时
– 牙周受损
– 牙科修复前的措施
– 愈合期为10～12周
– 使用后通过手术取出

骨增量技术（拉丁语：augmen/augeo =增加）
– 外科手术程序
– 优化骨床
– 有足够的种植空间
– 通过骨移植物抬高牙槽骨
– 劈开牙槽骨，截骨术
– 上颌窦提升/引导牙槽骨

升高牙槽骨（骨增量成形术）
– 骨移植物移植到在萎缩的牙槽突内
– 螺钉植入体将人工骨粉或自身骨块植入需增强骨量的牙槽部位

– 适应证
　– 上下颌骨萎缩
　– 肿瘤切除术后
　– 基因缺陷
　– 确保足够的血液供应到移植组织

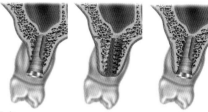

– 人工骨粉或自身骨块可以通过种植体螺钉固定在增大区域，
– 在去除骨组织之前，先确定种植体腔

骨劈开术（牙槽骨延伸术）
– 牙槽骨宽度至少为3mm
– 以水平方向劈开牙槽骨
　– 增加骨松质的密度
　– 同时植入种植体
　– 用骨替代材料填充空腔

牙槽骨截骨术
– 适用于牙弓中塌陷的牙槽突
– 在牙槽骨宽度横向移动骨段
– 保留骨组织表面的骨膜
– 用骨屑/填充材料填充空腔

（上颌窦）窦底提升术
– 外部，更确切地说是开放式窦提升
– 上颌窦的缩小，窦底的建立，如果
　– 上颌窦过大
　– 牙槽嵴过于萎缩
– 在全身麻醉下进行（其实局部麻醉也可以）
– 侧骨壁截骨术（外开窗，外提升）
　– 隔开上颌窦
　– 提起骨膜和窦黏膜
　– 不伤及施耐德膜（上颌窦呼吸上皮）

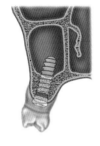

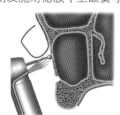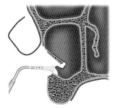

– 高频压电式设备，超声骨刀
　振动幅度可高达36 kHz
– 被植骨的腔隙填充骨屑和骨替代材料
– 覆盖胶原膜可稳定腔隙

– 种植体可同时植入
– 当牙槽骨具有足够稳定性
– 当具有骨诱导性
– 否则至少6个月后方可进行种植

闭合式（内部）窦底提升术（内提升）
　– 垂直扩增
　　– 扩大并压缩骨组织
　　– 植入部位用圆钻固定
　　– 先导仪器深入到窦底

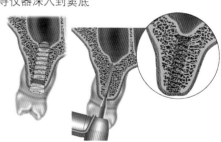

– 分离上颌窦底
　黏膜
　– 同时使用冷
　　凝器
　– 避免撕裂上
　　颌窦黏膜
– 或在控制的压
　力下注入生理
　盐水溶液
– 增加骨密度（Bone Condenser)
　– 被钉入
　– 骨质密度增加
　– 上颌窦底开裂
　– 升高约3mm
– 腔隙
– 以骨替代材料填充
– 种植可以同时进行

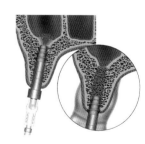

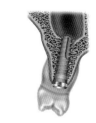

骨替代材料

自体骨	异种骨
取自患者本身，避免排异反应，愈合良好	来自其他物种，经过实验室加工的骨片

骨替代材料
用于窦底增高，上颌窦抬高，局部骨组织缺损的填充；具有良好的生物相容性，无排异反应，具有骨诱导性

同种异体骨	（非骨移植材料）异质移植材料
来自其他健康捐献者，感染风险较高	合成烧结陶瓷：羟基磷灰石（HA），磷酸三钙（TCP）

合成植骨材料
– 磷酸三钙（TCP），羟基磷灰石（HA）
– 与骨组织相似度高
– 作为骨组织缺陷的填充
– 骨替代材料的应用
– 延迟自身骨组织的再生
– 诱导骨生长方向
– 包含活性蛋白质结构
– 骨形态发生蛋白（BMP）
– 用于成骨细胞的形成
– 促进骨再生 =>骨诱导性
– 可以生成高质量的种植区域

种植体之间的最小距离
– 不要逾越，否则将导致
– 骨组织缺乏营养补给
– 骨整合紊乱
– 距牙龈通道处3mm处
– 距自然相邻牙齿1.5mm

骨移植的供区
– 局部去骨区靠近下颌：正中联合，下颌区域下巴区域，后磨牙区域，下颌角
– 上颌骨的结节区

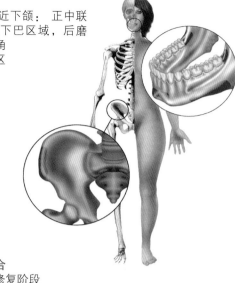

异位供区
– 髂嵴
– 愈合不佳

骨替代材料的愈合
– 从吸收过程到修复阶段
– 直到移植的功能性整合
– 得益于种植体的负荷引导
– 骨组织再生非常缓慢
– 完全再生10年（肝细胞6个月，肠上皮3天）
– 靠近植骨区域的自体骨
– 最佳的治愈率
– 与本地信使蛋白有关
– 不会被再吸收
– 远离植骨区域的自体骨，如：髂嵴
– 治疗效果如人工合成材料
– 仅充当填充材料，最初被分解
– 远离骨区域的骨骼与局部信使蛋白系统分离

治疗方案
– 从最终产品的准确呈现开始
– 称为以修复为导向设计
– 准备并进行种植前的措施
– 治疗方案由试排牙（Set-up），诊断蜡型（Wax-up）和试戴体（Mock-up）构成

试排牙（Set-up）
– 设置治疗目标
– 蜡型排树脂牙
– 和诊断蜡型一样的功能
– 蜡型排牙用树脂成形

试戴体（Mock-up）
– 试模模型由树脂制成
– 对于美学、语音和卫生的测试
– 可以转换成不透X射线的放射导板
– 带有定位参考物
– 在X射线图像中可清晰呈现
– 可对应尺寸大小
– 然后使用种植导板
– 在准确的种植方位和方向使用钻套

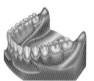
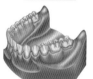
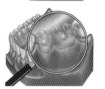
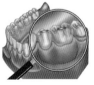

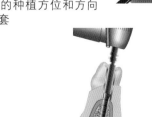
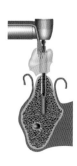

临床种植
– 根据临床和放射学诊断发现
– 使用扫描模型或放射导板
– 制作种植导板
– 带有用于引导仪器的钻孔通道

种植Ⅰ期手术阶段（植入种植体）
– 种植系统相关的手术Ⅰ类器械（盒）
– 大部分情况下使用局部麻醉，很少使用全身麻醉

1. 手术切口
– 暴露手术领域
– 伤口之后能够闭合
– 用手术刀切开黏膜
– 去除牙槽骨骨膜
– 朝向舌侧去除黏膜骨膜瓣

2. 平整种植区域
– 使用大尺寸的铣刀
– 用锐口刮匙去除剩余软组织
– 装上种植定位导板

3. 用球钻打标孔
– 在导板下引导

4. 制备种植窝
– 使用种植导板
– 先使用先锋钻
– 评价骨质
– 确定种植轴

5. 逐级制备和成形种植窝
– 使用带有内部冷却的扩孔钻
– 直径逐步扩大
– 钻头有标记环，用于深度定向
– 低速转动，避免摩擦热

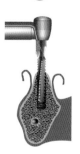

6. 用攻丝钻对种植体颈部周围进行攻丝
 – 当骨组织足够坚固的时候
 – 有自攻切削性能的种植体可以忽略
 – 使用手动工具（棘齿）
 – 冲洗种植窝

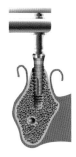

7. 植入种植体
 – 低转数
 – 不产生摩擦热
 – 使用手动工具（棘轮扳手）

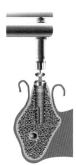

8. 放置覆盖螺丝
 – 覆盖种植体上
 – 缝合黏膜骨膜瓣
 – 伤口缝合后无张力
 – 最后X线片检查

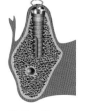

种植II期手术阶段

9. 暴露种植体
 – 取出覆盖螺丝
 – 放入牙龈沟成型器（牙龈成型器，愈合帽）
 – 将软组织牵拉到种植体上部生长

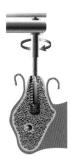
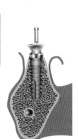
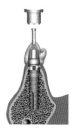
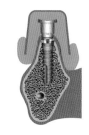
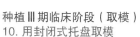

种植III期临床阶段（取模）
10. 用封闭式托盘取模
 – 转移杆被旋入植入物中
 – 使用印模帽
 – 使用封闭式普通印模托盘进行印模
 – 印模帽依旧在印模内
 – 从植入体上拧下转移杆，然后将其固定到种植体模型上
 – 制作模型时，将种植体代替物和转移杆放回印模盖中
 – 放置义龈，灌模
 – 将模型上转移杆取出换成基台固定
 – 牙龈区域必须保持完好无损
 – 上部结构将在工作室种植体上制造
11. 开放式（个别）托盘的取模
 – 用于不同的种植体体轴
 – 使用个别托盘
  – 在工作模型上制作而成，显示了转移杆并且充分封闭

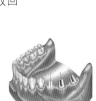
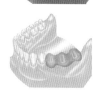

用开放式托盘的个别托盘取模（II）
 – 个别托盘上殆面有开口
 – 转移杆被旋到种植体上
 – 托盘殆面上螺丝突起

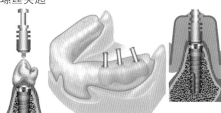

 – 硅橡胶硬化后，松动螺丝
 – 转移杆和螺丝依旧留在硅橡胶模型中

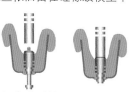
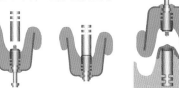

 – 将种植体替代体旋到转移杆上
 – 模型制作完成后，移除取模柱并放置基台
 – 无须制作可卸代型模型

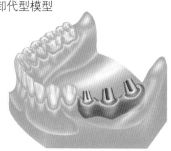

上部结构的制作
 – 使用系统自带的修复配件
 – 根据生产商说明熟练制作
 – 种植体基台就像备好的基牙
 – 牙龈区域必须保持完好无损，以保持牙周卫生
 – 从牙冠到种植体颈部以及牙间乳头需和谐过渡
 – 以保证牙周卫生
 – 植入体像单根牙牙齿一样受力
 – 殆面的制作标准
  – 放置植入体后维持生理性咬合
  – 混合型情况
   – 侧方引导咬合
   – 有前牙尖牙引导咬合
   – 下颌骨运动时没有咬合
  – 全口义齿稳定平衡的咬合
人工冠以及固定桥的框架
 – 腾出牙龈和齿间的空间
  – 便于保持口腔卫生
  – 具备自洁功能
 – 种植体和上部结构之间的过渡平滑且无间隙
平台转移
 – 种植体主体与基柱之间的直径差
  – 避免齐平的闭合
  – 减小基台直径
  – 向内移动植入体肩台的微小间隙
  – 增加与骨组织的距离
  – 提供微生物保护

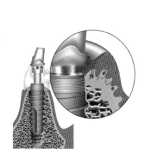

根据适应证分类
的治疗方案

牙体缺损（A级）

适应证分级
- 确定是否需要口腔修复治疗
- 确定修复学上的适应证类别：
- 前牙以及后牙缺失
  - 相邻牙齿无龋齿，无须戴冠
  - 颌骨已发育完全
  - 牙槽骨状态良好
- 上颌至多可以替换4颗前牙
- 下颌前牙至多2颗种植体
- 基台必须避免旋转
- 近中齿隙至少7mm宽
- 可保持牙周卫生
- 不可损伤血管

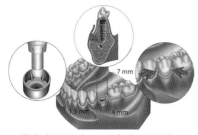

游离端牙列缺损（B级）
- 单边（BⅠ级），双边（BⅡ级）
- 纯种植体或复合结构
- 固定桥或可摘义齿
- 植入体仅承受单牙负荷以及整个前磨牙的额外负荷
- 种植体数量的标准值：
  - 缺少7和8无适应证
  - 缺少6~8 => 1~2颗种植体
  - 缺少5~8 => 2~3颗种植体
  - 缺少4~8 => 3颗种植体
- 固定义齿作为延伸桥

- 单端固定桥桥体至多1颗前磨牙宽度，否则扭矩太大

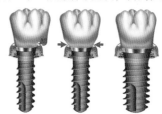

- 种植体应
  - 在义齿（上部结构）的中央，在牙槽骨的中间
  - 具有易清洁，美观的外观
  - 口内的距离不宜太远=>舌头活动不受影响
  - 根据牙齿大小选择种植体直径

牙列中的牙列缺损（C级）
- 无困难
- 纯种植体或复合结构
- 单牙种植或
- 牙列缺损严重：1~2颗种植体搭配固定桥
  - 在适宜的位置
- 基牙牙周情况良好时方可复合固定桥

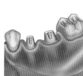

仅留有些许余留牙（D级）
- 仅有2~3颗余留牙
- 静态状况极为不利
- 纯种植体或复合结构
- 固定或可摘复合义齿
- 固定义齿
  - 上颌 =>至少8个支柱位于静态有利位置
  - 下颌=>仅需6根支柱（牙齿或植入物）
- 可摘义齿
  - 上颌6个支柱，下颌4个支柱
  - 处于静态稳定状况，即每个口腔象限中至少有2个支柱

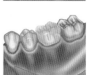

无牙颌（E级）治疗
- 以骨组织质量以及修复体位置区分为
  - 上颌无牙颌（EⅠ级）
  - 下颌无牙颌（EⅡ级）
- 上皮引起的口外缺损护理

上颌无牙颌的治疗（EⅠ级）
- 可摘义齿至少植入6颗种植体
  - 二级固位通过双层冠
  - 一级固位通过杆卡附着体
- 固定义齿至少植入8颗种植体
  - 部分可拆卸的固定桥
  - 当部分黏膜须被替换时
  - 有卫生、语音和美学方面的优势

下颌无牙颌的治疗（EⅡ级）
- 可摘义齿至少可植入2颗种植体
  - 在尖牙的位置
  - 最少的种植学解决方案
  - 通过黏膜支撑的覆盖义齿
  - 无固定连接，但是
    - 球帽状连接，杆卡式接头或弹性杆卡式连接体

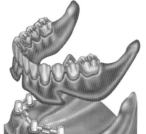

- 种植体结构支撑
  - 4~6颗种植体，处于良好静态位置
  - 可向末端轻微延伸（至第一磨牙）
  - 固定义齿和可摘义齿

缺损修复（F级）
- 口内和口外缺陷修复
- 外伤、肿瘤相关或先天引起的口内缺陷
- 固定义齿和可摘义齿
- Bastard义齿，覆盖义齿，混合修复体

覆盖式义齿
- 隐形固定可摘义齿
- 适用于牙列缺失严重的情况
- 前瞻性的临时解决方案
  - 牙齿牙列严重受损
  - 扩展到全口义齿
- 主要通过黏膜支撑
- 基本范围，如全口义齿

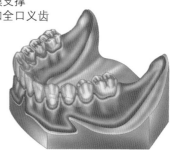

- 固定
  - 在残根，种植体，双层冠上
  - 用于水平位置固定和固位功能
  - 牙周支持力弱
- 保持当下的口腔状况
  - 大幅度减少牙槽骨吸收
  - 每个颌骨配需以两个固定结构
- 种植体支撑的覆盖义齿
  - 不接触黏膜
  - 咀嚼力直接影响到颌骨
  - 可作为固定桥的替代品
  - 更优越的卫生性能
  - 与固定义齿数量相同的种植体

固定结构 　－ 不同的活动程度　　　　　　－ 形状与力配合的元素
　　　　　 　－ 杆卡式接头，球帽　　　　　　－ 有足够的种植体
　　　　　　　状附着体和磁性附　　　　　　－ 通过固位产生的力
　　　　　　　着体　　　　　　　　　　　　　分配

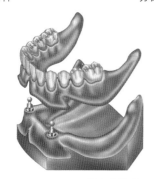

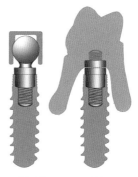
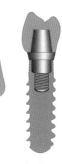

球帽状　　　磁性　　　套筒冠

球帽状附着体

－ 阳性部分在种植体或根顶部
　上
－ 球状附着体阴极部分在义齿
　基托上
－ 带有阴极附件的咬合蜡堤，
　用于通过支持确定咬合关系

套筒双层冠

－ 便于使用的修复体固定方式
－ 用于种植体的支持结构至少
　需4颗种植体
－ 弹性范围=>黏膜种植体已
　植入
－ 锥形套筒冠
　　－ 在完全支持下封闭种植体

磁性附着体

－ 在下颌植入2颗种植体
－ 磁性附着体被致密的钛金属
　外壳包围
－ 加工过程如球帽状附着体

杆卡式附件

－ 至少植入4颗种植体
－ 平行的杆卡具有固定和支撑
　功能

杆卡式接头

－ 圆形或椭圆形
－ 两个植入体时（下颌尖牙位
　置）
　　－ 杆卡旋转过程中的旋转
　　　轴

Locator太极扣
－ 两段式扁平金属基台
－ 阳极部分（a）
　　－ 环形的内部和外部凹槽
　　　以及中央凹槽
　　－ 不同的高度

－ 针对不同的牙龈情况
－ 阴极部分（b）
　　－ 塑料制成的固位插件
　　　（c）
　　－ 颜色代码的夹持力等级
　　－ 固定插件卡入阳极部分

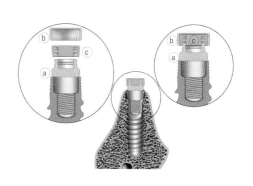

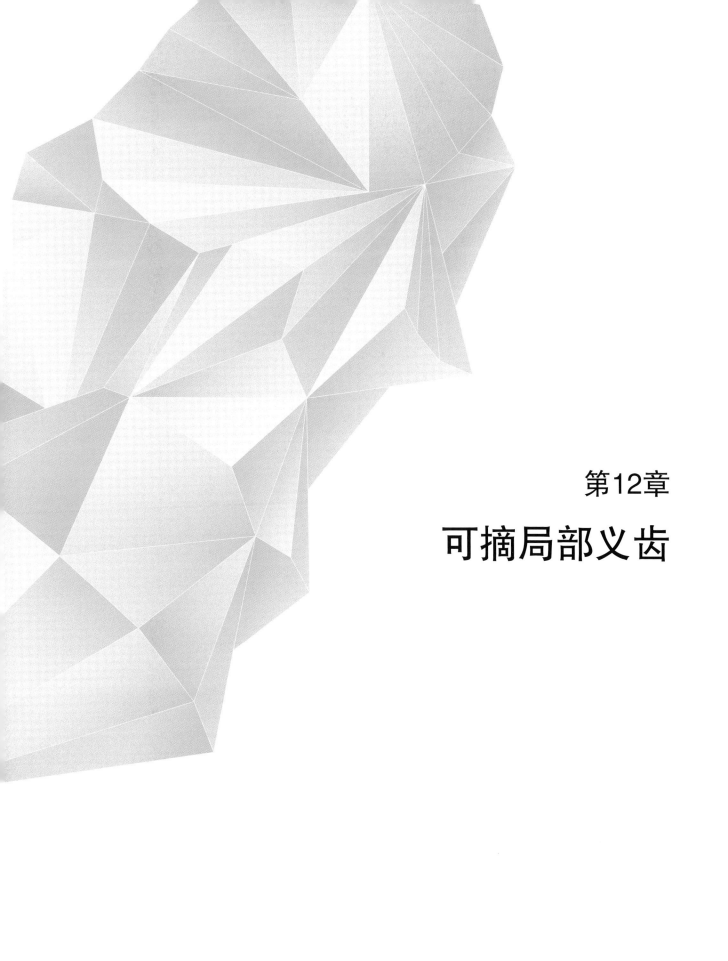

第12章

可摘局部义齿

计划、制造和评估可摘局部义齿

制定目标：

可以根据不同的分类依据，对牙列缺损进行分类和描述。
知晓固位体的功能和原理，以及制作可摘局部义齿的形态要求。
根据不同的牙列缺损情况分析和论证，进行模型观测，对根据拟采用材料设计义齿。
能设计义齿，能规划、执行和记录义齿制作流程。熟悉制作义齿所需的研磨和连接技术。
能够为医生、患者提供关于可摘局部义齿的设计和材料选择方面的建议。
认识到固定–活动联合修复制作中，各领域的密切合作至关重要。

内容：

· 评估缺牙间隙
· 缺牙间隙的测量
· 可摘局部义齿的设计，考虑形态、生物力学和口腔卫生
· 固位体，包括单个固位体和多个组合的形式
· 固定–活动联合修复
· 特殊形式义齿，特别是覆盖义齿
· 制作流程文档
· 义齿制作中分析参见第1章
· 安全、健康和环境保护参见第8章
· 带模铸造技术
· 用于带模铸造技术的牙科合金等材料特性
· 铸圈与铸造合金膨胀和收缩的相互关系
· 连接技术，特别是铸造、充胶、焊接，钎接参见第11章
· 种植支持的可摘义齿

牙齿缺失后咀嚼系统功能障碍
咀嚼系统是
– 功能导向的组织单元
– 具有行使功能的能力，若所有单元存在且无紊乱
– 功能障碍是由牙齿缺失或系统单元的病理变化引起的
牙齿缺失导致咀嚼系统紊乱
– 颞下颌关节、肌肉、发音等
– 磨牙牙列缺失导致：
　– 颞下颌关节和咀嚼肌的运动失调
　– 牙列对于关节肌肉的支持功能缺失
　– 髁突会压迫关节窝
– 下颌前移
– 前牙磨耗并松动
– 咬合系统功能损坏

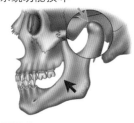

缺失单颗牙齿
– 牙列完整性被破坏
– 矢状面支持丧失
– 余留牙向缺牙间隙移动，从而
　– 牙周袋的形成
　– 牙列松散
　– 邻牙间隙开放
　– 邻牙间隙龋齿
　– 牙龈边缘的损坏
　– 咬合平面的破坏

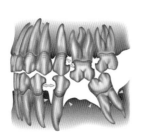

对颌牙向缺牙间隙伸长
– 从而导致咬合紊乱
– 牙周组织过度负荷
– 对颌牙列松散以及更多牙齿脱落

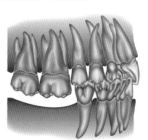

牙列缺失后的变化
– 唇部软组织缺乏支撑
– 咬合高度下降，唇部塌陷
– 下颌向前移动
– 衰老面容
– 骨性肌肉附着点吸收

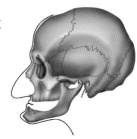

– 咀嚼功能降低，口腔的消化作用减弱
– 食物在胃里停留的时间更长
– 从而胃壁下垂
– 消化道疾病
– 加速老化过程

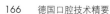

生物力学功能 – 修复缺失软硬组织 – 恢复牙列的完整，重新建立邻面和咬合面接触点	治疗功能 – 阻止进一步咬合损害 – 减少或恢复咬合系统单元的功能紊乱
义齿修复的任务	
预防功能 – 预防缺牙的继发危害 – 预防长期缺牙的病理变化	规范功能 – 创建正常咬合 – 改善咀嚼功能、美观和发音

肯氏（Kennedy）分类（根据牙列缺失情况分）

	Ⅰ类：双侧游离端缺失	Ⅱ类：单侧游离端缺失	Ⅲ类：后牙非游离端缺失	Ⅳ类：过中线的前牙缺失
肯氏（Kennedy）分类				
牙列中有两处牙齿缺失				
牙列中有更多牙齿缺失				

牙科修复治疗装置的分类		
种类	功能	佩戴时间
	修复前治疗措施：如正畸治疗、颌骨矫正治疗、临床前期治疗、牙槽骨平整、牙周治疗、牙龈治疗等	矫治器半年至2年
	充填治疗： 以树脂、陶瓷或金属材料恢复牙体硬组织 恢复功能程度：高达100%	可保持终身
	牙冠修复：修复丢失的牙体硬组织或整个牙冠；金属、树脂、陶瓷、材料组合；非常高的恢复功能程度：90%～100%	可保持终身
	固定桥：修复缺失的牙体硬组织，单颗牙，固定或可摘桥；恢复功能程度：高达90%	可保持长达15年
	可摘局部义齿：修复单颗牙齿、牙列及牙槽骨。可用金属、材料组合；恢复功能程度：良好，高达70%；在细心维护下可使用3～5年	可使用长达5年；5年后清理困难
	全口义齿：可自行摘戴，修复所有牙齿和颌骨，由塑料（材料组合）；恢复功能功能程度：50%	可使用长达5年，需要注重维护
临时义齿	拔牙后立即使用的过渡义齿（临时）；伤口封闭板，美观和调节功能	约半年； 钢丝卡环固位，具有正畸功能
即刻义齿	在拔牙前已制作完成的义齿，伤口封闭板，美观和调节功能	
赝复义齿	大范围颌骨切除情况下修复骨缺损的赝复义齿	可使用长达5年，需注重维护； 由软塑料制作
赝复阻塞板	婴幼儿唇腭裂骨缺损赝复体，可阻塞口鼻腔腭裂缺损	
颌面部赝复体	替代缺失的面部组织区域	

可摘局部义齿分类（按支持组织分类）

支持类型	缺牙部位	固位原理
黏膜支持式义齿	余留牙支持义齿	通过吸力、黏附和内压作用在口腔中固位
混合支持式（黏膜及牙支持）义齿	双侧末端游离缺失义齿	卡环的弹性卡抱固位
牙支持式义齿（包括固定、活动联合修复）	间隔缺牙间隙义齿	通过套筒冠滑动摩擦固位
种植体支持式义齿	间隔缺牙和游离端缺失牙组合义齿	通过闩锁固位

可摘局部义齿的组成

1. 固位体
   - 固位义齿
   （有支托的双臂卡环）
2. 基托
   - 修复缺损部位
3. 义齿支架，大连接体
   - 连接树脂基托
   - 固位体和支架

义齿基托的结构

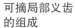

由树脂或陶瓷制成的替代咬合区域
- 咀嚼功能和美学
- 具有牙体解剖形态
- 精确的牙齿颜色
义齿基托体部
- 树脂基托
- 解剖形态
- 支持颊和舌
- 支持义齿
基托基底部
与黏膜贴合，可大面积垫衬

义齿基托的设计原理
- 增加基托鞍基面积，将咀嚼力分散到更大面积

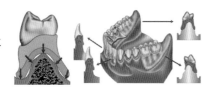

- 避让系带和肌肉附着点
- 精确贴合，无压痛点
- 可大范围垫衬
- 边缘不可损伤软组织：圆钝，无污垢窝孔
- 卫生边缘设计

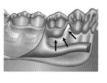

义齿支架的设计原则

牙周自由
- 有利于牙周卫生维护
- 便于自洁
- 减轻机械负荷
舌体自由
- 无发音障碍
- 无压痛点和摩擦点
- 口底无障碍
美观稳定
- 佩戴美观舒适
- 重量轻
- 抗折，抗扭断
牙周：
- 龈缘距离支架、卡环的最小距离2~4mm
- 出于审美原因无法遵守
- 龈缘距支架垂直距离4~6mm
- 对于小连接体：
  - 保证可自洁的最小距离
  - 避免进入倒凹
  - 美观、稳定、不影响舌体活动
牙周夹板
- 原则上不使用
- 阻挡了牙周组织
- 妨碍自洁
- 额外的机械力
- 慢性炎症
  => 牙齿脱落
- 但是，可以很好扩展

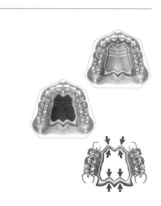

2~4mm
4~6mm

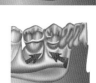

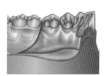

舌杆的设计原则
– 最小厚度的半滴形轮廓
– 不影响牙周组织和舌体活动
– 距离下颌牙槽嵴黏膜最小

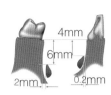
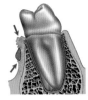

4mm
6mm
2mm
0.2mm

– 与下颌牙槽骨相匹配的半滴形轮廓
– 平均口底深度：前面约3mm，后面约6mm
– 舌杆与下颌牙槽嵴黏膜的距离取决于牙槽骨的倾向：在严重舌向倾斜的后

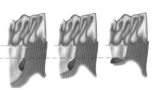

– 特别倾斜的牙槽嵴：
  =>可将舌杆改为唇杆
– 保持与牙龈缘的最小距离

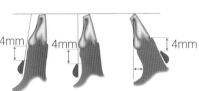

4mm　4mm　4mm

0.1～0.2mm；否则口腔黏膜因舌杆压迫组织液潴留
=>黏膜过度增生而覆盖舌杆
– 避让舌系带

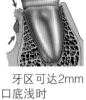

牙区可达2mm
口底浅时
– 水平放置在舌头最小距离下
– 轻微倾斜的牙槽嵴：将水平距离扩展到约1mm

上颌支架的设计原则
马蹄形腭板，前腭板
– 后腭缩减的前腭板，使腭板变小。
– 背缘花纹蜡0.4～0.6mm
– 适应证：游离端缺牙和非游离端缺牙；
– 优点：无恶心，易于扩展，易于制造
– 缺点：压迫和摩擦区
  =>干扰排唾反射
  – 消化和味觉受影响
    =>语音障碍

后腭板
前腭区开放，横跨后腭
– 花纹蜡约0.6mm；约0.8mm蜡线条
– 用于后牙游离端缺失和非游离端缺失
优点：
– 不干扰舌头（无压力和摩擦区）
– 不受干扰的排唾，语音
– 佩戴舒适
缺点：不抗扭转

腭杆
形状特征：
全板光滑蜡制作
– 前腭杆5mm宽，
– 1mm厚；后腭杆10mm宽，有加强脊
适应证：散在缺牙间隙
– 游离端缺失鞍基腭侧扩展
优点：
– 易于扩展
– 无压力和摩擦区
– 抗扭转性，佩戴舒适，最佳选择
缺点：技术复杂

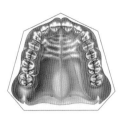
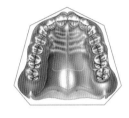
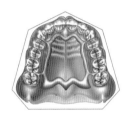

固位和支持部件的类型；固位原理/技术解决方案

弹性固位：
– 单侧打开弹簧环
– 在圆锥体上可被撑开
– 滑入凹槽就位后
– 无弹簧压力

带支托的铸造双臂卡环
– 环抱牙体
– 提供定量的固位力
– 就位后无压力

冷弯锻丝卡环
– 是点接触的
– 无定量的固位力
– 仅临时使用

球帽固位体
– 内部件球体
– 外部件球帽，边缘有切口

按扣固位体
– 开槽的双锥
– 刚性环套，例如 Ceka 系统

滴形金属杆
– 在2个基牙之间
– 安装弹性配件
– Dolder杆

固位和支持部件的功能
垂直固位
– 支持功能 => 牙周支持
– 咀嚼力转移到牙齿，非口腔黏膜
– 由此保持咬合水平并固位体保持在正确的位置
水平固位
– 对抗冠向和矢状面推力
– 对预留牙的支撑功能

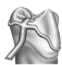

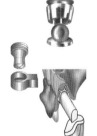
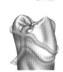

固定及滑动摩擦固位
– 两个平行对接体
– 相互内嵌

套筒冠
– 内冠和有解剖形的外冠

研磨壁和环靠背
– 用于稳定预成附着体
– 铣出的冠形固位体
– 铸造附着体固位臂

套筒冠锁扣
– 滑动、摇动、旋转或弹簧锁扣

平行研磨杆附着体
– 上部套盖，Gilmore鞍形杆

栓道精密附着体
– 阳性部件在基牙上
– 阴性部件在义齿可摘部分

在非游离端缺牙时
– 义齿不允许扭转或平移

固位功能
– 固位功能对抗拉力，如：义齿自身重量，唾液吸附，肌肉运动，对抗咀嚼和说话时的杠杆效应
– 作用力必须在牙周承受范围内

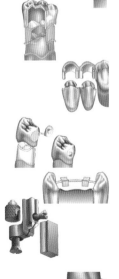
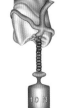

义齿和余留牙之间的连接：
- 强化余留牙
- 与余留牙保持一个牙弓弧度
- 义齿连接余留牙
- 恢复牙列以支持咬合
- 分为以下几类：
刚性连接

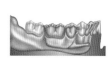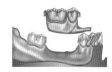

- 用刚性固位固定义齿，例如：套筒冠、附着体、杆、固定桥
- 将余留牙连成一体
- 牙周组织承载所有咀嚼力

部分连接
- 单个牙齿的刚性连接
完全连接
- 刚性连接所有余留牙
直接连接
- 和基牙上的固定修复体刚性连接
间接连接
- 可摘义齿部分和余留牙刚性连接
半刚性连接
- 义齿与余留牙之间弹性连接，例如通过卡环、弹性固位体

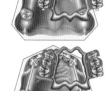

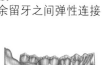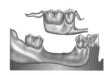

- 有推基牙的效应
- 不稳定系统：义齿上受到水平的推力
  => 基牙倾斜

铰链轴连接
- 通过铰链轴将义齿与余留牙连接

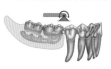

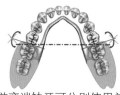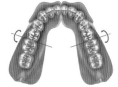

- 余留牙无夹板固定或者连接
- 水平和垂直方向的支撑
- 黏膜承载不可控咀嚼力
- 双侧游离端缺失悬臂义齿鞍基
- 需要公共旋转轴
- 技术上难以实现

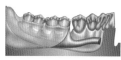

- 双侧游离端缺牙可分别使用单侧悬臂鞍基义齿关节固位
无连接
- 义齿和预留牙之间没有连接
  => 义齿位置不固定

- 不受控制的咀嚼力由鞍基下黏膜承载

精细机械贴合
平行贴合
- 两个构建部件
  - 相同的标称尺寸
  - 相互完整适配
- 突出的结构部件 => "阳性部件"
- 凹陷的结构部件 => "阴性部件"
锥体贴合
- 套筒冠元件：
  - 阳性锥形部件
  - 阴性锥形部件
- 固位来源
  - 摩擦力固位
  - 就位后的卡夹效应固位
弹簧环贴合
- 弹性结构部件与弹簧力产生摩擦阻力
- 弹簧环有一侧开口，卡入凹槽

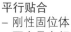

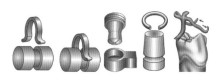

- 手工铸造卡环或
- 预成按扣固位体
螺纹贴合
- 标准的旋转方向，螺纹间距和切角斜率
- 固位来源
  螺纹侧翼的卡扣和滑行摩擦
- 应用：在一些可摘义齿上的旋转螺丝或固定螺丝

平行贴合
- 刚性固位体
- 两个具有相同标称尺寸的部件
- 可以连接和断开连接
- 具有固定和摩擦阻力
- 配件包括：
  - 主要部件 => 孔形部件
    - 阴性结构部分
    - 在口腔内固定在基牙上
  - 辅助部件
    - 轴形部件   - 阳性结构部件
    - 在可摘义齿上
- 以就位方式区分
- 匹配贴合（无摩擦力）
  - 轴直径小于孔径   - 被动拟合类型
  - 易于连接和分离，无磨损
  - 需要额外的固位元件
- 过渡贴合
  - 轴和孔的直径相等   - 连接和分离有摩擦
  - 摩擦力大有磨损   - 匹配拟合
- 按压贴合
  - 轴直径大于孔直径
  - 连接和分离摩擦力巨大
  - 无牙科应用
手工制作的平行贴合
- 柱形
  - 套筒冠有颈缘肩台
  - 条带形固位卡环
- 马蹄形
  - 环靠背冠精密附着体
  - 凹槽肩台附着体
- T形：在工业生产中用作T形精密附着体

套筒冠
– 是手工制作的平行拟合配件
– 以双冠的形式：
  – 内冠/主冠
    – 粘接在预备好的基牙上
    – 平行拟合表面
    – 由手动铣削工艺制造
  – 外冠/辅冠
    – 解剖牙齿形状
    – 就位在内冠上
    – 在可摘义齿上
  – 双层冠需要足够的空间
    => 为了获取共同就位道
    => 基牙需要大量预备
  – >基牙上预备固位凹槽

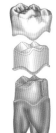
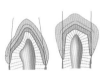

套筒冠的优点
– 出色的刚性连接
– 用于义齿和可摘桥
– 易于摘戴
– 就位位置确定
– 密合耐磨

套筒冠的缺点
– 巨大空间要求
– 基牙磨除量大
– 不能用于牙髓腔大的基牙
– 套筒拟合磨损
– 不可调节，所以需要额外附加固位元件：
  – 冠内弹簧固位体
  – 可调节弹簧固位体
  – 装在外冠上
  – 弹簧螺栓就位在内冠凹槽中
  – 压力弹簧可激活和可更换

套筒冠的设计或误差分析
1. 铣削表面的平行
  – 至少3个相对的表面
  – 或全轴向平行
2. 铣削表面的高度
  – 至少一半的冠高度
  – 各轴面必须高于最低高度
  – 测量高度时从肩台到咬合边缘斜面
3. 咬合边缘斜面
  – 均匀倾斜过渡斜面，倾斜度45°，平滑
  – 从咬合面到垂直面
4. 铣削表面的表面质量
  – 无波浪形粗糙面，划痕、凹槽
  – 用铣削油研磨 => 请勿抛光
5. 颈部肩台铣削过程
  – 均匀切削
  – 环转四周
  – 均匀的肩台距离
6. 颈部肩台铣削的宽度
  – 约0.3mm，根据外冠壁厚
  – 颈缘不突出
  – 过渡边缘锐利
7. 夹距距离
  – 咬合面厚度足够
  – 至少1mm

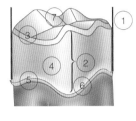

– 咬合面形状光滑，抛光
– 冠壁厚度至少0.3mm
– 颈部边缘匀称
– 冠内部光滑、均匀

平行就位元件的质量标准
匹配空间越小，固位越强

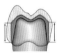

匹配面积越大，固位越好

粗糙度越大，磨损越大

平行性越精确，易戴入和摘下

平行就位的误差分析
– 平行不佳

– 铣削模型的倾斜
  =>产生倒凹
– 铣刀移动路线不圆滑：表面波形花纹
– 切削压力过高：铣刀弯曲，形成锥形

程序和系统错误

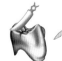

– 蜡处理错误产生张力
– 由于包埋材料的错误膨胀系数产生铸造误差
– 研磨和铣削损坏了拟合表面
– 拟合表面电解抛光
– 用错误的喷砂处理表面

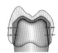

– 套筒冠连接体
– 连接两个基牙或基台
  例如冠、根帽、种植体

杆是阳性部件
– 直或与颌骨弯曲度一致
– 承载金属套或鞍式固位件
– 具有不同的轮廓形状
– 平行研磨，平行引导就位
  – 预成套件，放置在义齿塑料鞍基底
  – 通过静摩擦和滑动摩擦固位
  – 弹性缓冲预留
– 椭圆弹性杆
  – 杆卡轴向联合效应
  – 应用：双侧游离端缺牙
– 椭圆锥形杆
  – 弹性缓冲余留空间
  – 关节效应
  – 无联合固位效果
  – 侧翼可自由弯曲
– 套件是次要部件
  – 安装在可摘义齿上
  – 可预留或不保留缓冲空间
  – 可激活

杆的优点
– 提供主要连接固位
– 可连接预留牙或种植基台
– 使预留牙稳定
– 非常好的水平固位

杆的缺点
– 对牙周卫生不利
– 需要足够空间
– 覆盖黏膜
– 阻碍口腔黏膜上皮的食物接触

牙科技术的固位杆

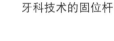

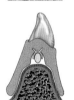

弹性杆卡式附着体
- 椭圆形轮廓Dolder杆，
- 弹性套件和缓冲适配空间
- 下颌尖牙之间安装
- 围绕杆轴的旋转运动
- 杆卡轴垂直向旋转
- 覆盖义齿空间
- 有问题的牙周卫生
- 牙周及黏膜应力分担时的缓冲适配空间
- 在负荷力消失时，弹性套件回弹义齿回正常位置

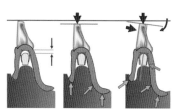

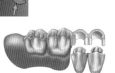
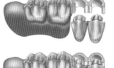

半冠滑动精密附着体
- 半开放环形冠
- 预成附着体的固位元件
- 确保水平和垂直固位
- 用来固定
- 义齿支架
  - 和单侧悬臂桥义齿
    =>游离端缺牙鞍基支持义齿
    - 可与锁扣设计结合
- 可戴入多个基牙

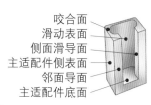

针道式附着体组成元件
- 舌面平行铣削
- 与组装的附着体和固位槽平行
- 提供用于固位的摩擦力

---

1. 预成附着体
- 口腔内固定
  =>有利牙周卫生
- 与就位道平行
2. 颈部肩台
- 水平台阶
- 垂直支撑
3. 咬合肩台
- 覆盖垂直向凹槽，研磨附件部分
- 卫生覆盖
4.邻面固位槽
- 精密附着体水平固位复合体，防止弯曲和扭转

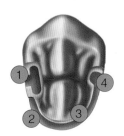

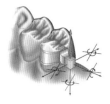

精密附着体的适配自由度
- 独立自由移动可能的方向：
  - 绕水平、垂直、前后3个轴旋转
  - 在3个轴内平移
- 闭合状态的附着体/套筒冠：位移自由度
  - 戴入和摘下时垂直方向平移
  - 义齿和余留牙之间的刚性连接

更多位移自由度的形成
- 不确定的静态位置关系
- 基牙和口腔黏膜的不可计量的承载
- 牙周膜及口腔黏膜没有真正的负荷
- 颌骨远中及牙周缘被破坏
- 活动的部件很快被磨损
- 咬合面接触破坏

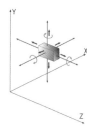

预成附着体适配
- 是工业制造的适配
- 两个套筒元件
- 具有确定的适配公差
- 主适配件安装在基牙冠上
- 辅适配件安装在活动义齿上
- 几何轮廓形状：盒形或圆柱形
- 确定的滑动表面面积

主要部件，设计：

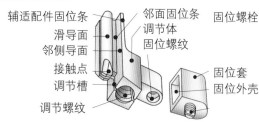

咬合面
滑动表面
侧面滑导面
主适配件侧表面
邻面导面
主适配件底面

辅适配件及固位套

辅适配件固位条
滑导面
邻侧导面
接触点
调节槽
调节螺纹
邻面固位条
调节体
固位螺纹
固位螺栓
固位套
固位外壳

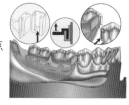

- 激活槽和激活螺纹
- 附着体连接头的接触点易于就位

闭合式附着体适配
- 活动自由度消失直到就位最深终止点
- 承载垂直力
- 刚性拟合形成牙周支撑

开放式附着体适配
- 无最深终止点
  - 允许义齿向颌骨方向移动
- 咀嚼力均匀地分布在口腔黏膜上
  =>可以是非生理性
  =>仅有水平固位

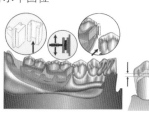
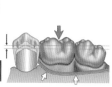

缓冲式附着体
- 具有终止点的附着体
- 义齿鞍基可黏膜向下沉
- 口腔黏膜承载部分力
- 在牙周受力之前
- 牙周和口腔黏膜都可有咬合力负荷分布

带有铰链轴的闭合式附着体
- 两种自由度
  - 就位道方向上的有限平移
  - 绕铰链轴转动

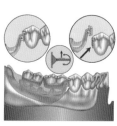

带有关节的开放式附着体
- 两个自由度
- 鞍基下沉无法计量
- 水平固位有限

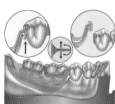

不同附着体的功能和使用价值

质量标准	1.附着体形状之一	2.附着体形状之二
牙周卫生，保护牙龈缘区域	冠内附着体：牙周卫生良好	冠外附着体：牙周卫生不利
定量的固位力，固位功能	可调节：永久固位力	不可调节：高磨损临时固位力
水平固位，生理适配	刚性连接：生理性牙周支撑	铰链轴连接：非生理性口腔黏膜负荷
垂直固位，牙周支撑	闭合式附着体：牙周支持	开放式附着体：义齿下口腔黏膜负荷
摩擦部件的可更换性	可更换 －磨损和损坏部件	不可更换：使用寿命有限

附着体制作工作流程

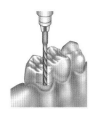

1. 铣削环靠背支托
－使用普通铸蜡完成内冠
－铣削出研磨壁及其邻面槽
－附着体安装于就位道方向

2. 附着体平行
－主件用平行固位体对着牙预备体安装
－研磨壁和附着体就位道一致
不同的4个流程
（1）开槽形
－为了可以焊接主部件
（2）装入铸造位置保持器
－用于粘接主部件
－在包埋材料中突起
（3）间隔技术，陶瓷位置保持器
－形状和尺等同于辅助部件
－在模型底冠上成形
－与底冠一起包埋
－铸造完成后用玻璃或塑料颗粒喷砂打磨
－邻面滑动面禁止抛光
（4）可铸造附着体部件
－（不可氧化）合金（HSL）
－在内冠上成形和包埋
－铸造后只能喷砂、打磨，禁止抛光

（1）
（2）
（3）
（4）

3. 焊接/粘接
－主部件就位
－预处理/清洁焊接位点，表面粗糙化
－焊接棱面的磨出斜边
－装入需焊接的凹槽

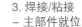
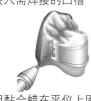

－用黏合蜡在平仪上固定
－在焊接模型上焊接

4. 制作活动支架预备工作
－附着体的咬合面磨短
－使用固定外壳安装辅助部件
－活动支架连接部分填倒凹
　－制作支架蜡型，包埋
－活动支架铸造
　－打磨精修

5. 适装辅助部件
－固定套筒粘接在支架部分
－可铸造固位套筒铸造在一起

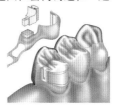
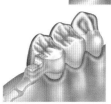
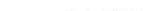

－支架连接部件拧入
－支架连接部件必须在附着体主部件无阻力戴入或摘下

覆盖义齿/混合义齿
- Hybrid，希腊语，意为混合而成
- 覆盖义齿 = 覆盖在牙上的义齿，套筒冠义齿，Bastard义齿，Zwitter义齿，Over-denture
- 活动覆盖义齿具有固位体固位
- 覆盖牙预备体或种植体
- 缺点：牙周被覆盖形成密闭空间
- 固位方式分为：
  - 套筒冠
  - 桩核冠
  - 种植体及之间的杆
- 咬合力负荷由
  - 口腔黏膜
  - 弹性固位体
- 适应证：严重缺牙

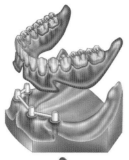

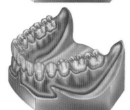

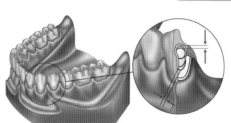

- 固位体提供水平固位和更好的固位功能
- 在小范围内的牙周支持
- 固位可以明显减轻义齿下颌骨的吸收

根上覆盖义齿力学结构：
套筒冠杠杆力臂比例关系
- 动力臂和阻力臂比例过大
- 根静态负荷大
桩核冠（球帽固位体或杆固位体）杠杆力臂比例关系
- 静态力学更佳
- 动力（F_1）和力臂（a）作用于球帽=>球帽的可摘式连接
- 球帽受力为F_2，力臂为（b）
- 根内负荷臂（c）
栓道附着体
- 是被动固位体，如
- 旋转闩锁、摇摆闩锁、滑动闩锁和弹簧闩锁
旋转闩锁
- 可旋转凸轮（闩锁轴）
  - 带偏心凹槽   - 安装在套筒冠外冠中

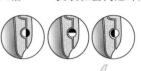
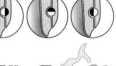
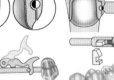

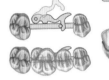
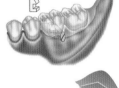

- 偏心卡入内冠凹槽
- 锁定时，闩锁轴被拧入凹槽

冠内弹簧锁
- 可激活弹簧部件
- 安装在外冠
- 就位时卡入内冠凹槽

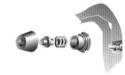

套筒冠固位体及支持部件评估-I

套筒冠固位和支持部件组成	水平固位支持功能	固位功能定义的固位力

套筒冠
– 平行滑动双冠
– 内冠固定
– 外冠可摘戴
– 牙自然色外冠贴面
	刚性连接体
	– 绝对水平和垂直固位
	– 安全的支持功能
	– 与基牙连接优良
	（所谓"德国冠"）
		固位部件通过以下方式固位
		– 固位和滑动摩擦
		– 固位无法计算
		– 固位依赖于
		  – 适配表面间可容空间
		  – 表面粗糙度
		  – 适配表面积大小

锥形冠 – 带圆锥形贴合表面的双冠 – 内冠固定 – 外冠可摘戴	刚性固位和支持部件 绝对的水平和垂直固位 – 垂直和水平固位 – 稳定固位 – 基牙条带式固连	适配部件固位通过 – 最终就位后的固位摩擦 – 固位力可确定，可变锥角确定 – 就位力会影响固位
环靠背精密附着体 – 舌侧平行滑动就位道 – 邻面就位终止槽 – 颈部肩台	颈部肩台可提供良好的稳定 – 垂直和水平位置固位 – 仅在连续附着体上使用 – 禁止和压力纽扣固位体联用	无自身固位力 – 仅与固定元件一起使用，如压力纽扣或可调节附着体
ZL-多洛克-附着体 – 刚性平行滑动就位 – 辅件双柱形 – 主件扁平	连接体 – 用于刚性耦合 – 闭合式附着体 – 加宽邻面条可以防止旋转和倾倒 – 半冠支托是必要的	确定的固位力 – 可调节的弹簧片 – 带滑槽的杆被锥形激活螺钉扩张 – 适配表面积小
Multi-CON系统/Degussa（德固赛） – 刚性T形附着体 – 主部件扁平 – 辅件3个滑道	刚性闭合式附着体 – 有舌侧半冠支托形成绝对刚性耦合与水平固位	确定的固位力 – 由可调节的弹簧片确定 – 基底调节螺钉保证适配表面平行

牙周卫生的可维护性	可维护、修理性	成本效益指标
套筒冠 – 需要较大的牙备空间 – 牙周卫生有利的表面突起与解剖牙齿形状 – 固位部件的安装间隙形成牙菌斑	最佳操作性 – 套筒冠可舒适戴入 – 匹配精度足够 – 固位力小的时候无法调节 – 很少的拓展修复可能性	应用广泛 – 可摘局部义齿 – 活动桥 – 不适用于髓腔大的基牙 – 中等耐久性 – 足够经济
锥形冠 – 中等空间要求 – 有利牙周卫生的解剖突度 – 适配空间及部件牙菌斑聚集	易于处理 – 方便戴入 – 良好的贴合精度 – 就位力大形成楔形结合=>摘下时费力 – 很难修理 – 无法更换	通用于 – 可摘局部义齿 – 活动桥 – 预留牙固连在一起 – 中等使用寿命 – 经济
栓锁滑行附着体 – 戴入冠侧壁 – 有利牙周卫生的凸度 – 牙菌斑积累 – 纽扣式固位体可引起附近牙龈刺激	易于处理 – 环靠背支托为附着体提供很好的就位道 – 无法修理 – 无法更换	通用于 – 可摘局部义齿 – 牙齿大量被预备磨除 – 不适用于髓室大的牙齿 – 中等使用寿命 – 经济
主件超扁平 – 易于安装在冠内 – 主件轻微覆盖边缘牙周膜 – 辅件接触牙龈 – 有利清洁 – 可保持卫生	处理有困难 – 有半冠支托时易于处理 – 非常良好的适配精度 – 可激活后具有永久固位力 – 可更换 – 可修理	通用于 – 用于游离端缺牙和非游离端义齿 – 可以安装在所有全冠：粘接，焊接，铸造 – 使用寿命长 – 非常经济
扁平的主件 – 安装于冠内 – 辅件上的激活体水平向 – 与牙龈接触 – 无密闭死腔形成	处理 – 只有环靠背支托时好 – 非常良好的配合精度 – 调节后有永久固位力 – 可更换 – 可修理	通用于 – 治疗计划中可用作部分附着体 – 位置保持器技术，侵蚀技术 – 使用寿命长 – 非常经济

弹性卡环
– 支架具有单侧开弹簧环的形状
– 弹性地延伸到圆锥体（牙齿）外形最高点线
– 滑入无压力的凹槽中

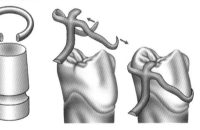

固位功能
– 卡在牙齿倒凹中的卡环臂
 – 拉开时弯曲
 – 弹性变形并产生弹簧力
 – 夹紧臂在牙齿表面产生滑动摩擦阻力
 – 这是卡环的固位力

铸造卡环要求
确定的固位力（固位功能）
– 最大10N固位力
– 摘下卡环时卡环臂扩张
– 摩擦压力增大
– 在观测线上时摩擦力最大
在就位后无压力
– 不会对基牙产生正畸力
牙体环抱式包围
– 在牙表面就位
– 固连成一体 =>剩余牙列强化
 – 恢复完整牙列功能
– 戴入和摘下卡环时产生磨损
– 水平的推力可使基牙倾倒

– 在卡环臂下可能导致牙菌斑堆积和龋齿

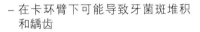

垂直固位
– 对抗垂直向滑动
– 通过殆支托
– 形成牙周支持

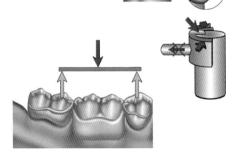

水平固位
– 防止水平摇摆和扭转
– 通过卡环刚性部分：卡环体，肩，上臂，殆支托
– 保护剩余牙列通过
曲线/倒凹和突起
– 解剖观测线
 – 是牙冠最大周长
 – 与牙长轴相关
– 义齿观测线
 – 是牙齿最宽的圆周
 – 与义齿的就位道相关
– 确定的是：
 – 卡环臂末端和下部就位于牙冠倒凹区（观测线下）具有弹性
 – 卡环臂上部和殆支托位于观测线上，无弹性有刚性

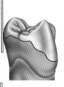

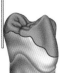

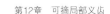

卡环形态、功能和组成部分

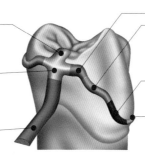

拾支托
- 在外形凸出区
- 大多在近远中边缘嵴上
- 作用是牙周支持

卡环体
- 是卡环中间部分
- 从此处延伸出其他部分
- 刚性水平固位

卡环脚（小连接体）
- 卡环固定
  或者与义齿支架的连接

卡环肩部和
卡环上臂
- 与牙齿完全表面接触的刚性夹持部位
- 对牙体的包围
- 水平固位

卡环下臂
- 弹性部，过渡到倒凹区

卡环尖端
- 完全位于倒凹中
- 是弹性动度最大点

拾支托

支托功能
- 垂直固位；牙周支持或咀嚼力传导
- 防止卡环滑入牙龈
- 保证义齿与对颌牙的咬合面
- 防止义齿鞍基侧向倾斜

拾支托的形式
- 勺状嵌入牙冠
- 无对拾干扰
- 勺状拾支托底部可以滑动
- 长度最长4mm
  最宽至3mm
  厚度至2mm

拾支托使牙齿承受偏心力
- 牙齿向拾支托方向倾斜
- 可将拾支托设置于对侧边缘脊

相对于牙体长轴的拾支托位置
- 垂直于牙长轴的拾支托
  - 向外倾斜，牙齿被推开
  - 向内倾斜，牙齿向支托倾斜

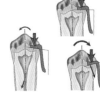

卡环义齿的固连作用
- 义齿和余留牙的弹性连接
- 在预留牙上产生无法估量的载荷
- 基牙通过弹性抗力固连部件固连在一起
- 弹性卡环效能不如刚性连接固位体

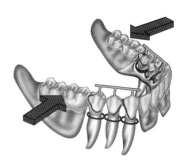

固位力、固位深度、倒凹深度
卡环力等于
斜面摩擦力 + 摩擦力
$$= 弹簧力 \times \tan\alpha + 弹簧力 \times \cos\alpha \times \mu$$
$$= 弹簧力 (\tan\alpha + \cos\alpha \times \mu)$$

倒凹深度
- 卡环一定程度地弯曲可产生确定的弹力
- 从静息状态到观测线的水平距离
- 在图中标为"s"

固位深度
- 支托臂在就位时到观测线的距离
- 垂直距离
- 标记为"R_t"

牙冠表面倾角
- 是唇侧和舌侧不等
- 由此导致
  - 不同的倒凹深度
  - 不同的固位深度

分析：固位臂和抗力臂
固位臂
- 卡入固位区并产生弹力
- 双卡环臂都置于固位区域：

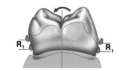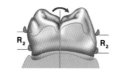

- 如果卡环臂具有不同的固位深度，在卡环摘下时牙齿先轻微向舌侧倾斜，然后向唇侧倾斜

抗力臂
- 舌侧臂位于观测线上
- 作为对抗臂起效

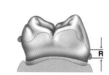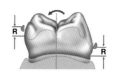

- 在摘下时，夹臂会立即失去牙齿接触，并 => 基牙向舌侧倾斜
- 如果舌侧表面是平行预备面，则 => 舌侧对抗臂在整个固位深度平行就位并支撑牙齿
- 卡环基牙平行于就位道方向预备磨除技术上是困难的（就位道由牙科技师确定）并且有问题（牙齿损坏）；因此两个卡环臂都属于具有相同倒凹深度的固位区域

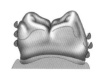

卡环力的决定因素
倒凹深度
- 是外形弯曲量
- 回弹量
- 倒凹深度越大，在相同条件下卡环力就越大

卡环臂长度
- 是从卡环体到尖端的长度
- 长臂比短臂更具弹性
- 在相同条件下卡臂越长，弹力越小

卡臂横切面半油滴状
– 横切面的宽度和高度决定了弯曲刚度
– 在其他条件一样时，横切面越粗壮卡环力越大

逐渐变细
– 卡环臂从肩部到尖端逐渐变细
– 卡臂越细，弹性就越大

弹性模量
– 物体的弹性行为的量
– 弹性模量越大，金属的抗折断性越强
– 弹性模量越大，弹力越大，在其他决定因素
　的大小相同时

Ney氏铸造卡环系统
Ney氏铸造Ⅰ型卡环
– 带支托的双臂卡环
　– 刚性部件：卡环体、拾支托、肩部上臂
　– 弹性部件：卡环前臂和卡环尖
– 最简单、最方便的卡环
– 满足所有要求：水平、垂直固位，定量的固位
　力和包围式结构
– 牙周卫生有利
– 普遍适用

Ney氏Ⅱ型卡环
– 分开的双臂卡，弓形弹力尖
– 刚性拾支托
– 无水平固位
– 牙周卫生不佳，因为双侧弓形弹力尖覆盖牙周
　组织

Ney氏Ⅲ型卡环
– Ⅰ型和Ⅱ型的组合
– 刚性拾支托

– 水平固位减弱
– 牙周卫生差

Ney氏Ⅳ型
– 环卡
– 拾支托改变位置
– 弹性卡环
– 没有足够的水平和垂直固位
– 回环卡环
　– Ⅳ型改良式
　– 直接在卡环足部处带有刚性拾支托

Ney氏Ⅴ型卡环
– 支架卡环
– 具有双拾支托和强化的连接体
– 单侧固位
– 良好的包围式结构
– 牙周卫生不利
Ⅱ～Ⅴ型卡环在功能上有问题

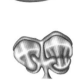

双臂卡的改良
– Bonwill卡环
　– 双卡，肩部连接在一起
　– 义齿支架的小连接体
　– 覆盖牙龈乳头
　– 牙周卫生不利
– 组合卡环
　– 双臂和环卡　　　　　　–固位差
– 加尾卡环
　– 4个拾支托　　　　　　– 3个小连接体
　– 牙周卫生严重不利
– 加尾双臂卡环
　– 带两个拾支托和小连接体
　– 水平固位差

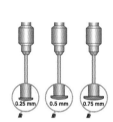
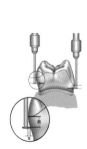
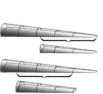
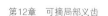

观测模型设置就位道方向
– 使用平行计
– 足够的倒凹区和足够的倒凹深度
– 到牙龈缘的保护距离

1. 水平位置
– 咬合面是水平的
– 义齿被垂直向摘下
– 在前牙切端划卡环观测线
– 前部不利卡环固位

2. 近中倾斜
– 咬合平面倾向于近中
– 义齿远中向摘下
– 不利患者使用义齿，有受伤风险
– 前牙卡环观测线移向切端
– 非常不美观

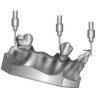

3. 远中倾斜
– 咬合平面在远端后倾斜
– 义齿向前摘下
– 处理非常方便
– 前牙卡环观测线移向牙颈部
– 首选就位道

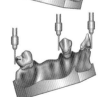

固位臂标准
– 渐近性直线形
– 1/3位于观测线以上
– 1/3位于观测线上
– 1/3位于观测线下方
– 距离牙周1mm保护距离

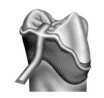

Ney氏倒凹深度测量
– 测量的目的是为 Ney 氏卡环获得大致
　相同的卡环固位力
– Ney 使用弹力的3个变量：
　倒凹深度、卡臂长度、弹性模量
– 3个倒凹深度长度
三个Ney氏盘倒凹深度计
– 其中两个是
　– 金合金
　– 钴铬钼合金
– 为中等卡环力提供一个大致参考：
　– 小盘倒凹深度计适用于短臂卡
　– 中盘倒凹深度计适用于中臂卡
　– 大盘倒凹深度计适用于长臂卡

步骤
– 观测出牙冠赤道
– 将平行计轴置于赤道上
– 向上拉Ney氏盘，直到轴和盘同时接触牙齿
– 盘的边缘接触牙齿部位，即卡环就位位置
– 必须保持与牙周的保护距离
– 绘出卡臂走向

Rapid-Flex系统倒凹深度测量
– 快速Rapid-Flex系统使用4个弹簧力变量来定义弹力：
　倒凹深度、卡臂长度、弹性模量、横截
　面面积
– 与卡臂长度相关，卡臂横截面逐渐变化
　并确定倒凹深度
卡臂减短原则
– 从尖端减短改变卡臂强度
– 剩余的较粗壮卡臂抗弯折

Rapid-Flex系统使用步骤
– 测量夹臂长度
  从刚性肩部到弹性尖

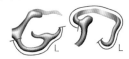

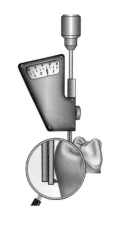

– 从系统表中查出卡臂直径的倒凹深度和缩减系数
– 挑出缩减系数
– 从尖部缩短轮廓
– 使用微分析仪无台阶式去除0.8～1.0mm倒凹深度
– 减短的卡臂在牙齿上调整
– 切断多余部分

Rapid-Flex系统的优势
变量允许：
– 弹簧力的精确确定
  – 无阶梯可变倒凹深度
  – 确定的卡环弹力
– 相同的固位深度：
  – 卡环的双臂
  – 连续卡环中所有卡环
  – 不同的牙面倾斜度
  – 所有卡环相同的弹簧力
=> 戴入或摘下时无基牙倾斜
=> 患者便于使用

义齿鞍基对牙周和牙槽骨及黏膜的压力

	牙槽骨	牙周膜
可下沉深度	高缓冲：1～4mm，无论是点状负载还是表面形负载	非常小的可下沉深度 健康牙周膜0.05mm
压力的生理形式	中载荷强度高达60N的短暂的、大面积、均匀压力负载无黏膜空腔覆盖	整个牙周膜的轴性压力负荷高达600N
非生理载荷及其后果	强大的点状和线形负载，吸力和揉压动态载荷导致鞍基底牙槽骨萎缩	– 导致牙齿倾斜或扭转 – 咀嚼力过高 – 间歇性负荷 后果：牙周间隙扩大，牙槽骨吸收

可摘局部义齿构建：
咀嚼负荷：
– 无阶梯可变倒凹深度
– 确定的卡环弹力

– 不产生倾斜或扭矩
– 义齿不翘动
– 大面积接触黏膜

游离端缺失义齿鞍基牙周支持
1. 近鞍基支持
– 游离端缺失牙义齿以相邻基牙远中𬌗支托为支点撬动旋转
– 基牙可能倾斜，因为黏膜可被义齿压入，牙周支持为刚性
– 义齿鞍基的不均匀、三角形远端下沉
– 可能挤压义齿边缘牙龈
  => 边缘空间被覆盖
– 舌杆可被压入牙槽突 => 形成空腔

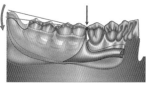

– 基牙非轴性负荷
  => 向远中倾斜
– 义齿基托下沉，将基牙拉向远端
– 对于非游离端缺失，义齿可将力分布于基牙

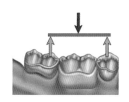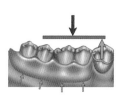

– 一个基牙缺失，黏膜承载力
– 近鞍基支撑承载50%的力=>完全满足牙周负荷功能
2. 远鞍基支撑
– 游离端鞍基以近中𬌗支托为基点旋转
– 向远中端卡环臂下沉

– 在近中𬌗支托支撑时三角式鞍基下沉

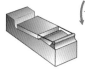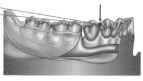

– 黏膜受力相对均匀，但是仍然被基托三角式下压
– 舌杆也被挤压向牙槽骨
– 基牙的载荷为30%，黏膜为70%
3. 预留牙支持
– 鞍基的准平行下沉
– 承载面积区域大
– 舌杆不压迫黏膜

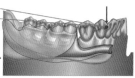

– 基牙负荷15%和黏膜80%
=> 𬌗支托没有牙周支持功能
结论
– 各种形式的支持都有严重的缺陷
– 近鞍支持确保至少部分牙周支持
因此，以下情况适用：
– 游离端缺牙最好选近鞍支撑
– 必须防止鞍基倾斜
– 因此在义齿中设计抗杠杆力结构

动力和阻力杠杆臂
动力杠杆臂（AH）
– 受力点到支撑点的距离
阻力杠杆臂（WH）
– 阻力点到支撑点的距离
– 用于缓解黏膜受压
– 支持点是殆支托
1. 近鞍基殆支托

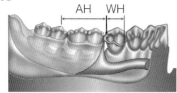

– 动力臂受力时围绕殆支托旋转
– 双臂卡环的夹臂可对抗此旋转运动
– WH即卡臂长度
2. 远鞍基殆支托（Bonwill卡环）
– 动力臂变长
– 阻力保持相同长度
– 远端开口卡环对抗拉力
– 黏膜负荷增加
– 基牙负载降低

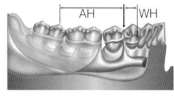

3. 近鞍基殆支托附加在其他预留牙上的卡环
– 通过多个阻力臂降低负载

– 预留牙上的附加双臂卡环形成阻力杠杆臂WH₂

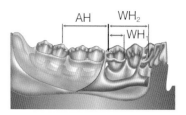

阻力臂
– 卡环臂的最大10N不是很有效，因此附加固位元件

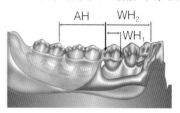

– 抗阻力臂的卡环必须与就位道相反的方向摘下，并且有钳夹力
– 产生半刚性连接
– 游离端鞍基无法下沉
注意：抗阻力臂必须用钳夹固位元件实现

防倾斜元件的功能
– 阻力臂相当于防倾斜元件
– 该元件对抗鞍基的撬动力

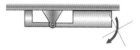

设计规划标准：可摘局部义齿
1. 义齿支架
– 牙周有利规则
– 舌运动自由规则
– 无压力和摩擦区
– 舌系带不受力
义齿鞍基
– 鞍基面积大
– 咬合面尽量小
– 尽可能扩展
固定和支持部件
– 每个义齿需要支撑元件
– 所有鞍基都支持靠近鞍基支撑
– 口腔黏膜和牙周载荷分布各半
– 卡环的就位应该尽量在非美观区
2. 静态要求
– 确定倾斜线
– 使用稳定的钳夹固位元件构建有效的阻力杆
– 刚性卡环部件，如卡环体、卡环肩
– Bonwill卡环加邻面固位板
– 卡环体附加殆支托
3. 使用价值确定
– 位置稳定性和感觉
– 咀嚼功能

– 使用，清洁
– 修复性和耐久性
– 可垫衬
4. 生理要求
牙周卫生评估
– 覆盖效应
– 自洁可能性
釉质上的机械负载，通过：
– 卡环的环抱
– 卡环下对牙齿表面的占据
– 戴入和摘下
– 殆支托的磨擦
评估审美要求
– 前牙卡环不美观
– Bonwill卡环的邻面板
– 在取下和清理时破坏咬合面
黏膜载荷
– 牙周/口腔黏膜之间的均匀负载分布
– 基牙的边界区载荷
– 覆盖，污垢区
基牙负载
– 避免偏心力
– 颊舌侧相同的固位深度和相等的卡环力

游离端缺牙义齿
– 最远端基牙的倾斜
– 刚性部件对基牙的提拉力
5. 制造成本
a. 技术成本
– 常规的无错误的系统化操作
– 专业技师或辅助人员
– 设备技术水平
– 工资成本水平
b. 能量成本
– 预热，金属熔化
– 造工作模，上光、研磨、抛光
c. 物料成本
– 工作准备、建模、包埋、铸造、完成
– 金属成本
– 设备支出
– 废物和回收成本
6. 终身义齿/经济效益
– 使用寿命取决于
– 饮食、咀嚼和清洁
– 定期复查
– 负荷比例
– 经济效益与以下有关
– 假牙的佩戴时间和价格
– 后来的翻新代价

铸造支架义齿设计方案分析

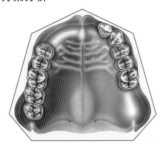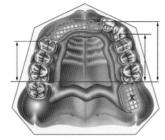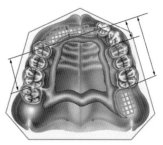

设计说明

腭板
- 宽的背侧腭带，由腭部支持
- 牙周黏膜不被支架覆盖，易于扩展
- 无压力和摩擦区
  - 舌头活动/语音不受干扰
- 每个义齿需要支撑元件
- 鞍基都选近鞍基支持
- 在16/17上设计Bonwill卡环
- 14、23和26上的双臂卡环，在22上𬌗支托和爪形卡

模型铸造义齿的生产成本
a. 技术成本
- 低出错率的常规的操作
- 需中低档技术设备
- 中等工作量，中等工资成本
b. 铸造高能耗
c. 中等材料费用
- 设备消耗高
  - 昂贵、持久的铸造机
  - 精密的喷砂机与吸尘器

– 中等废物和回收成本

静态分析
- 5个义齿需5个卡环
  - 足够的固位，足够的支持
  - 静态支撑（倾斜线红色）
  - 通过3个阻力臂和2个加强固位卡环牙14、22
    通过3个阻力臂保证前牙鞍基稳定：16和26上加强固位卡环
  - 咀嚼时义齿完全稳定

功能和使用价值确定
- 义齿稳定，安全佩戴感觉
- 均匀的小的黏膜负载
- 咀嚼功能恢复高达85%
- 操作简单，易于清洁
- 修复需求低，中等耐久性

生理要求无法满足：
Bonwill卡环的小连接体
- 牙周卫生不利
- 形成覆盖死区，妨碍自洁
- 边缘负载在基牙上

牙表面的机械载荷
- 通过卡环对牙表面的环抱及占据
- 牙釉质被卡环刮掉
𬌗支托位置要预备出
- 𬌗支托对牙釉质的压力
审美要求无法满足
- 患者摘下和清理义齿时产生永久咬合面损伤
偏轴基牙负载
- 可能损伤牙周
使用寿命预测约5年
- 翻新成本高
高成功率
经济
- 自付365欧元（1欧元=7.76元人民币）（每天20分，恢复大部分咀嚼功能）
- 义齿很便宜
- 以后的翻新成本要高得多
- 因此，卡环义齿并不实惠

可摘局部义齿工作流程

设计		流程
1. 制订设计方案 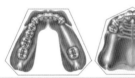	设计是 – 根据确定的标准进行 – 根据卫生和语音原则设计支架形状	– 设计卡环类型，走向 – 检查静态和生理状况 – 设计图绘制
2. 设置就位道	就位道是与所有基牙有关 – 到牙龈缘足够的保护距离 – Ney氏盘倒凹深度计对所有牙齿进行测量	– 考虑卡环位置的美观 – 静态/水平固位 – 分析/建立就位道
3. 绘制观测线 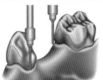	在观测仪中使用碳铅芯的导轨卡环导线或外形高点线 – 精确绘制所有基牙 – 清晰可见	– 模型或模型托架不要设置卡位 – 检查倒凹/𬌗支托区域
4. 确定倒凹深度 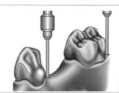	设置卡臂尖端的确切位置 – Ney氏盘倒凹深度计在观测线下接触牙齿 – 平行杆在观测线处同时接触牙齿	– 卡臂尖是尽可能位于邻面 – 与牙龈的保护距离为1mm
5. 绘制卡环走向 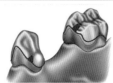	观测线和观测卡臂走向： – 卡臂1/3在观测线上方，1/3覆盖在观测线上，1/3在观测线下方 – 刚性部件在（卡环体、肩	部、上臂）位于观测线以上 – 卡环下臂覆盖观测线 – 卡臂尖端位于观测线下 – 卡环臂约直线走行

	设计	流程

6. 填塞倒凹

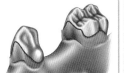

倒凹的填塞
– 沿着卡环走向
– 约1mm绘制线下方

– 形成台阶=> 此后可以此形成卡臂厚度
线上不可有蜡流

7. 刮平倒凹

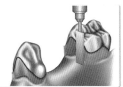

填平倒凹
– 缺牙间隙邻面的倒凹
– 涉及卡环脚的位置
– 从卡环导线下全部填塞
– 使用平行刮刀检查

8. 牙槽嵴顶固位铺蜡

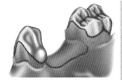

绘制支架形状/擦除板边
义齿鞍基区域/萎缩区铺蜡
– 铺底蜡，厚约2mm
– 向支架锐利过渡

– 边缘区冲洗
– 腭中缝可留空，舌下区铺0.2mm蜡片

9. 模型浸水和复制模盒装入

检查模型完全填塞
– 模型浇水，并将其放置在一个复模盒中，中心具有均匀的边缘间距
– 根据精确的混合比搅拌硅

橡胶
– 直接缓慢灌注无气泡的硅橡胶
– 直到复制模灌满

10. 用包埋材料灌注

凝固后拿出石膏模型
– 小心地用空气吹
搅拌耐火包埋材料
– 保持正确混合比和搅拌时

间
– 在真空下搅拌
– 无气泡浇注
– 注意足够的基底盒厚度

11. 模型的干燥和硬化

耐火材料模型固化后
– 脱模，请勿损坏（用空气吹出/提起）
– 不要损坏复制模，将其存储

– 大约350℃干燥约20分钟
– 让模型冷却至约100℃
– 用硬化剂喷洒，让它干燥

12. 准备蜡型制作仪器和设备

准备制作蜡型铸造蜡
– 弹性/卡环外形、固位形
– 蜡线条：1.0mm，8.0mm
– 蜡板光滑，花纹蜡0.3～

0.8mm厚
– 铸造蜡块
– 蜡型制作工具

13. 绘制支架形状

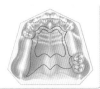

绘制支架形状/板边走向
– 注意对称性，均匀的板宽
– 用软的铅笔画，不能损坏/刮伤模型

– 前腭带约5mm宽
– 为牙龈乳头留空
– 后腭板10～15mm宽

14. 模型上做缓冲

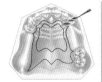

在腭皱襞
– 深沟内用蜡灌注
– 固位边缘用蜡灌注
– 缓冲区用蜡灌注

15. 铺第一层蜡片，加强支架边缘

蜡片（0.25mm，光滑）铺蜡/调整
– 不改变蜡板厚度
– 切割支架蜡型

– 边缘灌蜡
– 后腭板加强边缘
– 加强边缘脊状成形

设计		流程

16. 铺第二层蜡片，鞍基区		调整蜡板（0.3mm花纹蜡） － 不改变板厚度和结构 － 支架形状切割边缘灌蜡 － 在牙槽嵴中央线铺鞍基蜡	－ 构建支架边缘与鞍座过渡，将1mm蜡条灌注到支架上
17. 铺卡环蜡		半滴形卡环截面 － 在台阶上干净地粘接（勿用蜡加强/灌注） － 弹性尖铺蜡 － 卡环轮廓不能空	－ 在义齿支架上清洗干净光滑蜡灌注 － 𬌗支托铺蜡
18. 安插铸道	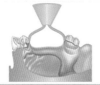	铸道 － 在最厚的地方 － 光滑和圆润 － 足够厚度的尺寸（8mm）	－ 熔体必须流入而不改变方向 － 将空气管道放在支架尖端 － 模型中间安铸料斗
19. 安置铸圈	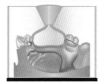	将模型以正确的/中间方式黏附到铸圈上 － 浇铸漏斗应位于中间 － 浇铸环固位 － 对于薄模型基座 => 提升	模型，以便模型下流入包埋材料 （蜡模用去张力剂，涂上精细包埋材料）
20. 包埋		有适宜膨胀系数包埋料 － 模型铸造专用 － 在真空下搅拌 － 无气泡浇注	－ 让不受阻碍地凝固 － 注意足够的铸圈高度
21. 预热铸型		茂福炉到离心铸造 － 调整/配重通勤 程序预热温度，使	－ 铸造缓慢预热，不撕裂 － 预热足够长的时间 － 预热至正确的铸造温度
22. 熔化金属		铸造金属 － 使用新的铸造金属和旧金属 － 注意新旧金属的比例	－ 缓慢熔化 － 有必要时加入助熔材料 － 不要过热 － 铸造熔点短臂保持
23. 离心铸造	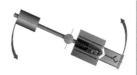	铸造茂福炉 － 紧紧拧入弹弓 － 完全熔炼金属 － 关闭弹弓时触发铸造过程	－ 铸造后允许缓慢均匀地冷却 － 不阻止
24. 去除包埋及铸件喷砂		铸件 － 仔细喷砂支架，不弯曲义齿支架 － 干净彻底地喷砂 － 直到所有包埋材料	－ 去除所有氧化物层 － 注意正确选择喷砂颗粒和气压
25. 铸道切割	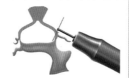	铸道 － 切除铸道 － 打磨整洁 － 使用薄切片，不要使用崩	角的 － 有必要时使用高速切割机 － 注意伤害保护 － 打开除尘

设计	流程

26. 精修支架

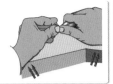

选择合适的磨料/刀具
- 使用低磨削压力
- 低磨削热，金属结构不变
- 控制转动方向速度

- 切除铸道、光滑表面
- 进行形状校正
- 不要更改支架轮廓

27. 支架的喷砂与电解

模型铸造支架
- 非常干净的喷砂
- 根据制造商的规格设置光泽装置

- 电压、电流和电解液温度
- 不要抛光太久
- 如有必要，用蜡包裹支架

28. 支架的精细（橡胶抛光）

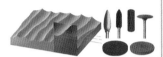

选择匹配的橡胶抛光机
- 橡胶抛光辊或车轮
- 平滑板边
- 平滑卡环内外臂，但不要

破坏表面结构形状
- 带硬质合金钻头的平滑支架花纹部分

29. 抛光支架

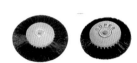

支架抛光用
- 短毛，硬刷和抛光膏
- 没有太多的热量产生

- 不弯曲支架或卡环
- 支架必须拿稳
- 打开除尘

30. 模型上调试戴入支架

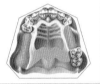

活动支架必须在模型上
- 不损坏黏附牙齿
- 腭侧区有缝隙
- 不要调节卡环

与工作订单/最终控制的比较
- 模型上就位支架
- 卡环位置功能/美观

31. 模型的干燥和硬化

包埋材料固化后
- 从包埋圈中去除，请勿损坏（用空气吹出/抽出）
- 不要损坏复制模，将其保留

- 在大约 350℃干燥约20分钟
- 让模型冷却至约 100℃
- 用硬化剂喷洒，让它干燥

32. 准备制作仪器材料和工具

蜡形滴制准备
- 弹性/卡环外形、固位成品卡环蜡

- 蜡条：1.0 mm，8 mm
- 蜡块
- 蜡模工具

33. 绘制舌杆

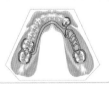

绘制支架形状/舌杆
- 注意保护距离
- 牙周要开放

- 口底和舌系带处保持距离
- 用柔软的铅笔画，不得损坏/刮擦模型

34. 铺设舌杆

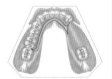

与鞍基交界处
- 用蜡灌注
舌杆
- 适当调整

- 牙周保护距离
- 让开舌系带
- 口底保护距离

35. 铺设鞍基

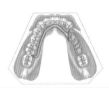

鞍基网架
- 位于牙槽嵴顶中央线
- 偏口腔舌侧
- 否则，可以透过鞍基塑料

露出金属色
- 小型连接体与卡环相连

可摘局部义齿工作流程

设计	流程	
36. 铺设卡环臂 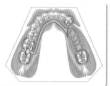	半滴形卡环轮廓 – 在蜡台阶上干净地粘接（请勿用蜡加固/烫） – 上卡环尖弹性末端蜡	– 卡环轮廓不能留空 – 用蜡干净光滑地烫顺在义齿支架上 – 上𬌗支托蜡
37. 小连接体铺蜡	小连接体 – Bonwill卡环上使用（因此边缘牙周组织不被覆盖） – 最多两个卡臂厚度	– 与Bonwill卡之间用蜡烫平
38. 设置铸道	铸道 – 在最厚的地方 – 光滑和圆润 – 足够厚度的尺寸（8mm）	– 熔体必须流入而不改变方向 – 卡环尖端放置排气线 – 铸料斗放置在模型中间
39. 安置铸圈	模型 – 将模型固定在包埋圈中央 – 铸造漏斗应位于中间，牢固安置包埋圈 – 对于薄模型基底 => 加高	模型，以便模型下方可流入包埋材 （使用蜡减张剂，抹上精细包埋材料）
40. 包埋	材料相匹配热膨胀系数的包埋材料 – 为模型铸造选择 – 在真空下搅拌	– 无气泡浇注 – 不受阻碍的凝固 – 注意足够的铸圈高度
41. 按形状和颜色选择人工牙 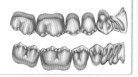	人工牙选择 – 根据牙齿颜色的指示 – 根据相邻牙齿的形状 – 缺牙间隙的长度和宽度	
42. 排列人工牙注意边缘区 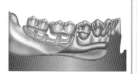	义齿与余留牙过渡 – 在卡环附着处的牙齿被磨除 – 到邻面接触区	– 前庭和舌侧没有污垢死腔 – 实现自洁
43. 排列人工牙 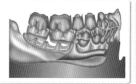	牙齿在牙列弓中 – 位于牙槽嵴中央线上 – 符合对颌牙咬合规则 – 正确的轴倾角	– 正确的咬合（前庭和口腔） – 如有必要，在咬合面磨除
44. 义齿基托制作 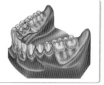	根据材料性能应用蜡 – 不产生蜡张力 – 不改变人工牙位置 – 牙颈部蜡型清洁、平滑	– 形成解剖蜡型 – 牙槽嵴斜坡之后再成形，后牙区平滑 – 考虑减数减径
45. 装盒准备 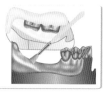	由硅橡胶或石膏制成围盒 – 所有牙齿到舌侧塑料基托 – 包围整个蜡模型唇侧 – 在模型上固定	– 人工牙、蜡型、围盒、支架完全开水浇烫 – 吹掉表面的水

设计		流程

46. 装盒前准备	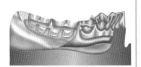	模型和围盒 – 均匀地、薄薄地隔离 – 人工牙在基底面打磨，用单体粘接 – 在围盒上无间隙地固定牙	齿 – 如有必要，封闭边缘空间 – 支架和围盒在无间隙的情况下粘在模型上
47. 塑料加工（填塞、聚合）	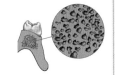	将树脂基托粉和液按精确比例混合 – 首先在液体中搅拌，然后加入粉末 – 无气泡，不要搅拌太久	– 快速和无气泡地倒入围盒 – 溢出（收缩补偿） – 允许在高压锅中聚合，保证正确的水温、压力和聚合时间
48. 打磨塑料	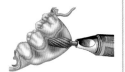	在不损坏模型的情况下从模型上取下义齿 – 去除多余，边缘打磨平滑 – 舌侧轮廓成形 – 义齿与预留牙过渡区打磨	光滑 – 清除污垢死腔 – 不要损坏模型，铸造支架 – 避免打磨产热，不要涂抹塑料
49. 抛光塑料	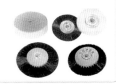	使用毡轮、刷子和浮石膏进行塑料抛光 – 表面足够贴近 – 人工牙不要打磨平	– 在义齿基托、义齿边缘和人工牙高度抛光
50. 义齿的最终质量检查	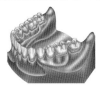	有必要检查 – 模型上的义齿就位 – 唇颊侧咬合 – 卡环和支架的位置 – 义齿边缘到边界区域	– 减径减数必要性，平滑的义齿边缘 – 牙齿形状，牙齿颜色，位置，美学，抛光

Bonwill 卡环的功能位置
– 所有卡环臂进入固位区域
– 到牙龈的最低距离
– 直线夹臂渐变
– 足够倒凹固位

Bonwill卡环小连接体的设计
– 小连接体具有两个卡环臂的强度
– 牙邻面填塞
– 有利牙周卫生

第二磨牙双臂卡环的功能位置
– 固位的两个卡环臂
– 与牙龈缘的最小距离
– 直线形卡环臂
– 足够倒凹固位

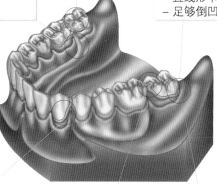

尖牙上的双臂卡环功能位置
– 两个卡臂位于固位区
– 与牙龈的最小距离
– 美学卡环臂走向
– 足够倒凹固位

卡环的就位
– 所有卡臂都是就位后无压力
– 整个卡臂
– 卡环体和卡环肩精确位于齿面上

𬌗支托就位
– 所有𬌗支托都位于𬌗支托窝内
– 充满𬌗支托窝
– 不干扰咬合

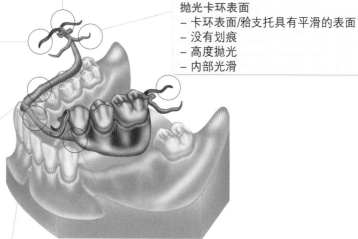

卡环的轮廓和尺寸
– 使用标准化的卡环尺寸
– 与倒凹深度适配
– 半滴形轮廓
– 卡臂渐变细

卡环的加工
– 不得更改均匀的卡臂
– 无增厚或减细
– 保留半滴形状

抛光卡环表面
– 卡环表面/𬌗支托具有平滑的表面
– 没有划痕
– 高度抛光
– 内部光滑

舌杆加工
– 均匀的外形轮廓保
  持不变
– 无增厚或外形变细
– 保持半椭圆滴形状
– 牙颈部方向变薄
– 下面光滑

义齿基托与舌杆的过渡
– 过渡区舌杆逐渐向鞍基走行
– 避免断点
– 允许垫衬

支架的抛光
– 舌杆表面光滑
– 没有划痕
– 舌杆内表面和外表面的高度抛光

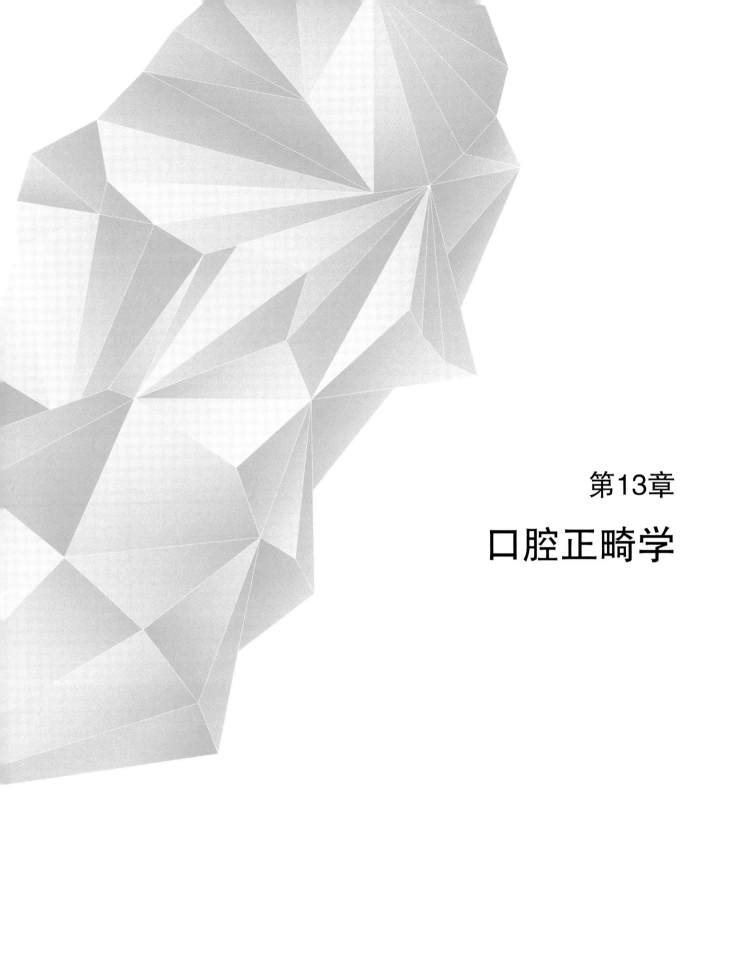

第13章

口腔正畸学

与咬合损伤范围相关的口腔义齿学干预类型

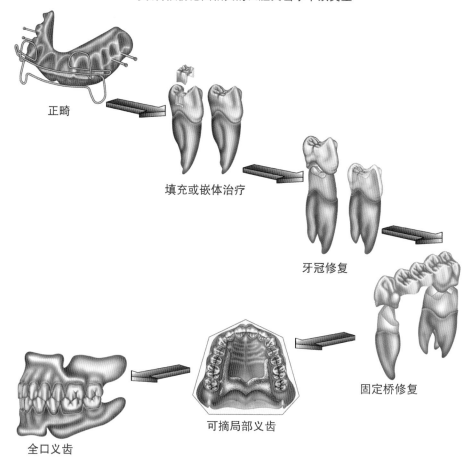

正畸

填充或嵌体治疗

牙冠修复

固定桥修复

可摘局部义齿

全口义齿

设计简单的正畸矫治器、咬合板和赝复体修复的基础知识

制定目标：

本章您将了解牙齿发育和牙齿萌出过程的解剖学及生理学基础，并可以描述牙齿、颌骨和面部异常的原因。经过学习，可以区分正常殆和错殆畸形，并能够描述和阐明主动疗法和被动疗法的异同。
您将掌握制作殆板所需的基本知识，并了解缺陷赝复体修复的基本知识。

内容：

· 牙齿发育和萌出过程
· 牙齿、颌骨和面部发育异常
· 牙齿运动的生理学
· 正畸诊断基础
· 主动和被动的正畸设备
· 固定和保持装置
· 咬合板
· 赝复体修复，尤其是阻塞器。类比第6~8章
· 材料学

牙齿萌出/换牙（更替）
– 发育中的牙齿突破口腔上皮黏膜萌出
– 乳牙牙列=> 20颗乳牙
　– 从牙胚发展到萌出2～4年
　– 约4年实现完整咀嚼功能
– 第二列=> 32颗恒牙
　=> 20颗替换牙（替换乳牙）
　=> 12颗新增牙（磨牙）
　– 换牙过程在10～13周岁结束
　– 从牙胚形成到牙根完全形成，大约12年
牙齿萌出时间图示

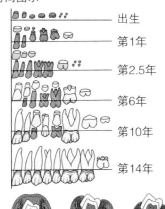

　　　　　　　　　　出生
　　　　　　　　　　第1年
　　　　　　　　　　第2.5年
　　　　　　　　　　第6年
　　　　　　　　　　第10年
　　　　　　　　　　第14年

牙周纤维束
– 随着牙根的形成而出现
– 提供牙齿萌出的力量
– 咬合方向的推力由发育中的血管系统支撑
– 牙齿萌出后，纤维走向朝其最终的功能方向

咬合向的牙齿萌出
– 从牙根边缘发育后开始萌出
– 牙根生长和牙齿萌出同时进行
– 萌出的长度为根的生长长度
– 乳牙萌发可能与发热和疼痛相关联
– 牙胚被颌骨覆盖
– 在牙齿萌出时颌骨将被分解
– 乳牙牙根在乳牙最终脱落前若干年内出现根部吸收现象
– 乳牙的牙髓将一直保持其功能直到乳牙脱落
– 乳牙脱落无炎症
– 牙齿萌出的驱动力：
　– 牙根生长的压力
　– 夏普氏纤维对颈根残端的拉力
牙本质发育不全
　– 通过自然发生
　– 由于事故或疾病

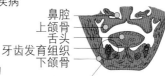

颅骨冠状面中的
牙齿系统
图例为3个月大
的胎儿显示了
　– 钟状期牙胚
　和成釉器

鼻腔
上颌骨
舌头
牙齿发育组织
下颌骨
口腔上皮细胞
胚胎结缔组织细胞
成釉器
外釉上皮
内釉上皮
牙乳头
带成牙本质细胞的血管

颌骨发育异常
颌骨发育
– 从胚胎发育的第3周开始
– 可能产生生长抑制导致的发育不足和畸形
　– 双侧腭突未于中部融合
　– 从切牙孔到悬雍垂的上腭腭裂
　– 畸形可呈现不同的表达程度
唇–颌–腭裂（LKG）
– 兔唇为上唇唇裂
　– 在出生后第4～6个月可通过手术关闭
　– 可发生在一侧或两侧
– 颌裂处于上腭中
　– 两侧上颌骨骨突未能融合
　– 大多存在其他裂痕畸形
– 腭裂：
　– 沿着上腭中轴的裂缝
– 狼咽完全的上腭腭裂
　– 双侧唇腭裂
　– 唇腭裂的最严重形式
　– 男性发病的频率是女性的2倍
　– 通常患有牙齿系统的发育疾病，例如发育迟缓或双生牙
　– 个别牙齿不存在或若干颗牙齿萌出
唇腭裂中发育障碍的几种形式
– 遗传因素、环境影响或药物损害的多因素疾病
– 下颌发育不良
– 下颌发育正常，具备正常大小
口部畸形的表现形式
– 牙齿加倍，牙齿发育不良，缺牙或舌头分裂
– 下颌骨正中裂
– 上颌和下颌加倍（无生存能力）
– 下颌发育不良
– 乳牙和恒牙的过早萌发

– 面部裂痕，例如鼻裂、眼睑裂、前额裂、下唇裂、舌裂、牙齿位置异常以及咬合移位

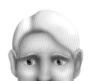

　一侧或两侧唇裂
　– 称为兔唇
　– 可与唇–颌和腭裂（LKG）的不同表现程度同时发生
双侧唇腭裂
　– 称为狼咽
　– 可以表现出不同的表达程度
　– 可以通过手术关闭

  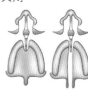

牙齿发育异常
双牙合并
– 配对牙胚
– 两牙胚在牙骨质区域黏附
– 两牙胚融合于牙釉质区域
牙齿形状异常
– 由于外在（外源性）干扰
– 根部发育不良和弯曲的镰状牙齿
– 当牙胚移位时，牙根和牙冠融合
– 牙胚根部的相互黏附融合

牙齿异常
多生牙
– 牙胚开裂
– 第三牙列的形成
– 多在与唇腭裂连接的牙列末端磨牙区域
– 没有规则的牙齿形状，冠状多畸形

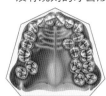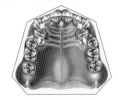

真性多生牙
– 形成过多，呈现为正常或异常的牙齿形状

假性多生牙
　　– 患牙过程中的偏误，乳牙滞留
– 真性缺牙
– 失去单颗/多颗牙齿
– 由于意外或疾病
– 发育不良为牙胚未形成
– 可以是部分或全部
　　– 局部性的缺牙是基因控制的结果
　　– 缺牙的部位大致对称：上颌侧切牙、第一前磨牙以及智齿
假性缺牙
– 牙齿更换期间暂时出现，牙齿萌出延迟
– 如果颌骨的生长受到抑制则应治疗
颌骨和牙弓的发育受到抑制
– 乳牙过早脱落
– 舌头缺少用于牙弓和颌骨加宽的附着区域

临床检查
　– 身体
　– 面部和口腔的功能性特点

病史
– 问卷调查后
– 寻找遗传因素

功能性分析
　– 颞下颌关节
　– 运动过程

牙齿的X线分析
全景片
单牙牙片
咬合牙片

正畸诊断评估

牙列发育不全的
程度的分析

头颅测量分析
借助计算机进行头颅侧位片分析

面部特征的照片分析
– 侧面图
– 正面图

模型分析
基于牙宽的模型分析确定
牙弓尺寸

正畸的治疗目标是：
– 将错𬌗畸形治疗为正常𬌗
– 纠正：
　– 牙齿位置错误
　– 变形的牙弓
　– 咬合点错误
– 不损伤牙列
功能性正畸（FKO）利用：
– 与增长相关的自身作用力来塑造和移动
　– 牙弓　　　　– 牙齿位置
　– 颌骨　　　　– 颞下颌关节
– 通过骨正畸装置
– 重新定向功能性的肌肉力量
– 没有借助弹性或外部机械元件
生理性牙齿迁移
– 牙槽突中牙齿位置的变化
– 因牙齿邻面接触点改变而发生生理性近中位移
– 咬合方向：发生在牙齿萌出和咬合磨损情况下
– 通过牙骨质沉积
– 根部牙组织增厚
– 牙根变长
牙齿运动时的骨重组过程
– 通过正畸器具
– 通过成骨细胞、骨细胞和破骨细胞对骨组织进行更新和吸收
– 重塑牙周韧带、边缘牙周膜和牙根部牙骨质
正畸两脚规
– 用于测量上腭的宽度和高度
– 使用参考点测量横向值
– 从垂直向滑轨上读出上腭的高度

正畸矫正：

颌骨发育不良
　– 颌骨太窄　–尖颌

牙齿错位
　– 旋转错位，倾斜错位，位置错位

咬合位置迁移
　– 近中颌位或远中颌位
　– 锁𬌗

变形的牙弓
　– 牙列拥挤　　– 牙列疏松

颞下颌关节损伤
– 关节弹响　– 关节盘前移位

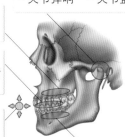

牙齿移动中的骨重组过程

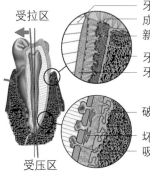

受拉区

牙本质
成骨细胞
新形成的骨质
牙槽骨骨松质
牙骨质

破骨细胞
坏死组织
吸收腔窝

受压区

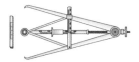

正畸模型分析
– 牙弓形状及其变形程度的测量
– 分析牙列畸形及确立治疗计划
– 建立门牙宽度、牙弓宽度和牙弓高度之间的关系

庞特关系（Pont-Relation）
– 最著名的模型分析方法：
  上腭中4颗门牙宽度的总和
  =>门牙的宽度总和=SI
– 确定两个位置的牙弓宽度
  – 第一前磨牙处（P-P）
  – 第一磨牙处（M-M）

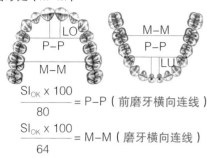

$$\frac{SI_{OK} \times 100}{80} = P-P（前磨牙横向连线）$$

$$\frac{SI_{OK} \times 100}{64} = M-M（磨牙横向连线）$$

– 牙弓垂线是指从前磨牙横向连线到切牙的垂直距离
– 上颌的牙弓垂线与下颌的牙弓垂线相同

此模型分析的系统误差
– 个体间的自然偏差
– 确定定点位置的不一致性
– 仅能记录相对的变形或位移关系

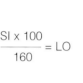

$$\frac{SI \times 100}{160} = LO$$

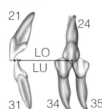

切牙宽度之和
– 切牙间近中至远中接触点距离的各个数值
– 如果无法测量上牙的宽度，则测量下切牙的牙齿宽度
  – 上切牙宽度与下切牙宽度之比：4：3

横向测量点
– 位于咬合面中央沟裂的中心或中央窝沟
– 上牙弓和下牙弓的牙弓垂线垂直于前磨牙横向连线
– 朝向中切牙的切牙切缘

牙弓的测量
– 测量切牙宽度以计算：前磨牙横向连线、磨牙横向连线和牙弓垂线
– 绘制模型中线
– 将测量板与模型中线对齐并与前磨牙横向连线重合

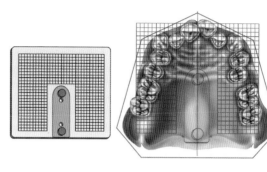

– 从两个方向读取与实际值的偏差，并记录
– 确定牙弓的不对称性和单牙偏差

正畸测量表
– 进行模型分析
– 带有厘米和毫米分隔的透明网格板
– 将中心轴放在要测量的模型的中线上
– 可以测量记录单颗牙齿的错位和牙弓变形

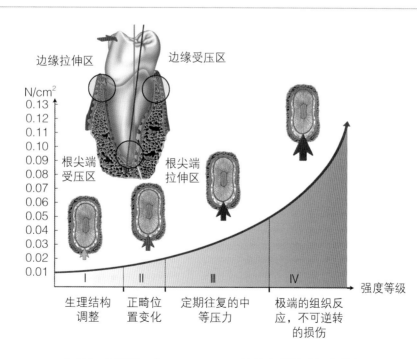

生物强度
– 用于正畸中牙齿运动的力学标准
– 第Ⅰ级生物强度水平
  – 无有效正畸作用
  – 咀嚼功能中的有效力量
  – 用于生理结构调整
– 第Ⅱ级生物强度水平
  – 短期较小的压力，

0.015～0.02N/cm²
– 不阻断血液流动
– 具有生物学上的优势，起有效正畸作用
– 促进组织重塑而不会造成不可逆转的伤害
– 第Ⅲ级生物强度水平
  – 中等程度压力，0.02～0.05N/cm²

– 该压力超过毛细血管血压
– 不能持续进行
– 佩戴时间最长12小时
– 第Ⅳ级生物强度水平
  – 压力更高，施力2小时后该压力会导致不可逆转的组织损坏
  – 0.5小时后

– 血液循环受到阻滞，
– 细胞膜破裂
– 细胞核溶解
– 细胞开始死亡
– 两天后，组织坏死
– 牙根部牙骨质被分解，牙本质也将受到波及

力分布的锚固类型
双向锚固
– 受力分布均匀
– 在大小相等的两个受力物体之间
– 具有相等的作用力或阻力
– 锚固的牙齿的移动行为与需要调节的牙齿相同
– 例如：带有扩弓螺钉的活动矫治器在同一颌骨左右两端所施加的压力相同

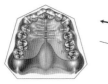
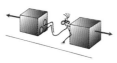

固定锚固
– 受力不均
– 用于不同规模的受力物体之间
– 有不等大的作用力或阻力
– 较大的组件不会被强制移动
– 带有牵引螺钉的扩弓矫治器，用于单齿移动

颌间锚固
– 上下牙弓之间的颌间力分布
– 用于咬合位置调节，例如肌激动器
– 上下装置之间带有松紧带

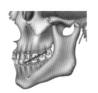
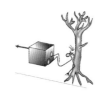

口外锚固
– 设备和头骨之间的力分布
– 通过口外安置的束缚带或金属丝支架
– 头帽颏兜颈带
– 用于调节骨性错𬌗畸形或上颌发育不良

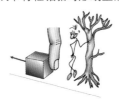
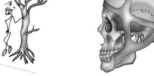

传递到牙齿的作用力
– 用于定向运动
– 牙齿像直杆一样牢固而具有弹性地固定在牙槽骨中
– 根据施力的类型将出现旋转支点
– 因此产生如下区别：

单点力施用
旋转支点在牙齿下1/3处时，牙齿受力并产生倾斜运动
– 牙周区域出现受压区与拉伸区
– 牙齿向舌侧产生倾斜

双点力施用
– 唇侧唇弓和舌侧活动矫治器边缘
– 旋转支点位于固定的矫治器边缘
– 牙根端的受压区处于一侧
– 牙齿向舌侧产生倾斜

多点力施用
在所有方向通过固定矫治器施力
– 没有旋转支点
– 牙齿以平移方式进行位移

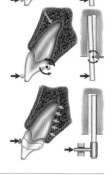

可摘正畸矫治器
主动矫治器
– 主动将力传递到牙齿、牙周组织、颌骨和口腔咀嚼系统的其他部分
– 通过弹簧、金属丝、螺钉、橡皮弹性带
– 作为活动式矫正器或其他矫治器的基础
– 在定期交替往复的佩戴时间内产生永久性的受力影响
– 在混合牙列和恒牙牙列中使用
– 用于普遍的正畸用途和作为保持器的装置

被动矫治器
– 是功能性正畸当中的活动式装置 =>肌激动器
– 无须长期的器械施力即可工作
– 作用于牙齿、牙周组织、牙槽突、颌骨和颌关节
– 利用咀嚼系统的肌肉力量
– 用于混合牙列以矫正咬合

Crozat矫治器
– 活动矫治器
– 由弯曲和焊接的高弹性金属丝制成
– 像功能性矫治器一样主动和被动地施加作用
– 基本设备是一种舌侧安装的弓形支架，可以通过弹簧和橡皮弹性带钩对矫治器进行扩展
– 该矫治器可以控制发育的动力
– 适用于30岁以下的治疗

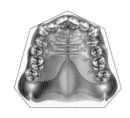
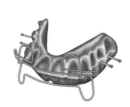
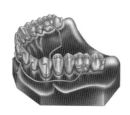

活动式矫治器的好处
– 避免损坏牙齿
– 如果出现疼痛，患者可以自行移除矫正器
– 可以实现施力的中断
– 从而快速适应组织结构
– 患者可以自行清洁矫正器和牙齿
– 如果有美观性的障碍，可以随时将矫治器取下

活动矫治器的缺点
– 佩戴时间只能通过患者的配合来实现
– 患者可能通过不正确的操作损坏矫治器
– 矫治器上的保持元件和移动元件的机械作用可能损坏牙釉质

主动矫治器的各项组件

移动元件唇弓
移动元件前伸弹簧
固定元件三角卡环
固定元件Adams卡环
运动元件扩弓螺丝
分体矫治器基托

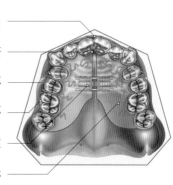

主动矫治器运作过程
– 当矫治基托区块间的移动元件被激活时，主动矫治器可发挥其作用
– 矫治器边缘对牙齿施加压力
– 扩展、内缩或拉伸牙弓
– 个别牙齿可不与矫治器相接触，从而不受矫治器的受力影响
– 可以进行单牙调整

正畸螺丝
– 是主动矫治器中的移动元件
– 通过矫正器的基托边缘主动施力作用于牙齿
– 包括：螺杆体，螺杆和导向销
– 由耐口内环境的钢合金制成
– 螺纹高度为0.64 ~ 0.9mm
– 伸长率在3 ~ 8mm之间

扩弓螺丝
– 具有反向螺纹
– 相互且选择性施力

扩弓螺丝的组件

导销
– 平行于螺杠
– 防止扭转

螺杆体
– 分离式
– 锚固在塑料中
– 承纳所有组件

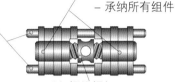

反向螺纹螺杠

锯齿快速螺旋扩弓器
– 单面螺纹
– 静力
– 作为拉伸和扩弓螺丝

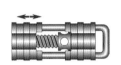

管套式螺丝
– 用简单的线程
– 静力作用
– 作为前突螺丝
– 可用于单齿运动

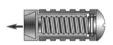

下颌前突肌激动器螺丝
– 用于双颌前伸导板矫治器，用于上下颌之间的颌间锚固

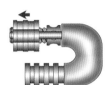

锯齿扩弓螺钉
两个版本：
– 螺钉和接头是分开的（旋转扩弓螺钉）
– 螺钉和接头位于一个托架上

多向扩弓
贝托尼式：
– 用于具有选择性且相互影响的力的作用
– 由互成90°角的膨胀螺丝组成
– 两种设计：
    – 带2个螺杠
    – 带3个螺杠
– 用于交替的前伸和横向推力
– 用于选择性和静态作用力

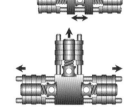

后牙区扩弓螺丝
– 锯齿扩弓螺钉，用于下牙弓的远中侧拉伸
– 旋转臂通过推入外壳的螺钉向外展开

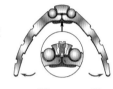

双锯齿螺丝
– 两个平行螺杆分别通过：
– 两个带有螺杆体的圆筒相交接
– 用于向前、向后和横向的拉伸

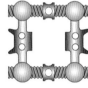

主动矫治器上的固定元件
Adams卡环
– 带两个U形环的闭合卡环
– U形环尖接触牙间乳头附近的颊侧牙间邻面
– 颊侧水平的连接横架与牙齿保持一定的微小距离
– 横向部分在牙列上延伸而不会影响咬合
– 由0.7mm强度的弹簧硬钢丝制成
– 用于将板连接到单颗牙齿上

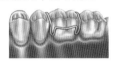

三角卡环
– 用于封闭的牙列
– 三角卡环尖位于牙间的牙间乳头上方
– 卡环与牙齿解剖外形高点连线下方点接触
– 具有垂直和横向部分，在上方跨过牙列
– 内角均为60°的边长约5mm的等边三角形
– 用0.7mm厚的弹簧硬钢丝制成

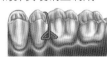 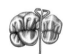

间隙卡环、球形、水滴形卡环
– 三角卡环的改进版本
– 开放的端口触碰牙间区解剖外形高点连线下方
– 球形或水滴形卡环位于邻间区域
– 横向部分跨过牙列上方

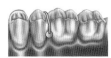

– 横向部分作为支架结构位于保持区
箭头卡环
– 由0.7mm的弹簧硬钢丝制成
– 两个横向部分从上部经过封闭的牙列
– 箭头尖点位于牙间保持区
– 线环形成箭头与牙龈保持1mm距离

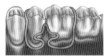

– 弹簧行程长的钢丝弯环可预张紧
– 反向的作用力来自矫治器导板的边缘
– 适用于环形绷带

正畸钳
Nance环形成形钳
– 用于弯曲缠绕弹簧，弯环和Adams卡环

箭头形钳
– 弯曲箭头形卡环的组合钳

箭弯钳
– 用于箭头形卡环在牙弓上箭头尖水平向的弯曲

杨氏钳，通用钳子
– 用于不同尺寸的弯环

圆嘴钳，圆嘴尖口钳
– 用于弯曲弯环和间隙激活卡环等

三指钳
（Aderer正畸钳）
– 分开的钳嘴
– 借助位于中央的钳嘴啮合
– 用于弯曲锐角

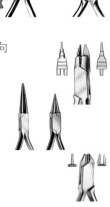

主动正畸矫正器的移动元件

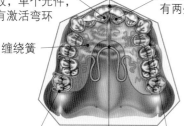

前突双曲舌簧　双曲唇弓使前牙对齐
开放，单个元件，
带有激活弯环　　　前突双曲舌簧，开放，
　　　　　　　　　有两处激活孔

缠绕簧

外部回拉簧　　Coffin式曲　　三角卡环
　　　　　扩弓弹簧的取代物　固定元件

Coffin式曲
– 欧米茄形环，由1.0mm金属丝制成
– 可调节的移动元件为8mm和16mm

开口式前突弹簧
– 带有两个激活眼，柔软，可用于不同的力

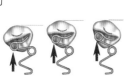

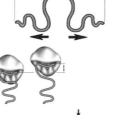

– 带调节环；刚性，有限的外推宽度

外部回拉簧
– 口腔前庭的卡环可以被激活

封闭的外部簧
– 用于把两颗牙齿推向一起

封闭式前突簧
– 0.4～0.6mm粗的金属丝
– 位于前牙区舌侧
– 支撑力由唇弓提供
– 1～2个调节弯环

桨形弹簧/弯环弹簧
– 0.4～0.6mm弹簧硬金属丝
– 用于使前牙前突

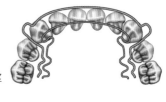

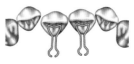

弹簧环/缠绕簧
– 具有两个调节弓
– 温和的作用力
– 大的运动范围
– 封闭式的前突弹簧

唇弓的形状和功能
– 可调节的弹簧元件
– 可以具备保持功能
– 在上下颌中使用
– 水平部分在门牙切端1/3处延伸
– 形状应对应牙弓的和谐曲率

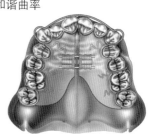

U形曲
– 大约在尖牙到第一前磨牙之间开始
– 保持2～3mm的距离而不接触颈缘
– 大约占尖牙宽度的2/3
– U形曲在尖牙上具有和谐的弯曲走向

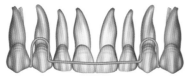

弯环尖牙卡
– 缠绕钢丝位于U形曲远中部分
– 尖牙唇面的一半高度
– 用于调整尖牙位置的弯环装置
– 该环可被调节并引导尖牙进入牙列

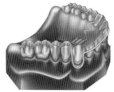

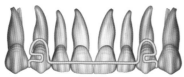

下颌弯环尖牙卡
形状完全如上腭
– 可以置于尖牙近中端并从此经过尖牙前往舌侧

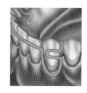
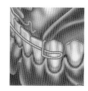

可调节的尖牙卡
– 可用于尖牙和切牙
– 唇弓由板体在侧切牙至尖牙之间引导到牙间隙

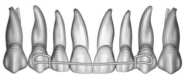

可调节的尖牙卡
– 或弯曲尖牙卡
– 形状像双U形
– 位于唇面呈波浪状
– 用于矫正倾斜的尖牙

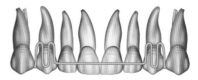

对颌唇弓
– 用于上下颌的前牙
– 支撑住前牙的嘴唇作为唇部支托
– 由1.2mm强度的弹簧硬金属丝制成
– 用于颌间功能
– 由从上颌到下颌的扩大的U形曲制成

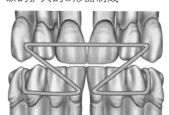

主动矫治器的分割形式
矢向分割
– 力的相互作用
– 通过对称的切分，两侧受到相同
  的作用力：牙列，牙槽嵴和上腭
– 不进行矫正的牙齿处将诱导面
  与牙体间的接触去除

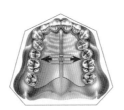

矢向分割
– 平行螺杆上带有铰接的
  双锯齿螺钉
– 产生不同程度的前
  后和横向拉伸

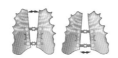

Y形分割
– 通过不同的螺钉实现选择性和固
  定的作用力
– 使用交替静力
  – 通过后牙牙列作用于前牙

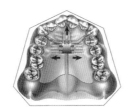

– 穿过前排和左排牙列作用于右排牙列，
  反之亦然
Y形分割
– 前牙稳定的固定静力
– 后牙之间的往复力对牙弓的扩张产生影
  响

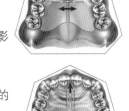

横向分割
– 当板体支撑在后排牙齿上，产生稳定的
  静力
– 用于拉伸前牙牙弓

矢向和横向相结合
– 用于单侧牙弓扩张
– 扩弓螺丝位于矢向分割线上
– 较大比例的前牙弓提供固定式锚固

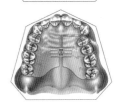

功能性正畸/肌激动器形式和功能

肌激动器包括：
– 双板放在口腔上下颌当中，为可摘式
– 唇弓，支撑卡环和引导卡环
– 当吞咽、呼吸、舌头活动，且牙齿断断续续咬合接触时，该
  装置发挥其矫治作用
– 组织受到生理重塑刺激
– 来自上颌和下颌的矫治板处于骀重建后的位置
– 嘴唇、脸颊和舌头肌肉之间的功能相互作用将得到改进

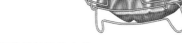

肌激动器的工作方式
– 通过修整的引导牙齿运动的倾斜诱导面
– 在反射性咬合的情况下，通过倾斜平面达到调节的推动力
– 诱导面向近中端推动下牙，同时将矫治器推往远中方向

– 近中侧引导面将上牙向远中侧推动

 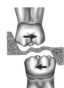

在以下情况下发生牙齿位移脱出运动：
– 将导向面放在解剖外形高线连线下方
– 且牙齿在咬合方向上没有制约
牙弓扩张发生在倾斜的平面上
– 咬合向上需要有咬合限制

可调节的唇弓
– 用单点力量作用于切牙，
– 如果肌激动器边缘在舌侧
  无接触
– 肌激动器边缘和唇弓均接
  触切牙时，牙齿受到两点
  力的前后作用
– 肌激动器的边缘即是转动
  支点
– 前牙区域的蜡堤能够使对颌牙齿远离要调节的牙齿

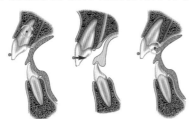

斜面的形式和工作方式
斜面的原理
– 对应于肌激动器的作用方式
– 矫治单颗牙齿需要使用到斜面
– 切牙位于对颌下颌牙齿的后面
– 必须矫治切牙的错误位置关系

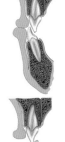

树脂诱导块
– 置于下前牙上方
– 非活动式，不可取出
– 咬合诱导斜面非常陡峭，用以调整需要矫治的
  牙齿
– 咬合过程中产生调节的激发推力
– 倾斜面越陡，矫治速度越快

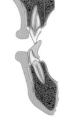

斜导
– 根据矫治的进展可进行重新调磨
– 这一过程中口腔就可以实现逐渐的闭合

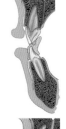

治疗结束
– 大约6周后
– 斜面向下磨到下切牙切缘
– 口腔再次能够闭合
– 牙齿被移向唇侧，成功矫治
治疗方法已过时
– 调节的激发推力仅能
  通过咀嚼系统的功能性
  肌肉力量产生

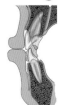

远中错殆
– 咬合显著向远中偏移
– 正中颌向远端偏移前磨牙宽度
– 上颌前牙前伸，下巴后缩

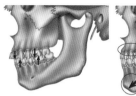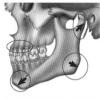

– 通过肌激动器须启动以下部位的生理调节：牙槽突，颞下颌关节，下颌角，下巴和正确的咬合点

殆重建蜡堤原理
– 将颌骨位移至非正中关系的下颌位置上
– 对应于正常的咬合关系
– 垂直距离为4～10mm

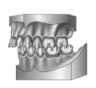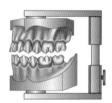

– 肌激动器将在此位置关系下制作
– 生理性重建刺激的产生通过
– 反射性肌肉活动
– 当下颌借助矫正器被置于非正中关系的位置上
– 重塑的生理刺激
  – 上颌向远中端
  – 下颌向近中端

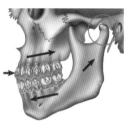

肌激动器类型
前伸双导板的组成：
– 上颌和下颌分别有单独的导板
– 使用自凝树脂制成
– 用螺丝连接
– 用于各种矫治目的，例如前牙反殆的近中错殆
– 两个导板分别制造
– 最后在引导面上添加树脂进行聚合固化
– 两个导板可以根据矫治的进度调整螺钉，达到彼此的相对移动

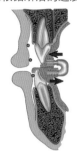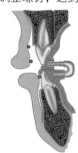

单板肌激动器
– 适用于上颌和下颌的双导板
– 可摘式
– 咬合时，设备一点一点地接触牙齿
– 从而产生改建刺激
– 矫治器在殆重建蜡堤中形成替换
– 诱导面是倾斜面

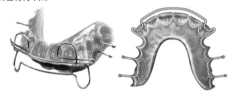

生物调节器
是一种被动的治疗设备
– 带腭杆和扩展唇弓的简化双导板矫治器
– 具备唇弓
– 具有3种形式

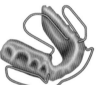

远中肌激动器（1型即Ⅱ类标准型）

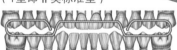

屏蔽型生物调节器（2型即开殆型）

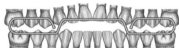

反向型生物调节器（3型）

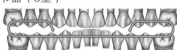

开放式肌激动器（Klammt式）
– 为双颌装置，可以为舌头留出空间
– 带有两个小体积的塑料块结构
– 使用Coffin式曲（弹性装置）或扩弓螺丝（刚性装置）
– 两个带有唇挡的改良型唇弓以支撑唇部力量
– 针对前牙有口内诱导弯环

牙列成型器（Bimler式）
– 双颌弹性装置
– 由0.9mm粗的金属丝制成
– 具有两个舌侧塑料导板
– 导板作为诱导导板连接着腭杆

– 帽形塑料板在前牙处
– 作为肌激动器能引起非自主的肌肉反应
– 3种不同的类型

殆垫的形状和功能
后牙区域的殆垫
– 抑制后牙的垂直移动
– 用于调整干扰殆（反殆）
– 广泛用于所有矫治器中

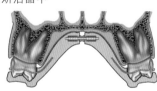

口腔前庭屏
– 通过肌肉锻炼和舌头训练增加肌肉活动的设备（肌能疗法）
– 针对乳牙牙列和混合牙列
– 针对治疗以下症状：
  – 不良习惯（习惯性的口呼吸、吮吸、咬唇、吮吸嘴唇）
  – 远中错殆，开殆，前牙错殆畸形
  – 用于牙弓的横向发展和改建

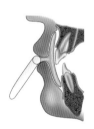

– 口腔前庭的作用方式
  – 主动作用（肌功能训练）
  – 被动作用（压差）
  – 在舌头压力下，保持颊侧和唇侧的肌肉远离牙列
  – 习惯性地口呼吸时，口腔前庭屏可以达到闭合嘴唇的作用
  – 从而切换到鼻呼吸

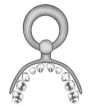

固定式正畸矫治器
- 使牙齿发生整体位移
- 通过多点力量作用
- 牙齿被刚性固定

刚性框架
- 利用预制的辅助零件制作
- 固定在牙齿上
- 带框钢带
- 锁扣=>托槽
- 主动矫治零件为弹簧硬钢丝
- 编结型、圆形或方形，具有较高弹性
- 钢丝具有理想的牙弓形状，该预设的牙弓形状应在治疗结束时达到

带环固位元件
- 垂直向开孔（槽沟）的托槽
- 托槽主体位于底面上，底面粘在牙齿上或焊接在钢带上
- 在托槽主体的侧面，有用于结扎（结扎丝）橡胶圈的结扎翼

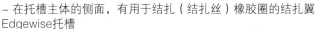

槽沟
开口宽度
翅膀
槽沟深度
底面

Edgewise托槽
- 用于方形弓丝

Edgewise托槽
- 带有用于附加元件的垂直槽沟

带2个槽沟槽的特殊托槽
- 用于双丝技术

颊面管
- 在弓丝尽头作用于第一磨牙
- 带附加管的组合颊面管
- 用于方形弓丝和面弓

附加的舌侧粘舌钮
- 用于橡皮牵引圈和结扎

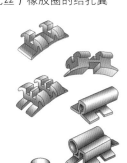

托槽粘接技术
- 托槽和颊面管直接在酸蚀处理的牙釉质上进行粘接
- 牙色树脂或瓷制的托槽具有高强度，颜色稳定
- 牙釉质表面和托槽用40%磷酸进行表面处理用环氧树脂胶粘剂固定托槽

确定托槽在牙齿上的位置
- 托槽粘贴在牙釉质上
- 牙齿长轴作为参照轴线，槽沟中心需位于牙齿中心
- 高度一致
- 与接触点对齐
- 托槽中装入方形弓丝，用橡胶圈固定
- 方形弓丝可向任何方向拉动牙齿
- 使牙体发生整体位移运动
- 在治疗开始时牙齿错殆移位

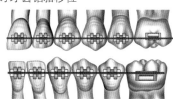

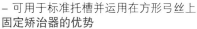

- 在治疗结束时，托槽应落在一条直线上

弯制弓丝
- 牙齿整体发生物理迁移
- 弯制弓丝分为3个形态调整：
第一阶：水平面
第二阶：垂直平面
第三阶：弓丝弧轴

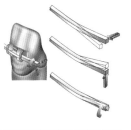

调节弓丝在水平方向（第一阶弯曲）
- 均匀地在一个方向上
- 牙齿平行移动

调节弓丝相反方向地
- 扭转牙齿
- 绕其长轴

调节弓丝在垂直方向（第二阶弯曲）
- 扭转牙齿
- 其水平轴

调节弓丝在弓丝弧轴上（扭转力，第三阶弯曲）
- 牙齿围绕此轴倾斜

方形弓丝将
- 在激活区域绷紧
- 向所需方向拉动牙齿

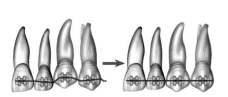

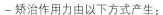

- 矫治作用力由以下方式产生：
  - 通过弓丝的预应力
  - 通过在牙齿上的支承力
- 当牙齿呈和谐的弓形时，治疗即可结束

矫治辅助弹簧
- 用于矫正倾斜的牙齿的位置
- 直到它们可以挂在方形弓丝上
- 带拉钩的辅助弹簧（激活环）

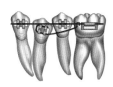

- 可用于标准托槽并运用在方形弓丝上

固定矫治器的优势
- 普遍适用
- 治疗时间短、可规划
- 辅助零件已预成形
- 由牙医直接处理加工
- 可以立即进行直接的校正
- 没有患者需要配合的佩戴时间
- 错误操作不会造成损坏
- 直接且技术上简单的治疗过程

固定矫治器的劣势
- 无法客观地控制力量
- 无法中断矫治过程
- 可能发生组织损伤，例如根尖吸收和牙槽边缘缩短
- 受限的口腔清洁能力，增加了龋齿的风险
- 有必要经常进行X线检查
- 托槽等正畸装置使得患者美观性受损

轻丝技术（细金属线）
- 外弓由圆截面高弹力钢丝制成（0.3～0.45mm）
- 置于所有牙齿的托槽中
- 由于弯曲的环曲，作用力小

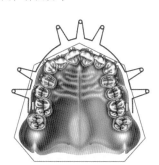

– 在极端错𬌗的情形，可以单独地使用多个弓丝
– 理想的牙弓形状的弓丝

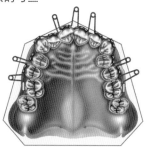

– 被锁紧在托槽上
– 固定在结扎的磨牙上
– 弓丝受到预拉力
– 它取决于相关牙齿具体的错𬌗位置
– 将牙齿矫正到理想的弓形
– 失去力量则会被替换

Edgewise技术（方形弓丝技术）
– 方形弹簧硬线的弓丝
– 使用牙弓形成器适应所需的牙弓宽度和形状
– 标准Edgewise托槽，带有方形、水平的槽沟

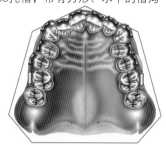

– 双槽带两个槽沟
– 适应牙齿形状的大小：宽度和支撑曲率
– 每个牙弓的弓形钢丝都在张力下被弯曲
– 方形弓丝不会紧紧地坐在锁中，而是稍微抬起：
  – 与橡胶圈保持在托槽中
  – 弹力作用在牙齿上：
    – 方形弓丝的弹性力
    – 橡胶圈的牵引力
– 面弓可以固定在磨牙上
  – 用于口外锚固
  – 用于托槽设备上的力量传输
  – 用于矫正咬合位置偏移

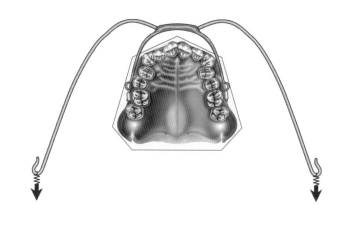

咀嚼系统功能的障碍
– 表现单调的动作，例如：
  – 异常的强迫性运动（机能错乱；Habits）
– 健康状况表现出各种运动模式
– 称为：
  – 颅颌功能紊乱综合征（CMD）
  – 颞下颌功能紊乱综合征（TMD）

症状如下：
– 弥漫性牙痛，颌骨紧张
– 张口受限，颌关节弹响
– 面部疼痛，颈部疼痛
– 头痛，压力性头痛，偏头痛
– 麻木，耳鸣
– 肩痛，腰痛
– 甚至脊椎症状
– 导致臀部、膝盖和脚部可能出现异常
=>需要牙医、骨科医生、正骨医生和物理治疗师之间的密切合作
咀嚼系统异常的原因
– 各种类型的咬合障碍
– 关节畸形
– 头部或颈部受伤
– 极宽的开口度
– 姿势疾病中的病理性肌肉紧张

– 心理原因
– 压力，病理性的侵略心理抑制
  – 大脑神经递质系统疾病
  – 吸烟、酗酒、疾病、外伤
  – 药物滥用、精神疾病
磨牙症（Bruxismus）
– 无意识、有节奏、强迫性、非功能性的牙齿摩擦
– 通过咀嚼肌肉的持续收缩
– 常伴有刺耳的声音
– 发生在晚上=>夜磨牙症
– 或在白天发生=>醒来或白天磨牙
– 牙齿接触的力和持续时间延长
– 肌肉和牙周均超负荷
紧咬牙
– 是磨牙症的一种形式
– 牙齿咬在一起，不产生摩擦
– 几乎与磨牙过程一样有害
– 高达950N的异常咀嚼压力会导致：
  – 严重的牙周损伤
  – 咬合面磨损，楔形缺损
  – 颞下颌关节疾病和肌肉疾病
  – 肌肉疼痛、运动受限
  – 睡眠障碍，伴随偶发头痛

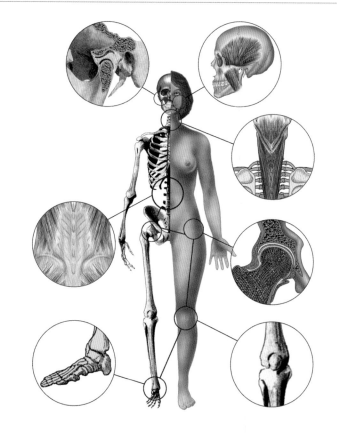

– 颈部、背部、肩膀疼痛
磨牙垫，反射夹板
– 治疗功能错乱

– 使肌张力正常化
– 避免牙齿损坏
– 预防睡眠障碍

颞下颌关节紊乱
– 可逆的、炎症性微损伤
  – 间歇性或永久性关节噪声
  – 产生于粗糙的关节表面
  – 可以用正中𬌗𬌗垫治疗
– 不可逆的宏观创伤
  – 关节盘脱位
  – 关节改变（变形性关节炎）
– ≠ 先天性或获得性发育障碍
关节盘前移位
– 部分或全部，通常随着髁突的异位
– 关节盘在闭口的情况下位于髁突的前面
– 当嘴张开时，它滑到关节头上
  =>关节盘前移位
  可复性
– 闭嘴时，关节盘再次向前滑动
– 分别有明显的关节弹响症状
– 打开和关闭动作可能伴随疼痛，但通常不会感到疼痛
– 关节盘前移位
  不可复性
    关节盘永远在髁突的前面
  – 而后退行性地发生改变
  – 动作伴随严重疼痛
  – 张嘴受到限制

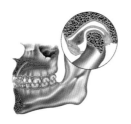

关节盘前移位
– 借助咬合牙垫重新定义下颌所在的位置
– 关节盘将被移放至更佳的位置上
退行性病变（变形性关节炎）
– 广泛损坏关节的软组织
– 关节软骨大量磨损
– 髁突骨质磨损

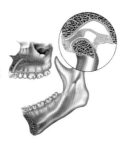

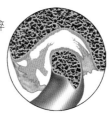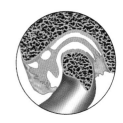

– 关节盘磨损=>
  穿孔或完全磨碎

– 关节盘的部分与关节软骨融合
– 下颌运动受到严重限制
– 关节区域感到刺痛
– 关节摩擦的噪声
𬌗垫治疗
– 是一种咀嚼系统功能障碍的生物力学治疗方法
– 借助咬合辅助设备
– 适用于以下情况：
  – 颞下颌区肌筋膜疼痛
  – 急性颞下颌关节紊乱炎症
  – 颞下颌关节炎、退行性关节炎或风湿病变化
  – Habits等功能障碍如夜磨牙和压迫牙齿
  – 耳鸣、偏头痛，紧张性头痛
  – 颌高度增加、颌位变化
  – 修复治疗前的治疗措施
咬合𬌗垫带来：
– 生理、心理和生物力学作用，通过：
  – 稳定髁突与关节盘间的关系
  – 消除咬合障碍
  – 减轻牙周病（或种植牙）
  – 抑制咀嚼肌活动
  – 缓解颞下颌关节压力
  – 减少牙齿磨损
– 咬合方式、肌肉、关节和神经的相互作用发生了重新定位

咬合𬌗垫
– 咬合𬌗垫是咬合辅助器的统称：咬合𬌗垫，咬合导板，咬合平面𬌗垫，稳定𬌗垫
– 没有像弹性修复体的固定元件那样的导板
咬合𬌗垫的功能
– 分离惯常的咬合情况
  =>解耦先前的咬合
– 缓解牙齿超负荷和咀嚼肌、颞下颌关节的压力
– 纠正错误的咬合关系
– 是治疗性的咬合𬌗垫
– 容易制造
– 使用方便
– 影响美观、可能影响说话
– 有利于牙菌斑积聚，产生龋齿和牙龈炎

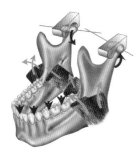

咬肌群工作的不协调会导致颞下颌关节的病理性负重和创伤性咬合

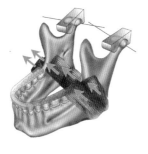

𬌗垫疗法的目的是恢复平衡肌肉功能，从而达到生物静态平衡并缓解关节受到的压迫

分类依据有：
– 咬合面大小，𬌗垫的佩戴，使用的材料和生物力学作用
咬合𬌗垫的大小
– 由于伸长而导致的咬合变化不可发生
  =>𬌗垫覆盖所有颌牙，代替对颌牙与牙齿接触
– 它们可用卡环固定，或者卡入到牙齿的解剖外形高点连线下方
– 包括上颌和下颌牙齿，或仅上颌牙齿
– 具有对颌牙的咬合槽
  或几乎水平，配有尖牙保护𬌗咬合面
– 有或无咬合高度提升
𬌗垫的佩戴
– 咬合𬌗垫是可摘设备
– 临时佩戴，非永久佩戴
– 戴在上颌或下颌
– 全天和晚上都可以戴
材料
– 取决于属性和效果
– 通用的透明坚硬、牢固且抗扭的塑料
– 用于咬合的基台使用光固化的、半透明或乳白色复合材料
– 弹性透明聚氨酯
– 透明的、弹性热塑性材料
– 具有不同硬度和弹性的热塑性丙烯酸酯
– 具有3个硬度和良好回弹力的弹性硅树脂块
– 金合金和铬钴合金
咬合𬌗垫的生物力学作用
– 反射𬌗垫阻碍功能障碍、磨牙症的发生，如磨牙𬌗垫
– 正中𬌗𬌗垫使得髁突的位置处于正中颌位关系上，如Michigan型𬌗垫
– 非正中𬌗𬌗垫可治疗关节盘移位如复位𬌗垫、牵引𬌗垫
– 特殊𬌗垫针对不同治疗方法

咬合夹板和口腔内治疗设备的概述

各类生物效应的𬌗垫	治疗途径预期的功能	𬌗垫的设计与制作
反射𬌗垫 – 稳定咬合𬌗垫 – 磨牙𬌗垫 – 前牙咬合𬌗垫 	功能障碍运动模式的戒断 – 消除神经肌肉障碍 – 减少肌肉活动 – 达到正中𬌗的能力 – 稳定咬合关系 – 磨牙症的治疗 – 减少牙周负荷和牙齿磨损	弹性强的热成形膜 – 1~2mm厚 – 用于上下颌 – 塑料夹板无咬合引导 – 带有点状早接触点 – 塑料薄膜可预制 – 可带有细管连接的水垫
正中𬌗𬌗垫 – Michigan型𬌗垫	恢复正中𬌗位的髁突位置 – 神经肌肉松弛，使肌肉酸痛缓解 – 在颞下颌关节退行性病变中找到无痛的关节位置 – 晚期牙周炎的治疗 – 消除咬合障碍	上腭的硬质塑料𬌗垫 – 覆盖所有牙齿 – 咬合区域平坦，使下颌牙同时咬合 – 咬合高度可达3mm – 尖牙保护𬌗导引面为倾斜平面，用以在前伸和侧向移动时隔离上下颌
非正中𬌗𬌗垫 – 复位𬌗垫 – 拉伸𬌗垫 – 拦截器	建立生理性的关节盘–髁突关系 – 治疗局部或完全的可复及不可复性关节盘前移位 – 消除关节弹响和疼痛 – 使关节减少压力 – 伸展肌肉、韧带、关节囊	上下颌的塑料𬌗垫 – 咬合面上牙齿沟槽深度大 – 在下颌前伸位置且咬合高度提高极小 – 下颌佩戴 牵引𬌗垫/枢轴𬌗垫 – 在下颌制作热压膜𬌗垫 – 存在点状的远中端早期接触点
特殊形式𬌗垫 – 止鼾𬌗垫 – 矫正𬌗垫 – 保持𬌗垫 – 护齿𬌗垫 – 微型塑料𬌗垫	– 阻塞性睡眠呼吸暂停的治疗 – 保持上呼吸道通畅 – 正畸治疗 – 固定最终牙齿位置 – 防止接触运动时牙齿受伤 – 不同的微治疗阶段	热成形紧适薄膜 – 将下颌向前拉伸 – 使用热成形材料制成 – 用于牙齿位置校正 – 填充约10mm厚的垫子在刚性热成形薄膜中 – 通用热成形膜

反射𬌗垫，放松型肌松𬌗垫
– 用于治疗
　– 以下原因引发的关节疾病
　　– 牙列闭合异常
　　– 压力相关的功能异常
　– 通过病理运动模式
　　– 提高咬合位置
　　– 减少肌肉活动
　– 神经肌肉疾病
　– 肌肉功能障碍、肌肉萎缩
　– 急性关节疼痛应立即治疗
反射𬌗垫的设计
– 上颌或下颌的表面平滑的装置
– 包裹牙列
– 由1~1.5mm厚的硬或软热成形薄膜
– 或由自硬化塑料制成
– 产生最大2mm的咬合高度提升
– 没有咬合引导
– 适用于较轻松的动作
– 用于上下颌或
– 仅用于上颌作为磨牙𬌗垫

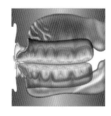

Hawley𬌗垫
– 上颌的咬合辅助器，带有唇弓和两个卡环
– 切缘和咬合面未覆盖
– 下颌切牙
　咬合平面平坦
– 垂直高度增加
– 后牙无接触
– 可能会有轻微的偏移运动

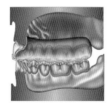

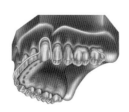

– 治疗持续1~2周
– 在发生肌肉过度活动时使肌张力恢复正常
– 肌肉长度增加，咬合缺陷消除
Sved𬌗垫
– 形状和功能与Hawley𬌗垫相似
– 上颌𬌗垫带有两个磨牙卡环
– 𬌗垫包裹上切牙切缘
– 咬合平台向舌侧略有倾斜
带三点支撑的𬌗垫
– 磨牙区域具有额外的咬合平面
– 旨在迫使前磨牙长出
– 导板包括上颌前牙和最后的磨牙
　– 用钢丝卡环固定
　– 下颌前牙的咬合平面
前牙咬合辅助设备
– 用于暂时性的肌肉放松
– 在确定颌位关系之前
– 消除咬合干扰
– 使肌肉功能正常化
– 直接在患者口中用自固化塑料制成
Aqualizer含水𬌗垫
– 装有蒸馏水的反射𬌗垫
– 现成的塑料薄膜，两侧均
　带有水垫作为咬合垫
– 通过连通管进行咬合压力补偿
– 防止单侧错误接触点
– 颞下颌关节得到放松
– 非永久治疗方案，每天需用清水清洁；产品详情见网页：
http://www.aqualizer.de/aqualizer/b_anwendung.html

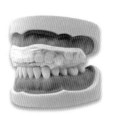

正中殆垫
- 用于使髁突在关节窝处居中
- 用于达到生理（缓解的）颞下颌关节位置使得神经肌肉放松
- 用于治疗关节内疾病
  - 肌肉酸痛
  - 缓解颞下颌关节退行性关节炎
  - 作为修复前的治疗
  - 用于晚期牙周炎
- 在咬合关系改变前进行前期治疗
- 晚上和白天都佩戴
- 直到没有症状的总计佩戴时间大约几周

正中殆
- 是唯一的生理性髁突位置
- 是关节相关的颌位情况
- 颞下颌关节在关节窝处居中而不受到外界压力
- 中心位置必须进行记录并且
- 上颌模型必须通过与颅骨相关的颌位记录方法转移到殆架上
- 咬合必须在神经肌肉放松的情况下进行
- 利用反射殆垫产生正中殆就位的能力

正中殆殆垫的类型（同义）：
- 咬合引导和放松导板，平衡殆垫，稳定殆垫，颌位提高殆垫或Michigan型殆垫

正中殆殆垫
- 通过点状、平坦、稳定的咬合止点产生正中殆止点
- 咬合止点在息止颌位距离以内
- 对水平关系进行调殆
- 在下颌运动期间，上下颌后牙间无接触
- 通过前牙尖牙保护殆来实现

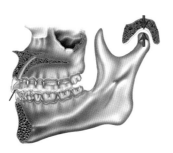

正中殆殆垫
- 覆盖上颌牙齿
- 很少扩展到上腭部位
- 与义齿一同可以被称为义齿殆垫
- 无牙情况下可以用以测试咬合高度提升
- 咬合面保持平坦

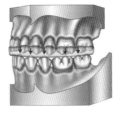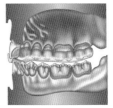

- 塑料将牙齿覆盖到导线正下方
- 尖牙前牙保护殆引导面
- 在闭口运动时，下颌将被迫进入正中颌位
- 从正中殆进行移动可以进行
- 在引导平面上运动

殆垫的制造
- 在精确的模型上（正中颌位上取的蜡咬合记录、面弓）
- 用于在殆架中调殆
- 制作蜡型，包埋，使用热压工艺制作
- 边缘在义齿导线下方1~2mm
- 距牙龈线的最小距离为1mm
- 殆垫边缘与切牙切缘距离1mm
- 上腭区域无接触，边缘呈U形
- 咬合面材料厚度2~3mm

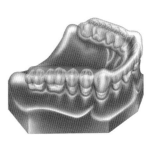

Michigan型殆垫
- 稳定的硬质塑料制成的正中殆殆垫咬合高度提高2~3mm
- 覆盖所有上颌牙齿
- 用于下颌牙齿具有一个平面的、咬合面上的正中殆止点，用于均匀且同时的咬合接触
  - 尖牙保护殆使得后牙无咬合接触
  - 具有较陡的倾斜面，防止：
    - 干扰殆的生成
    - 前牙保护殆接触点
  - 在发生后牙接触点分离之前，运动范围为1~2mm
  - 被称为正中自由域

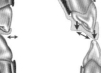

    - 根据咬合位置进行单独调整
  - 没有切牙保护殆

Michigan型殆垫
- 补偿咬合障碍
- 减轻压力的关节位置
- 缓解磨牙和挤压牙齿
- 防止病理性咬合位置
- 治愈肌关节病（肌肉关节疾病）

制造Michigan型殆垫
- 将模型以正中颌位安装在殆架上
- 分别设置关节值
- 调整咬合高度/切牙保护殆：
  - 1~2mm的咬合提升

- 髁突从闭合咬合点旋转到息止位置
- 后牙接触平导板
- 切牙保护殆倾角用于尖牙保护殆
  - 上下颌尖牙切缘接触时，上下颌牙齿都没有咬合接触

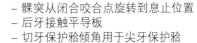

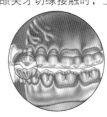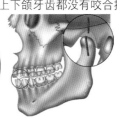

- 在上颌中制作殆垫蜡型
- 殆垫舌侧接触上腭皱襞区域
- 前庭侧的边缘位于牙齿导线上方；殆垫必须在没有附加固定元件的情况下夹紧
- 为牙尖创建一个平整的咬合平台
  - 遵循矢状面和横向面的咬合曲线
- 尖牙保护殆平面
  - 具有一定活动空间（正中自由域）
  - 尖牙可完全咬合接触，直到后牙解除咬合接触
- 使用晶状热聚合物制作
- 重新将上颌模型上殆架并对殆垫进行调殆
- 牙医进行最后的调殆
- Michigan型殆垫口内必须佩戴稳定而不摇晃
- 在闭合情况下，下前牙接触殆垫
- 早接触点调殆时须磨除
- 尖牙保护殆为了：
  - 下颌尖牙的均匀滑动接触
  - 所有其他牙齿没有咬合接触已得到保护

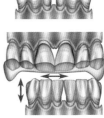

非正中殆垫
- 再定位殆垫（再定位殆板）
- 拉伸殆垫（减压殆垫）
再定位殆板
将下颌置于前伸颌位
- 将关节盘带入生理位置
- 创造无弹响和无痛的状况
- 恢复正常的髁突关系
- 下颌前移1～1.5mm
- 在佩戴的过程中需永久性地重新调殆
直至稳定在生理位置
- 治疗完成后
- 有稳定的咬合关系
- 有前牙尖牙保护殆的存在
- 常规的定期随访检查
- 避免开殆的形成
- 用稳定殆垫继续治疗
- 殆垫必须持续佩戴
- 佩戴时间至少6个月
- 直到关节弹响等症状消失
- 防止复发
- 制造过程
- 精确测量确定治疗位置
- 转移到殆架
- 为下颌制造，包括咬合接触点
- 确立前牙尖牙保护殆
- 确保具有一定的牙齿咬入深度
- 在正中颌位的下颌位置可通过许多触点均匀建立咬合接触

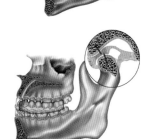

拉伸殆垫（枢轴殆垫）
- 治疗不可复性的关节盘移位
- 减轻压缩的颞下颌关节
- 在磨牙区域有人为制作的早接触点

- 颞下颌关节的缓解
- 早接触点将髁突从关节窝中拉出
- 关节囊、肌肉和韧带得到伸展
- 下颌髁状突颈被拉开
- 人为的早接触点可以如下方式产生：
- 将0.3～0.9mm厚的锡箔膜放在
殆架的髁突壳中
- 后牙区殆高度抬起
- 后牙被锁住
- 佩戴殆垫，直至：
- 无痛
- 张口不受限
- 最多佩戴半年

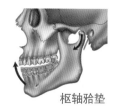

咬合辅助器可矫正以下下颌关系
- 前牙Jig殆垫可提供切向水平引导
- 引导正中颌位
- 用于修复治疗
- 拦截器
- 卡环固定式金属铸造的上腭弓
- 球形支撑体在前牙区域
- 通过使所有牙齿不接触来阻断口
腔功能障碍等行为异常

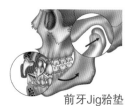

枢轴殆垫

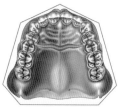
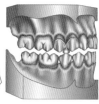

前牙Jig殆垫

修复治疗前的措施
- 后期的牙齿脱落会导致
- 咀嚼肌肉过度活跃（例如磨
牙症）
- 神经肌肉协调障碍
- 颞下颌关节功能异常
- 牙周组织功能障碍
- 由于早接触使得牙齿颌位偏移
- 非正中殆的错殆接触导致牙齿倾
斜
- 髁突在关节窝处移位
殆垫治疗作为修复前的措施，应当：
- 准确确定正中殆的位置
- 纠正静态和动态的错殆关系
- 保护牙齿不被进一步磨损
- 改变髁突、关节盘与关节窝之间的关系
- 均匀分配咬合力
- 减少肌肉活动
- 消除神经肌肉协调障碍
- 进行功能组织调整
- 减轻疼痛症状
恢复原始的咬合位置
用于修复治疗前期治疗目标的殆垫：
- 咬合关系解除殆垫
- 殆垫表面均匀平整光滑
- 达到无阻碍的解压运动
- 用于治疗：
- 创伤性咬合
- 非正中殆的错殆接触
- 用于牙齿移动和下颌移位

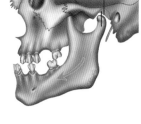

- 错殆牙齿被分开
- 髁突的中央关系通过复位后缩殆垫恢复
咬合高度提高-纵向殆垫
- 增加由于后牙丢失或磨损而减小的垂直距离
- 明确的前牙尖牙保护殆

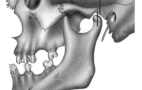

- 在正确的咬合位置，咀嚼肌恢复正常
的工作状态
固位正中殆垫
- 固定既定的咬合关系
- 在进行最终的修复治疗前佩戴
- 直至不再出现咬合障碍
咬肌同步器
- 调整神经肌肉性功能障碍
- 下颌使用的殆垫
- 带有导牙块（例如增加尖牙接触）
Shore型殆垫
- 咀嚼板可治疗肌肉功能障碍
- 带模制咀嚼路径的热成形殆垫
咬合导板
- 用于矫正前牙
- 带有前牙咬合平台的腭板，带有唇弓
和简单的卡环

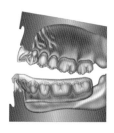
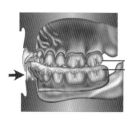
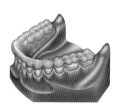
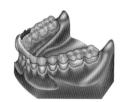

上呼吸道
通过咽喉和喉头的
中轴矢状切面：
- 上呼吸道
- 鼻腔和口腔
- 咽喉：鼻腔和食道之间的长
  度为10~12cm
咽喉上部（Pars nasalis）和
扁桃体
咽喉中部（Pars oralis）和腭
扁桃体
- 扁桃体肿胀缩窄上呼吸道

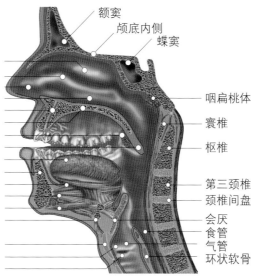

额窦
颅底内侧
蝶窦
上鼻甲
中鼻甲
鼻前庭
下鼻甲
切牙管
硬腭
腭扁桃体
软腭
舌头
下颌骨
颏舌肌
下颌舌骨肌
二腹肌
舌骨
甲状腺软骨
前庭襞
声带

咽扁桃体
寰椎
枢椎
第三颈椎
颈椎间盘
会厌
食管
气管
环状软骨

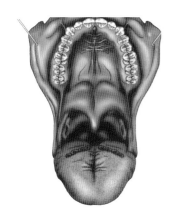

上呼吸道
- 与口腔到食道的通道相交叉
- 吞咽时，舌头关闭会厌
- 舌头在睡眠过程中可能会向后掉落并
  缩小呼吸道
- 腭弓的振动引起的打鼾声
阻塞性睡眠呼吸暂停
- 气道被舌头收窄
- 必须用力吸入和呼出空气
- 气流中断
- 直到患者停止呼吸并醒来

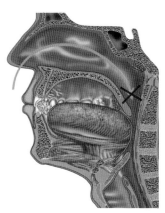

骀垫治疗的特殊形式
呼吸障碍
- 上呼吸道阻塞
- 与打鼾有关
- 是由软腭的振动引起的
- 打鼾没有健康危害
- 健康损害可能存在：
  - 如果患者停止呼吸超过10s
  - 尽管努力呼吸
  - 血液中的氧饱和度降低
阻塞性睡眠呼吸暂停（OSA）
- 呼吸停止症状伴随唤醒反应
  - 每小时5~40次（每晚最多100次）
  - 中断睡眠会导致白天嗜睡增加
- 如果打鼾持续发生，则是这种疾病的迹象
- 影响年长的超重成年人
- 原因是解剖比例的不协调
  - 过长的腭弓
  - 较大的舌根
  - 下颌弓过窄
阻塞性睡眠呼吸暂停的治疗
- 睡眠时进行高压通气
- 手术措施
- 口内装置
舌保持器
- 带呼吸管的空心活塞（真空腔）
- 紧握并保持舌头在前面
- 活塞被动地放在口腔里
提起软腭的装置
- 带有卡环的腭板
- 在弹簧环上穿颊垫

- 向上推软腭
- 呕吐反射则不适宜
止鼾骀垫
- 咬合导板向前和向下拉动下颌以
  扩大气道
- 下颌前伸导板
  - 带开口宽度和前伸位置的定植
    装置
  - 作为硬质塑料块或硅胶块
  - 牙医可直接在口腔里制作
止鼾骀垫作为分离式咬合导板
- 确定最有效的前伸位置并逐步设
  置
- 两个热成形膜
  - 通过夹力固定在牙齿上
  - 通过螺钉、铰接杆连接（可
    调）
矫正骀垫
- 透明的正畸导板，无弹性金属线或螺钉
- 一系列可摘塑料导板
  - 施予单独的矫正作用力
  - 用于牙齿位置的矫治
- 正畸状态将
  - 记录在3个维度
  - 分阶段制作，直至达到治疗目标
    在CAD工艺中制成
- 对于较小的矫正步骤，导板佩戴时间约2周
- 牙齿移动之后，患者获得下一个改进的导板
- 矫正导板白天和黑夜都佩戴
  - 导板可摘，方便进食和刷牙
  - 透明，不可见，语音上无缺陷

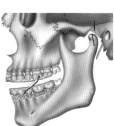

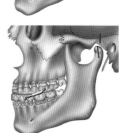

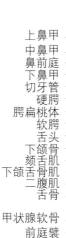

微型吸塑殆垫（Drum型）
- 可移动的通用型咬合殆垫，由透明的热成形薄膜制成，厚度0.5~2mm
- 用于上下颌
- 吸塑殆垫是各种治疗项目的殆垫的同义词

基于用法的分类：
- 光滑的厚的热成形殆垫
  - 不调殆作为磨牙殆垫
- 厚热成形殆垫
  - 调殆至正中颌位
  - 作为放松殆垫
  - 借助咬合平面在殆重建蜡堤上加强
  - 补偿咬合位置错误
- 薄的弹性热成形殆垫作为承载导板
  - 装载牙齿美白凝胶（美白治疗）
  - 用于氟化物的牙齿氟化治疗
- 厚的刚性热成形殆垫
  - 稳定松动牙齿
- 上下颌牙齿均可使用
  - 可用弹性材料增强
  - 防止运动受伤
- 刚性热成形殆垫，适用于上下颌牙齿
  - 稳定牙齿位置
  - 用于正畸治疗后
  - 作为定位器或保持器

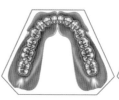

定位器
- 弹性材料制成的装置，可精确矫正牙齿位置
- 模型牙放置在理想位置
- 设置理想的牙齿位置，然后制作一个弹性的热成形殆垫

- 轻轻地将牙齿推入最终位置
- 固定器固定最终牙齿位置

保持器（Retentio；拉丁语：留置、保留）
- 硬质薄透明塑料板
- 位于牙齿的舌侧上
- 前庭处为拱形
- 不阻碍的咬合
- 不干扰发音

保持器的用途和功能
- 正畸治疗后
- 固定牙齿位置
- 重建细小组织，以防止牙齿错位复发
- 佩戴保持器的时间与主动矫治器的治疗时间相等；在极端情况下，必须终身佩戴保持器

舌侧保持器或粘接式保持器
- 用弓丝制成的固定矫治器
- 用塑料粘接剂黏附在牙齿的舌侧
- 最好在下颌前牙部

护齿套
- 防止接触运动和力量运动中的伤害
- 根据运动类型或预期的身体接触进行构造或设计
- 多层式殆垫
  - 两层柔软的塑料
  - 靠在牙齿和上下颌上
  - 整个上腭被一层硬质的底面层覆盖，所有牙齿被覆盖
  - 加上9~10mm厚的前庭垫
  - 延伸到前庭黏膜区

拳击手护口器
- 覆盖所有上下颌牙齿
- 在殆重建蜡堤上：下颌略前伸
- 殆高度提高用于呼吸

殆垫疗法用于牙周治疗
刚性卡环部件产生的稳固效应
- 可用于治疗：
  - 牙周损伤的牙齿
  - 降低单颗牙齿的负载压力
  - 稳定牙间隙
- 可摘殆垫
  - 在模型铸造过程中制作连续卡环
  - 在牙齿周围戴上环形或帽形卡环
  - 与连接元件连接以形成刚性单元
  - 减少水平和垂直运动
- 固定殆垫
  - 由多个嵌体联合冠制成
  - 由多个MOD嵌体组成的嵌体导板
  - 焊接或与义齿附件连接
  - 牙周卫生且美观性高
  - 提供完全的阻挡以抵抗所有的咬合力

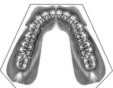

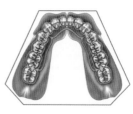

- 殆垫作为义齿的一部分
  - 充分卡环化的局部义齿
  - 连续的卡环将牙齿和义齿组合成一个功能单元
  - 其余牙齿稳定
  - 咀嚼压力均匀分布

Elbrecht型殆垫
- 模型铸造中制成的连续卡环
- 环状位于导线上
- 借助坚固的大连接元件加固
- 牙齿的水平运动受到限制，以便使牙齿固位在牙槽骨上
- 在前牙的前庭侧牙齿表面上
- 不美观
- 因此修改为爪形殆垫

爪形殆垫
- 连续的舌侧卡环
- 将牙齿切缘固定在预备好的凹槽中
- 包覆和稳定的效果有限
- 备牙后的切缘有龋齿的风险

帽形殆垫
- 铸造式、大小完全匹配的、咬合面上的帽形殆垫
- 通过体包覆式的形式获得最佳固位效果
- 口底高的患者适用
- 在美观和牙周卫生方面不利

舌侧殆垫
- 用齿间爪覆盖舌面
- 在美学上比帽形殆垫便宜
- 相同的固位效果
- 舌面包覆

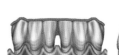